小方子
治大病

赵青◎主编

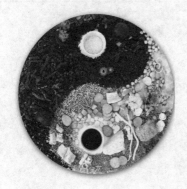

- 疗效好 / 效果显著
- 疗法多 / 方法多样
- 花钱少 / 经济实惠
- 易实现 / 操作简单

江西科学技术出版社

江西·南昌

图书在版编目（CIP）数据

小方子治大病 / 赵青主编. -- 2版. -- 南昌：江西科学技术出版社, 2022.8（2024.4重印）

ISBN 978-7-5390-8221-9

Ⅰ.①小… Ⅱ.①赵… Ⅲ.①土方—汇编 Ⅳ.①R289.2

中国版本图书馆CIP数据核字(2022)第105763号

国际互联网（Internet）地址：http：//www.jxkjcbs.com

选题序号：ZK2014101

责任编辑：王凯勋　周楚倩

小方子治大病

XIAOFANGZI ZHIDABING

赵青　主编

出版
发行　江西科学技术出版社

社址　南昌市蓼洲街2号附1号

　　　邮编：330009　电话：（0791）86623491　86639342（传真）

印刷　三河市众誉天成印务有限公司

经销　各地新华书店

开本　720mm×930mm　1/16

字数　480千字

印张　24

版次　2022年8月第2版　2024年4月第10次印刷

书号　ISBN 978-7-5390-8221-9

定价　48.00元

赣版权登字 -03-2022-153

前言

　　中医是我国的国粹。自最早的中医经典著作《黄帝内经》面世,至今已约有2500年的历史,在这浩如烟海的历史长河中,中医学得到了长足的发展和壮大,其中散落在民间的那些古老的偏方、验方和秘方更是中华医学宝库中的一座瑰宝。偏方、验方和秘方是指民间流传的治病方,多来自老百姓在长期生活实践中的总结和发现,是老百姓生活智慧的体现,一直以来深受老百姓的喜爱。民间自古就有"偏方治大病"的说法,很多偏方可快速解除身体不适,将日常小毛病一扫而光,以至于那些西医和医界名家们也拍案称奇。如非亲眼所见,好像天方夜谭。这使人不得不承认中医之伟大,中药小方之神奇妙用。

　　本书精心挑选了国内运用最广泛、实用性最强、老百姓最想要的偏方、验方和秘方,统称小方,这些小方,都是经过千百万群众验证的最安全、最简单、最省钱、最有效的治疗药方。每个小方都针对不同的、真实的病症案例,详细地介绍了其配方、制作、使用方法及疗效。对某些需要注意的禁忌等问题做了特别的说明,以帮助读者对相关问题进行充分的了解。

简单易行

　　考虑到读者并非医学专业人士,故书中所选取的秘方操作都很简单,一学就会,每味药材也都很容易获得,有的甚至就是日常生活用品,正所谓良方之才取之生活,用之生活。

安全可靠

　　本书所收集的老秘方大多来自经典医学典籍,笔者在临床实践中常常用得到,每个秘方都有成功案例,读者可以根据自己的实际情况选择秘方,放心使用。

方术并重

本书既有秘方妙药,又有治疗之术,方术双重奏,相辅相成,使读者可以充分感受到中医治病的博大精深。

无论你有无医学知识,均能一看就懂,一学就会,因此本书是一部即查即用的家庭必备医疗书,可随时随地为广大读者治病疗疾。对于基层医务人员、中医院学生、中医药爱好者和临床工作者,书中的偏方、验方也有很高的参考价值。

需要说明的是,中医向来讲究辨证施治、因病施药,因人的体质不同,故书中所录小方未必适合所有人,在采用时应尊重个体生理和病理的差异性,最好配合医院的诊断并征得医生意见后再行使用。尤其是患有危重疾病的朋友,一定要及时就医。

编写这本书的目的是为大家排忧解难,使大家远离疾病的困扰。希望读者可用本书中的方法解除自身和家人身体上的病痛。因编者能力有限,在写稿时难免会出现一些纰漏和不足,望广大读者朋友不吝赐教,提出宝贵意见,以便再版时修正。

本书所介绍的方剂内容只供参考,请咨询专业医生后使用。

目录

第 1 章　眼科

第 2 章　耳鼻咽喉科

第5章　心脑血管疾病

第6章　脾胃科

第 7 章　肝胆科

第 8 章　肛肠科

第 9 章　泌尿科

第 10 章　皮肤科

第 11 章　骨伤科

第 12 章　妇科

第 13 章　男科

第 14 章　儿科

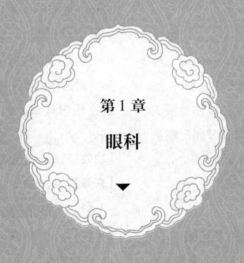

第 1 章

眼科

1.1 老花眼

冷热水敷眼

【用法】每晚睡前准备两条小毛巾，先浸入温水后放在闭合的双眼上，5 分钟后换冷毛巾，最后再换回热毛巾。冷水能够促使血管收缩，刺激眼部供血循环，热水能够促使血管扩张，促使眼部血液流量增大。二者交替，可以使日间的眼疲劳得到改善，推迟视觉功能老化。

【功效】对改善视觉功能有效。

【来源】王凯

西红柿黄瓜汁改善老花眼

【方药】黄瓜、西红柿各 150 克，柠檬汁 5 毫升。

【用法】将黄瓜和西红柿切碎，一起放入榨汁机中榨成混合汁，再在此混合汁中加入柠檬汁，搅拌均匀即成。此饮料可早、晚各饮 1 次。

【功效】对改善老花眼有效。

【来源】民间验方

苹果芦柑蛋奶

【方药】苹果、芦柑、鸡蛋各 1 个，牛奶 200 毫升，蜂蜜 10 毫升。

【用法】将苹果和芦柑切成小块，一起放入榨汁机中榨成混合汁待用。将鸡蛋打入碗中搅匀待用。将牛奶倒入锅中，用中火煮至快沸腾时加入搅匀的鸡蛋，煮沸后离火，然后趁热加入混合汁和蜂蜜，搅拌均匀即成。此饮料可早、晚各饮 1 次。

【功效】适用于老花眼的治疗。

【来源】民间验方

芹菜鲜藕黄瓜汁

【方药】芹菜、鲜藕各 150 克，黄瓜 100 克，柠檬汁 5 毫升。

【用法】将芹菜、鲜藕和黄瓜切碎，放入榨汁机中榨成混合汁，再在此混合汁中加入柠檬汁，搅拌均匀即成。此饮料可早、晚各饮 1 次。

【功效】适用于老花眼的治疗。

【来源】民间验方

胡萝卜苹果豆浆

【方药】胡萝卜、苹果各 50 克，豆浆 200 毫升，柠檬汁 5 毫升。

【用法】将胡萝卜、苹果切碎，与豆浆同

时放入榨汁机中榨成混合汁,再在此混合汁中加入柠檬汁,搅拌均匀即成。此饮料可早、晚各饮 1 次。

【功效】对老花眼治疗有效。

【来源】赵琳

浴眼按摩法预防老花眼

【用法】两手轻握拳,两拇指弯曲,用拇指背分擦两上眼睑10～20 次;然后用两手拇指按揉两侧太阳穴,顺逆时针各按揉十余次;最后用右手拇指、食指捏住两眉之间的印堂穴,捏揪十余次,再用左手从后头发际向下捋到颈部十余次。通常应用此法按摩后,自觉眼部舒适,视物清晰。

【功效】长期坚持,老年人可防治老花眼、眼睑下垂、老年性白内障等;中年人可防治各种眼底病、消除眼肌疲劳;青少年可防治近视、远视、弱视等。

【来源】陈晨

热敷法防治老花眼

【用法】先将专用毛巾折成双折,泡在热水中,捞出拧干后,稍散热气,以不烫为准,放在双眼上。这时双眼睁开,让热气直接作用于眼球。毛巾温度降低后,再泡在水中后拧干敷在眼上,这样反复做3 次。敷后再配合按摩眼,用食指指腹按摩眼角睛明、眼眶下承泣、四白、眉毛

中鱼腰、太阳穴等眼部穴位。

【功效】老年人可以感觉双眼有湿润、清爽、视物清晰的感觉。

【来源】民间验方

按揉小腿能防老花眼

【用法】取坐姿,先用手掌在小腿胫骨内侧从膝盖至内踝向下揉小腿 10 次,然后从外踝至膝盖向上揉小腿外侧面 10 次,重点揉外踝尖直上 16 厘米的光明穴3～4 分钟。按揉时以有热感为佳,点穴时最好点到有酸胀感。每天 1 次,每次10～15 分钟,经常做可有效防治老花眼。

【分析】老花眼多由人年老后脏腑气血衰弱、不能滋养眼部所致,而"肝开窍于目",加强肝经气血流通能有效防治老花眼。肝胆经脉循行经过小腿,其中胆经光明穴连通肝胆经络,是治疗老花眼的独特穴位,经常点揉小腿能促使气血流通,使眼部得到足够营养。

【功效】有效防治老花眼。

【来源】民间验方

芝麻花生豆奶

【方药】黑芝麻 15 克,花生仁25 克,豆粉50 克。

【用法】先将黑芝麻、花生仁一起入锅炒熟,研成细末待用。将豆粉入锅加适量清水煮沸,再加入花生仁末和黑芝麻末,

搅拌均匀即成。此豆奶可早、晚各饮1次。

【功效】补气养血,健脾益气。适用于气血两虚型老花眼病人。

【来源】民间验方

枸杞叶猪肝汤

【方药】枸杞叶 100 克,猪肝 200 克,调味品适量。

【用法】将枸杞叶洗净待用。将猪肝洗净切片,放入煮沸的汤锅中,再加入料酒、姜末、葱花等调料,煨煮 30 分钟,待猪肝煮熟后加入洗净的枸杞叶,再煮 10 分钟左右即成。此菜可天天佐餐食用。

【功效】滋肾,养肝,明目。有助于减轻视力减退。

【来源】民间验方

胡萝卜粥

【方药】胡萝卜 250 克,粳米 150 克。

【用法】先将胡萝卜切成细丝,再与粳米一起加适量水煮成稀粥,每天早晚食用。

【功效】不但对老年人视物不清有改善作用,还可防治高血压,增强老年人体质。

【来源】民间验方

女贞子粥

【方药】女贞子、枸杞子各 50 克,大米300 克,冰糖适量。

【用法】先将女贞子和枸杞加清水小火煮沸 30 分钟,然后去渣留汁,再将大米一起加入上药汁中煎煮成粥,每天早晚食用。

【功效】有治疗眼花的功效,尤其适用于肝肾阴虚所致的眼花。

【来源】民间验方

脚趾抓地防老花眼

【用法】双脚放平,紧贴地面,与肩同宽,连续做脚趾抓地动作60 ~ 90 次。

【分析】眼睛和肝脾肾关系密切。肝脾肾的经脉皆起于脚趾前端,而足部反射区的眼区也位于双脚第二趾、第三趾根部。脚趾有力的抓地动作可兴奋肝脾肾经络,激发肝脾肾经气,起到补肾健脾、养肝明目的作用。同时,也可反射性加快眼部的血流,促进新陈代谢,达到预防老花眼的目的。

【功效】有效防止老花眼。

【来源】罗旭

枸杞鸡蛋羹

【方药】枸杞子 20 克,鸡蛋 2 只。

【用法】将鸡蛋去壳,与枸杞子一起搅拌均匀,蒸至鸡蛋熟透即成,可随意服用。

【分析】枸杞子性平,味甘,可入肝经、肾经,具有滋补肝肾、益精明目、养血的功效。《本草纲目》中说,常吃枸杞子能

"坚筋骨,轻身不老,耐寒暑"。现代药理试验及临床研究证明,枸杞子可保护和营养视网膜组织,增加视网膜组织中维生素 C 的含量,从而增强人的视力。而且,枸杞子还具有提高人体免疫力、抗衰老、保肝、降血糖、软化血管、降低血液中的胆固醇、甘油三酯水平的作用,对脂肪肝和糖尿病具有一定的治疗效果。所以,它常被当作滋补调养和抗衰老的良药。鸡蛋性平,味甘,可入脾经、胃经,具有养血、滋阴、润燥的功效,是能够扶助正气的食疗佳品。

【功效】将枸杞子与鸡蛋一起煮食,对预防和治疗中老年人的老花眼及因肝肾不足引起的头昏多泪等症状有很好的效果。

【来源】张家英

眼瑜伽防治老花眼

【用法】背靠椅子坐下,闭目,头尽力向后仰,感觉后颈凹处微微酸痛。后颈凹处有两个能防治老花眼的穴位,叫风池穴和天柱穴,这两个穴位距离很近,在后颈凹左右 2 厘米处,后仰时这两个穴位得到压迫。头后仰保持 15 秒后缓缓伸直,猛睁开眼睛,往远处看约 1 分钟。然后再重复闭目头后仰动作,反复练习 10 次。最后转动眼球 5 次,让眼球尽力向左右斜上方看 15 秒,以牵拉锻炼眼睛睫状肌增强弹性。每天早晚各 1 次,长期坚持效果尤佳。

【功效】通过眼肌的伸展和收缩锻炼防治老花眼。

【来源】于菲

导引功养元明目

【用法】两手对准两眼,手眼相距约 5 厘米,两眼睁开,两手心对准眼珠。两手向上微微移动,两眼随着向上看;两手向下微微移动,两眼随着向下看。如此一上一下,连续做 9 次。接着两手从左向右再从右向左,一左一右,连续做 9 次。然后两手带着两眼先顺时针,后逆时针方向旋转 9 圈。

【功效】防治老年性视力下降。

【来源】《诸病源候论》

运目活动法

【用法】利用一开一闭的眨眼来兴奋眼肌,并上下左右滚动眼球,顺时针和逆时针循环旋转,改善眼肌血液循环,振奋和增强眼肌动能,延缓衰老。具体做法是一开一闭眨眼,每次 15 次左右,同时用双手轻揉双眼,滋润眼球。

【功效】能有效预防老花眼。

【来源】民间验方

1.2 结膜炎

祛风清热方

【方药】银花 12 克,野菊花 12 克,连翘 12 克,紫地丁 30 克,甘草 6 克,桔梗 4.5 克。

【用法】用以洗眼,每日 2 ~ 3 次。

【功效】祛风清热。主治急性结膜炎。

【来源】南京红十字医院 柯宁金

茶水洗眼治结膜炎

【方药】绿茶 25 克。

【用法】水煎,澄清,用以洗眼。

【分析】因为维护眼睛所需要的维生素在茶叶中的含量非常丰富,所以经常饮茶,眼睛的营养物质就会得到适时补充,视力自然就会正常,并不易疲劳。茶叶除内服外,还可外用治疗眼病。

【功效】对眼睑缘炎(俗称烂眼边)和急性传染性结膜炎(俗称红眼病)等有一定的疗效。

【来源】李明刚

车前薄荷治红眼病

【方药】车前子(或车前草)50 克,薄荷叶 10 克。

【用法】分 2 次煎汤至 500 ~ 600 毫升。

待药液凉后,用消毒纱布蘸药液洗患眼,洗时拨开上下眼睑,使药物进入眼球结膜,每日 1 剂,每日洗 3 ~ 5 次。

【分析】车前子,味甘、咸,气微寒,无毒。入膀胱、脾、肾三经。功专利水,通尿管最神,止淋沥泄泻,能闭精窍,祛风热,善消赤目,催生有功。但性滑,利水可以多用,以其不走气也。泻宜少用,以其过于滑利也。

【功效】主治急性结膜炎。

【来源】《医药星期三》

密蒙花治细菌性结膜炎

【方药】密蒙花 30 克。

【用法】水煎,趁热时以热气熏眼 15 分钟;温时,可用纱布蘸水,敷于眼睛 10 ~ 20 分钟,1 日 2 次。

【分析】密蒙花为常用中药,具有清热养肝、明目退翳的功能,主治目赤肿痛,多泪,眼生翳膜,肝虚目暗,视物昏花等眼部疾病。现代研究发现,密蒙花对金黄色葡萄球菌、乙型溶血链球菌等多种致病细菌均有抑制作用。

【功效】主治细菌性结膜炎。

【来源】民间验方

驱敏汤治春季卡他性结膜炎

【方药】荆芥 9 克,防风 9 克,野菊花 9 克,蝉衣 3 克,丹皮 9 克,生黄芪 9 克,玄参 6 克,杞子 9 克,甘草 6 克。

【用法】水煎服。

【分析】本病为较难治之病,一般用散风、清热、化湿为治则。高氏既循中医常法,又独见启用益气养阴的生黄芪、玄参、杞子等。有邪不宜益气,以防关门留寇。高氏借用生芪,既益气又固表,扶正祛邪。高氏用药量轻,此谓轻可祛实。用玄参、杞子是有除热盛灼津成瘀之弊。

【功效】祛风清热,益气养阴。主治春季卡他性结膜炎。

【来源】上海市第九人民医院 高秀珍

夏枯草汤

【方药】夏枯草 30 克,黄芩 10 克,赤芍 12 克,荆芥 10 克,防风 10 克,陈皮 10 克,半夏 10 克,茯苓 10 克,枳壳 10 克,竹茹 10 克,乌梅 3 个,丹皮 10 克,甘草 3 克。

【用法】水煎服。

【功效】清热祛风,燥湿化痰。主治春季卡他性结膜炎。

【来源】蒋大岑

巧用"双黄"治疗"红眼病"

【方药】黄连和大黄等份适量。

【用法】将黄连放入水中浸泡 15 分钟后用火煎开,然后把煎好的药水倒出,把大黄放入药水中浸泡。晚上睡觉之前将泡好的大黄敷在双眼上,大约 2 ~ 3 小时即可。

【功效】主治急性结膜炎。

【来源】黄海涛

茵陈防己汤

【方药】茯苓皮 10 克,茵陈 12 克,防己 12 克,薏苡仁 30 克,防风 10 克,白芷 10 克,地肤子 30 克,金银花 12 克,连翘 12 克,鱼腥草 30 克,焦山栀 6 克,乌梢蛇 15 克,老鹳草 20 克。

【用法】水煎服,1 日 1 剂。

【分析】方中茯苓皮、茵陈、防己、薏苡仁除湿利水;防风、老鹳草、乌梢蛇等疏风除湿;连翘、焦山栀、鱼腥草清热解毒;白芷清热止痒。

【功效】祛风除湿,清热解毒止痒。主治春季卡他性结膜炎及一切过敏性眼炎、眼睑湿疹等。

【来源】民间验方

1.3 白内障

内外洗治疗白内障

【方药】谷精草、木贼草、白芍各 15 克，决明子 12 克，菊花、玄参各 15 克。

【用法】水煎。用无菌纱布蘸取该液擦洗患眼，每日 3 次，每次 15 分钟。

【功效】主治白内障。

【来源】张可堂

菊苗粥

【方药】甘菊新鲜嫩芽或幼苗 30 克，粳米 60 克，冰糖适量。

【用法】甘菊嫩芽洗净切细，同粳米、冰糖常法煮粥。

【功效】清肝明目。适用于肝阳偏亢的老年性白内障患者。

【来源】民间验方

芥蓝柠檬汁有效预防白内障

【方药】芥蓝菜 150 克，柠檬汁 10 毫升。

【用法】将芥蓝菜洗净切小段焯过后，加少许温水打成汁，再加入新鲜柠檬汁约 10 毫升饮用。每天 1 次，长期坚持效果更好。

【分析】芥蓝富含叶黄素和玉米黄质，具有抗氧化作用，能吸收进入眼球内的有害光线，将晶状体细胞所受的紫外线辐射损伤降低，起到保护晶状体的作用。另外，柠檬中含有的维生素 C，可减少氧对晶状体的损害，防止晶状体氧化、变性。

【功效】对预防白内障有效。

【来源】张艳

山药猪肝治肝脾两虚型老年白内障

【方药】猪肝 100 克，山药 50 克，胡萝卜 50 克，黄瓜 50 克，葱、油、盐、酱油、芡粉各适量。

【用法】将山药、胡萝卜、黄瓜洗净切片，葱切段，猪肝洗净切片浸在酱油中。先把猪肝在热油锅中过油，出锅待用。再将山药片、胡萝卜片、黄瓜片在热油锅中煸炒后加入猪肝及葱、盐略炒勾芡装盘食用。

【功效】本方适用于肝脾两虚型老年白内障。

【来源】民间验方

脉络清补方

【方药】生地 12 克，玄参 12 克，麦冬 12

克,枣皮 9 克,山药 15 克,丹参 15 克,桑葚子 15 克,车前子 12 克,丹皮 12 克,女贞子 12 克,石斛 12 克,生石决(先煎)30 克。

【用法】水煎服。1 日 1 剂,分 3 次服用。

【分析】现代药理分析认为,玄参强心降压,促进血液循环;生地强心利尿,促进血凝;麦冬利尿强心;丹参扩张血管及降压;车前子利尿,加快代谢产物排出等。本方补中带清,补而不滞。结合药理分析,既有强心利尿,又有降压活血止血之功。老年性衰退性的眼病,采用本方治疗,具有一定疗效,可提高视力,改善老年性白内障症状,对全身体质的增强也有一定的辅助作用。

【功效】滋养肝肾精血,调和气血阴阳。主治老年性白内障初中期。

【宜忌】脾胃虚弱者禁用。

【来源】湖南省桃源中医院 袁彩云等

仙灵脾母鸡汤治疗老年白内障

【方药】母鸡肉 250 克,仙灵脾 30 克,淡豆豉 15 克,调料适量。

【用法】将仙灵脾捣为末,放入纱布袋内,与鸡肉及调料同置于炒锅中。加适量清水以文火炖至八成熟,加入豆豉再炖至烂熟,去仙灵脾,分 3 次食用喝汤。

【功效】本方适用于肝肾亏损型老年白内障。

【来源】民间验方

山药治疗脾虚气弱型老年白内障

【方药】山药 50 克,白糖适量。

【用法】将山药切成小块,加水煮熟,加入白糖少许,略煮片刻即可服食,每天 1 剂。

【功效】本方适宜于脾虚气弱型老年白内障。

【来源】民间验方

揉睛明穴治白内障

【用法】早晨起床时用左手食指从左眼大眼角(睛明穴)用中等力度向外横揉至小眼角 100 次,再换右手食指用同法横揉右眼 100 次。揉后用双手食指尖重压两侧太阳穴 36 次。晚上睡觉前按上法重揉一遍。

【功效】主治白内障。

【来源】民间验方

车前子水煎外洗治白内障

【方药】车前子 20 克(1 次量)。

【用法】用布包煎(不要包得过紧)半小时,水以没过药包为度。1 剂药煎 2 次,第 1 次药液内服,第 2 次清洗患目,每日 3 次。

【分析】车前子为车前科植物车前或平车前的成熟种子。其味甘,性寒,有利水通淋、渗湿止泻、清肝明目、清热化痰之功效。临床用于治老年性白内障，也有良好疗效。

【功效】主治白内障。

【来源】民间验方

桑麻糖

【方药】黑芝麻250克，桑叶200克，蜂蜜适量。

【用法】将桑叶干品研成粉备用。黑芝麻捣碎，与蜂蜜加水适量煎至浓稠，加入桑叶粉拌匀，做成糖块。每次嚼食10克，每日2次。

【功效】具有养肝、清热、明目的功效。

【来源】民间验方

鸡肝荠菜汤

【方药】鸡肝、荠菜各150克，鸡蛋1个，姜末、食盐各适量。

【用法】将鸡肝洗净切小块，荠菜洗净切碎，二者共放入锅内，加水适量煎煮至沸

后，把鸡蛋打碎入锅，煮3分钟，加入调料调味即可，佐餐食用。

【功效】具有平肝明目的功效。主治白内障。

【来源】民间验方

清蒸桂圆枸杞

【方药】枸杞子30克，桂圆肉20克。

【用法】共放入碗内，加水适量蒸熟即可。每日分2~3次吃完。

【功效】具有养血明目、补肝益肾的功效。

【来源】民间验方

鲜雪里红可有效预防白内障

【方药】鲜雪里红约150克。

【用法】做汤、炒食均可，每周2~3次。

【功效】对白内障预防有效。

【宜忌】由于鲜雪里红偏热性，化脓感染及痔疮便血者不宜食用。

【来源】况志星

1.4 角膜炎

养肺清肝汤

【方药】生地12克，麦冬15克，沙参12克，白芨12克，白芍12克，黄芩9克，龙

胆草12克，草决明15克，菊花9克。

【用法】水煎3次，合并药液，分3次服用。

【功效】主治角膜炎。

【来源】民间验方

治角膜溃疡方

【方药】川黄连、胡黄连各 5 克。

【用法】加水 100 毫升,浸泡 24 小时,过滤、加白蜜 50 克,熬成膏。每取少许点眼,早、晚各 1 次。

【功效】主治角膜溃疡。

【来源】民间验方

养阴清热方

【方药】生地 30 克,生石膏 30 克,金银花 30 克,天花粉 10 克,知母 10 克,芦根 10 克,黄芩 10 克,荆芥 10 克,防风 10 克,枳壳 10 克,龙胆草 10 克,甘草 3 克。伴有大便秘结,属肝胃实热,去荆芥、防风、生石膏,加蒲公英 30 克,花粉 12 克,玄明粉(冲服)6 克,生川军(后下)6 克,木通 4 克。

【用法】水煎服,1 日 1 剂,分 3 次服用。

【分析】本方重清肺胃之火,取黄芩、生石膏,佐以知母;根据中医"病在上祛风",故加荆芥、防风,以达到散风止痛的目的;热甚又可造成阴液亏耗、灼津成瘀之虞,故加养阴之品;若热甚而便秘,重用玄明粉、生川军,以达到通腑泄热的目的。

【功效】养阴清热,散风祛邪。主治匐行性角膜溃疡。

【来源】宋桂莲等

银花解毒汤

【方药】银花 15 克,紫菀 9 克,地丁 15 克,夏枯草 9 克,丹皮 9 克,连翘 15 克,茯苓 9 克,黄连 3 克,甘草 6 克。

【用法】水煎服,1 日 1 剂,分 3 次服用。

【功效】清热解毒。主治角膜实质炎。

【来源】河北省邢台市中医院 庞赞襄

去毒汤

【方药】银花 15 克,菊花 15 克,蒲公英 15 克,紫地丁 15 克,防风 15 克,荆芥 15 克,薄荷(后入)15 克,生地 15 克,板蓝根 15 克,大青叶 15 克。

【用法】每日 1 剂,煎 3 次,1、2 汁内服,3 汁趁热熏眼约 20 分钟,之后可加热熏眼,每日 2~4 次。7 天为 1 个疗程。

【功效】祛风清热,退翳明目。主治病毒性角膜炎。

【来源】河南罗山人民医院眼科 李瑞成

泻肝龙胆汤

【方药】龙胆草(酒炒)6 克,黄芩(酒炒)9 克,山栀子酒炒 9 克,泽泻 12 克,木通 9 克,车前子 9 克,当归(酒炒)8 克,生地黄 20 克,柴胡 10 克,生甘草 6 克。

【用法】水煎服。

【功效】清肝泻火。主治单纯疱疹性角膜炎。

【来源】湖北省黄陂县中医院 毛丽

消毒饮

【方药】柴胡12克,夏枯草15克,钩藤30克(后入),蝉衣10克,赤芍15克,蒲公英15克,菊花15克,甘草6克。

【用法】水煎服,1日1剂,分3次服用。

【分析】据现代药理学研究,方中柴胡、蒲公英、薄荷等药,能抑制单疱病毒,故对病毒性角膜炎有较好效果。本病中医称"聚星障",病于黑睛,肝经风轮,石氏重用肝经之品柴胡、夏枯草、薄荷、菊花,剂量用得较重,谓之"重兵镇寇",确属心得。后期用养阴退翳,养阴药用之得当。本病属热,热伤津液,灼津成瘀,脉道因之瘀滞,目失血养,翳成难消,石氏用养阴有增水行舟之意,有疏通脉道之妙,再加退翳木贼、白蒺藜,相得益彰。

【功效】疏散风热,清热解毒。主治单纯疱疹病毒性角膜炎。

【来源】河北省中医院眼科 石守礼

羌活胜风汤

【方药】白术1.5克,枳壳1.2克,羌活1.2克,川芎1.2克,白芷1.2克,独活1.2克,防风1.2克,前胡1.2克,桔梗1.2克,薄荷1.2克,荆芥0.9克,甘草0.9克,柴胡2.1克,黄芩1.5克。

【用法】水煎服。

【功效】轻清发散。主治病毒性角膜炎。

【来源】山东省青岛市中医院眼科 孙禄来

1.5 干眼症

决明子茶

【方药】决明子10克,菊花5克,山楂15克。

【用法】决明子略捣碎后,加入菊花、山楂,以沸水冲洗,加盖焖约30分钟,即可饮用。

【分析】菊花性甘,味寒,具有散风热、平肝明目之功效。菊花茶能让人头脑清醒,双目明亮,特别对肝火旺、用眼过度导致的双眼干涩有较好的疗效。菊花性凉,虚寒体质、平时怕冷、易手脚发凉的人不宜经常饮用。决明子、菊花皆有清肝明目之功效,主治头部晕眩,目昏干涩,视力减退。

【功效】对干眼症有效。

【来源】民间验方

菠菜护眼汤

【方药】猪肝 60 克，菠菜 130 克，食盐、香油各少许，清高汤 1 千克。谷精、甘杞、川芎各 15 克。

【用法】将 4 味中药材洗净加水 1 升，煎煮约 20 分钟，滤渣留汤备用。猪肝去筋膜洗净后切薄片，菠菜洗净后切成小段备用。先用少量油爆香葱花，加入中药汁、猪肝、菠菜，煮开后放入适量食盐，搅匀后起锅加入少许香油即可食用。

【功效】本汤具有补肝养血、明目润燥的作用。常食可改善视力，并可治疗小儿夜盲症、贫血症，有良好的补益作用。

【来源】民间验方

醒目猪肝汤

【方药】猪肝 50 克，枸杞 5 克，桂圆 3 个，谷精草 10 克，生姜 3 克，盐 1 克。

【用法】猪肝洗净，切成片，与枸杞、桂圆、谷精草、生姜加入沸水中煮 13 分钟左右，待猪肝变色稍硬时加入食盐，吃猪肝、桂圆肉，喝汤。

【功效】适用于干眼症。

【来源】民间验方

明目鲤鱼羹

【方药】鲤鱼 500 克，豆腐 50 克，胡萝卜50 克，熟蛋黄 20 克，葵花子油 3 毫升，糖 5 克，盐 2 克。

【用法】鲤鱼洗净，鱼的两侧各切 3 处划痕。葵花子油加热至六成热时，加入鲤鱼双面煎至略黄，加入水和胡萝卜同煮 15 分钟后，加入豆腐、蛋黄粒、食盐、糖，小火炖 5 分钟即可。

【功效】对干眼症的治疗有良效。

心火旺型干眼症治疗偏方

【方药】生地 20 克，菊花、麦冬、决明子各 15 克，黄芩、黄连、甘草、蒲公英、栀子各 10 克。

【用法】水煎分 3 次服，每日 1 剂。

【功效】清心泻火。主治心火旺型干眼症，症见眼干涩，伴有心烦失眠，口舌生疮，口渴，小便赤涩，舌尖红赤。

【来源】民间验方

胃虚火型干眼症治疗偏方

【方药】生地 20 克，菊花、麦门冬、决明子、当归、柴胡各 15 克，黄芩、栀子各 10 克。

【用法】水煎分 3 次服，每日 1 剂。

【功效】清虚热。主治胃虚火型干眼症，症见眼干涩，伴有头痛眩晕，面红目赤，口苦咽干，耳鸣，急躁易怒，胸胁疼痛。

【来源】民间验方

胃虚火型干眼症治疗偏方

【方药】生地 20 克，沙参、麦门冬、当归、枸杞子、川楝子各 15 克,白芍、甘草、石斛、玉竹、火麻仁、瓜蒌仁、菊花、决明子各 12 克。

【用法】水煎分 3 次服,每日 1 剂。

【功效】滋养胃阴。主治胃虚火型干眼症,症见眼干涩,伴消化不良,食欲不振,胃满闷,腹胀。

【来源】民间验方

中药药袋热敷治疗干眼症

【方药】枸杞子 4 克,菊花 4 克,木贼 3 克,女贞子 5 克,旱莲草 5 克,生地黄 4 克。

【用法】将以上中药放入药袋中,隔水蒸 10 分钟。待温度降至双眼可承受的程度时放置在双眼上,闭目约 20 分钟,每日 1 次,适合长期使用。

【功效】主治干眼症。

【宜忌】应注意防止烫伤局部皮肤,同时患有严重眼部疾患或眼部皮肤破损者不宜使用。

【来源】民间验方

干眼症熏方

【方药】野菊花、秦皮、黄柏、薄荷、桑叶、红花各 9 克,薄荷 5 克。

【用法】水煎后趁热用厚纸筒一端罩住药罐,另一端对准患眼,熏蒸眼部。

【分析】要积极预防干眼症,养成适时眨眼的习惯,多食蔬菜和水果,同时增加维生素 A、维生素 B_1、维生素 C、维生素 E 的摄入,避免荧光屏反光或不清晰,适当补充角膜营养液。

【功效】对干眼症有效。

【来源】民间验方

韭花海带汤有助于预防干眼症

【方药】泡发好的海带 50 克,韭花 20 克。

【用法】海带加水煮熟后放入 20 克韭花,再煮 2 分钟即可,吃韭花海带并喝汤。每周2~3 次,长期食用效果更好。

【分析】韭花富含视黄醇,可防止泪腺上皮细胞萎缩,减少角膜上皮角化,促进结膜杯状细胞再生,从而增加泪液的分泌。另外,视黄醇对海带中的黏多糖有催化合成作用。黏多糖是结缔组织基质的主要成分,亲水力强,可帮助黏膜和结缔组织保持水分,使眼球表面滋润。

【功效】对预防干眼症有很好的效果。

【来源】张艳

蓝莓缓解干眼症

【方药】蓝莓若干。

【用法】将蓝莓作为常用水果,每天分 2 次食用,每次以 10 颗为宜。

【分析】蓝莓是一种蓝色浆果,含有维生素 C、花青素、维生素 E、维生素 A、熊果苷、蛋白质,以及丰富的铁、锌、锰等微量元素,其中的高倍花青素对眼睛健康非常有帮助。蓝莓中的花青素能有效促进视紫红质的活化和再合成,从而改善人眼视觉的敏锐程度,还能增进视力,对长时间被辐射的"电脑眼"有很好的保健作用。同时,常食蓝莓还能强化眼部微血管的弹性,促进血液循环,维持正常眼球压力,对改善用眼疲劳、眼干眼涩很有帮助。

【功效】常吃蓝莓可以缓解眼疲劳。

【来源】民间验方

霜桑叶敷眼

【方药】霜桑叶 15 ~ 20 克。

【用法】霜桑叶洗净,水煎去渣,放凉后用干毛巾浸药液敷眼,治疗目干昏暗较好,一般每日多次,2 ~ 3 天见效,亦可以用霜桑叶煎水温洗,有润眼明目之功。

【功效】主治干眼症。

【来源】河南省中医院眼科主任医师 张凤梅

牛奶敷眼治干眼症

【方药】牛奶适量。

【用法】将纱布折叠成小片,用牛奶浸透后覆盖在眼皮上20 ~ 30 分钟,同时缓慢转动眼球,早晚各 1 次,连续 5 天可见效。

【分析】牛奶味甘,性微寒无毒,能养血脉,滋润五脏,外敷可补液润燥。用牛奶敷眼缓解眼部干涩、疲劳症状效果明显。

【功效】有效缓解干眼症。

【来源】民间验方

紫洋葱防干眼症

【方药】紫洋葱若干。

【用法】每周食用 2 ~ 3 次紫洋葱。每次1 个,以炒食为宜。

【分析】紫洋葱中含有视黄醇,可催化黏多糖的合成作用。黏多糖是结缔组织基质的主要成分,亲水力强,可帮助黏膜和结缔组织保持水分,使其表面滋润。此外,紫洋葱还富含花青素,抗氧化能力强,能强化微血管的弹性,促进血液循环,维系正常眼球压力,保持眼部湿润。

【功效】常吃紫洋葱对预防干眼症有帮助。

【来源】《医药养生保健报》

干眼症的中医治疗

【方药】生地 12 克,当归尾、枸杞子、白芍、山药、石斛、茯神、野菊花、决明子各15 克,芜蔚子、凌霄花各 10 克。

【用法】每日 1 剂,水煎分 3 次服,1 个月为 1 个疗程。

【分析】方中生地、枸杞子、白芍、山药、茯神、石斛补益五脏之阴津,佐以野菊花、决明子清肝明目,当归、芜蔚子、凌霄花活血退赤。现代药理研究表明,本方对促进干眼症的康复有重要作用,白芍、当归、凌霄花等具有抗菌消炎作用,能减轻眼部充血,缓解慢性症状。

【功效】滋阴生津,清肝明目。适用于干眼症。

【来源】民间验方

杞菊茶湿热敷可缓解眼睛干涩症状

【方药】枸杞子和菊花各5克。

【用法】将枸杞子和菊花用沸水冲泡5分钟,将毛巾浸湿药汁后拧至半干,热敷于眼睛上,温度以不烫手为宜,每次约10分钟,每日早晚各1次。

【分析】湿热敷有助于保持眼部湿润,热气可促进眼部血液循环,而枸杞和菊花中明目的成分可以随着热气进入眼部,利于吸收和发挥作用。

【功效】主治干眼症。

【来源】侯柳明

润目增液方

【方药】决明子30克,玄参20克,麦冬20克,生地15克。

【用法】水煎20分钟,取药液50毫升,待水温降至40℃时,用药液浸湿小毛巾,敷在眼部,每天2次,每次15分钟。

【功效】主治干眼症。

【来源】曹建春

第 2 章

耳鼻咽喉科

2.1 耳鸣

颤耳法治疗耳鸣

【用法】站立或端坐,两脚与肩同宽,两眼轻闭,舌抵上腭,全身放松,心平气和,面带微笑,自然呼吸。用两手食指分别按住左右耳屏,封闭耳道,其余手指自然弯曲,放松,切勿僵直用力。手腕带动小臂快速上下抖动,将力量传到指尖,使两耳受到轻柔的颤动,此时,耳内会有嗡嗡声,持续抖动1分钟。最好每天早晚坚持做2~3次,持续2~3周。

【功效】主治耳鸣。

【来源】民间验方

听会穴按摩治疗耳鸣

【用法】每天3次用双手的拇指按揉两侧听会,力量稍大,以感觉有些胀痛为度,每次每穴2~3分钟。

【分析】肝胆火旺,胆经气血不通畅,受到阻塞,就会导致耳中轰鸣。这时,利用听会穴来调理,不失为最佳选择。听会穴是胆经的穴位。《针灸资生经》说"耳蝉鸣,取听会"。《医宗金鉴》说其"主治耳聋耳鸣"。听会穴就位于耳朵眼的正前方,张嘴时两耳边各有一个凹陷处就是听会。

【功效】主治耳鸣。

【来源】副主任医师 赵广兰

柿枣饼治疗脾虚导致的耳鸣

【方药】柿饼、红枣各30克,山萸肉10克,面粉100克。

【用法】制作成饼。每日2次,早晚服用。

【功效】适合脾虚导致的耳鸣。

【来源】民间验方

莲实粥治疗心脾两虚导致的耳鸣

【方药】莲子适量。

【用法】将莲子研为碎末,每次取莲子粉15克,加入糯米30克,煎煮服用;或取新鲜莲子,放入粥中服用。

【功效】适合心脾两虚导致的耳鸣。

【来源】民间验方

神经性耳鸣偏方

【方药】熟地黄、女贞子、白芍、麦冬、玄参、山药、牡丹皮、磁石各15克,五味子、当归、石斛、桃仁各10克。

【用法】水煎服,每日1剂,分2次服。

【功效】主治神经性耳鸣。

【来源】民间验方

白醋泡脚治耳鸣

【方药】白醋适量。

【用法】直接将白醋倒进热水中,水烫时,把脚搁在脚盆边熏,等温度降到35℃时,再伸进盆中搓洗,同时按摩脚心。

【功效】主治耳鸣。

【来源】民间验方

治心火上扰耳鸣验方

【方药】磁石(包先煎)30 克,珍珠母(先煎)、石菖蒲各 20 克,龙骨(先煎)、茯神、远志、神曲、酸枣仁各 10 克,黄连 6 克,琥珀(冲兑)2 克。

【用法】水煎服,每日 1 剂,分早晚 2 次服,4 周为 1 个疗程。

【分析】气虚加党参,血虚加当归,阳虚加补骨脂,血瘀加丹参,痰火加胆南星。

【功效】适用心火上扰耳鸣。

【来源】民间验方

耳聋左慈丸加减

【方药】熟地、山药、磁石各 20 克,山茱萸、牡丹皮、泽泻、茯苓、五味子、石菖蒲各 10 克。

【用法】每日 1 剂,水煎两次,分2~3 次温服,10 天为 1 个疗程。

【功效】补肾益精。主治肾精亏损型耳鸣,症见耳如蝉鸣,夜间较甚,听力下降,头晕眼花。

【来源】《医药星期三》

当归玉米酒

【方药】当归 150 克,杜仲、丹参各 80 克,枸杞子 250 克,黄芪 250 克,野菊花 150 克,玉米 2000 克,酒曲适量。

【用法】将上药水煎弃渣,取药汁;玉米研粗末,水浸 6 小时,沥干,蒸熟候冷,置于酒坛中,加入药汁、酒曲搅匀,密封 2~3 天,闻有酒香后,将酒坛埋入潮湿黄土中,经 10 日后开封,置阴凉干燥处保存饮用。每日 2 次,每次 30~50 毫升温服。

【功效】该药酒可滋阴平肝,益血祛风,适用于高血压、眩晕、耳聋、耳鸣等。

【来源】民间验方

三七花蒸酒酿治疗耳鸣

【方药】三七花 10 克,酒酿 50 克。

【用法】同装于碗中,隔水蒸熟。分1~2 次连渣服,连服 7 天。

【功效】适用于耳鸣。

【来源】民间验方

白毛乌骨雄鸡治耳鸣

【方药】白毛乌骨雄鸡 1 只,甜酒 1200 克。

【用法】同煮,去酒食肉,共食用3~5 只即可。

【功效】主治耳鸣。

【来源】民间验方

2.2 中耳炎

冰片油治疗中耳炎

【方药】冰片 1 克,核桃油 10 毫升。

【用法】冰片研细末,放入核桃油 10 毫升,不断搅和,使其溶解,用时先洗净外耳道内的脓性分泌物,用棉球拭干后滴入药液 2～3 滴,再用棉球将外耳道堵住,以免药液外溢。

【功效】急性者一般 5 天（每日滴药 1 次）痊愈,慢性者 8～10 天痊愈。

【来源】民间验方

鲜桑叶汁治疗中耳炎

【方药】鲜桑叶数片。

【用法】鲜桑叶数片洗净后,捣烂取汁,每次将 1～2 滴桑叶汁滴入耳道内,每日 3 次,一般连用 2～3 天即愈。

【功效】对中耳炎有效。

【来源】民间验方

鲜蒲公英治中耳炎

【方药】鲜蒲公英适量。

【用法】使用时,先用双氧水洗净耳中脓液,擦干捣汁滴耳,每日 3～4 次。

【分析】现代药理研究证明,蒲公英对金黄色葡萄球菌耐药菌株、溶血性链球菌有较强的杀菌作用,故用于治疗中耳炎有良效。

【功效】对中耳炎有效。

【来源】民间验方

蛋黄油治中耳炎

【方药】鸡蛋 6 个。

【用法】煮熟,将蛋黄放入铁锅（勺）内,用文火熬至油出,备用。用时,先按常规消毒,然后将蛋黄油滴入耳中（如凝固可加温溶化）,每次 3～4 滴,每日 2～3 次,一般连用 4～6 天症状减轻,7～16 天痊愈。

【功效】本方具有清热消肿之功,适用于急、慢性中耳炎。

【来源】民间验方

黄连粉治中耳炎

【方药】黄连 10 克,冰片 1 克。

【用法】先研黄连,然后加冰再研匀,装瓶。用时,先按常规消毒（用 3% 双氧水,或生理盐水,或浓茶水清洗外耳道脓液和药痂,并用清洁药棉擦干）。然后用麦、草管或小纸管将药末吹入耳内,每日2～3次,一般3～5天见效。

【功效】本方治疗急、慢性化脓性中耳炎。

【来源】民间验方

黄连木鳖子油治中耳炎

【方药】黄连3克,木鳖子3个,麻油20毫升。

【用法】取黄连及木鳖子,加入麻油20毫升,炸至色黑弃去,将油置入玻璃瓶中,用以滴耳,每次3滴,每2～4小时1次直至痊愈。耳中脓液多者,用3%双氧水清洗后滴入。

【分析】中医称中耳炎为"耳脓",多因风火湿热、染毒或肝肾虚火循经上冲耳窍、血凝毒滞而成。本方有清热解毒、收敛生肌、止痛之功效。临床未发现毒副反应,其优点是见效快,治疗时间短,不用服药物治疗,治愈后不易复发。

【功效】主治中耳炎。

【来源】民间验方

连硼方

【方药】黄连100克,硼砂6克,梅片2克。

【用法】将黄连和硼砂捣碎研成粉末,放入500毫升稍温的蒸馏水内,加梅片后浸泡3天,过滤即成,备用(夏天应放置阴凉处)。点耳前先清洗耳内脓性分泌物,患耳向上点药3～4滴,然后用食指轻压耳屏数次,使药液易进入中耳,静卧5分钟左右。每日滴药3～4次,治疗3～4周即可。

【分析】方中黄连清热燥湿;硼砂清热解毒,消肿防腐;梅片清热止痛,祛腐生肌。药理研究证明,本方对链球菌、葡萄球菌、变形杆菌及大肠杆菌有抑菌和杀菌作用,应用于脓耳疗效较好。

【功效】清热解毒,燥湿收敛。主治慢性单纯性化脓性中耳炎。

【来源】解放军第三医院耳鼻咽喉科 常鸿喜

紫草麻油治中耳炎

【方药】紫草3克,麻油40克。

【用法】紫草3克,放入40克麻油内,置于火上煎炸,待油变紫后滤取油液,装瓶备用。用时洗净患处,拭干后滴入上药。每次2～3滴,每日2～3次。

【功效】主治中耳炎。

【来源】胡少刚

2.3 耳聋

常晒太阳能防耳聋

【用法】研究发现,听力与体内的维生素D含量有密不可分的关系,若缺乏维生素D则可引发听觉功能障碍,出现听力下降或耳聋。获取充足有效的维生素D的最好来源就是日光浴,即晒太阳,因此老年人应多在户外活动,经常接受阳光的沐浴,这样有利于预防听力减退。日光浴的最佳时间在上午8～10点以及下午4～5点。

【功效】有益老年预防耳聋。

【来源】韦志高

黑胡椒番茄酱保护听力

【方药】番茄750克,洋葱末60克,大蒜末60克,高汤150毫升,黑胡椒粉3～4克,水淀粉50毫升。

【用法】番茄用热水泡后去皮,切碎;锅内放适量橄榄油烧热,炒香蒜末和洋葱末;倒入番茄炒出汤水,加高汤搅匀,烧开后转小火至汤汁收至一半;加入水淀粉后用铲子不断翻搅,让汤汁保持微沸冒泡的状态,直至浓稠,倒入黑胡椒粉搅匀即可。每周吃2～3次,可拌面条吃也可拌米饭吃。

【分析】耳内负责将声音转为神经信息的毛细胞,会在噪音衍生的氧自由基作用下发生自我毁灭,再加上老年人内耳血液循环变差,内耳小动脉血流量减少,因此老年人常会出现听力下降。

黑胡椒特有的胡椒素能提高毛细胞内天然抗氧化酶功能,保护毛细胞不受氧自由基损伤;番茄富含的维生素A可为内耳感觉细胞和中耳上皮细胞提供养分,而其富含的维生素C可促进脂质代谢,改善耳内血液循环。

【功效】有效缓解老年耳聋症状。

【来源】民间验方

肝火上扰型突发性耳聋治疗偏方

【方药】龙胆草、栀子各12克,黄芩、车前子、芦荟、泽泻各14克,青黛、石菖蒲各10克,柴胡、香附各15克,大黄、通草、全蝎各6克,蜈蚣2条。

【用法】水煎分3次服,每日1剂。

【功效】清肝泻热,开郁通窍。用于治疗

突发性耳聋,中医辨证属肝火上扰型。临床表现为耳聋时轻时重,每于郁怒之后耳聋突然加重,或有头痛,目红面赤,口干咽苦。

【来源】孟宪萍

叩齿防听力减退

【用法】眼平视前方或微闭,舌尖轻顶上腭部,上下牙齿互相轻轻叩击50～100次。叩齿时思想集中,嘴唇轻闭,仔细聆听自己叩齿时发出的哒哒声。早晨起床后、午饭后、睡觉前各做1次,每次3分钟左右,站立、坐着均可。

【分析】现代医学认为,叩齿时,上下牙齿之间轻轻撞击,产生的震动通过牙根周围的组织,经过上下颌,传导至咽鼓管,这种轻微的震动可兴奋耳部的神经、血管和细胞,对大脑也有轻度的刺激作用,可提高老年人的听力,并对预防耳鸣、耳聋有一定作用。

【功效】提高老年人听力,对预防耳鸣、耳聋有一定作用。

【来源】民间验方

核桃芝麻粉

【方药】核桃仁250克,黑芝麻250克。

【用法】各炒至微黄,碾碎,加冰糖适量,和匀为核桃芝麻粉。每次1汤匙,加水冲服或干吃皆可,每日2次。

【分析】核桃仁味甘,性温,有补肾固精作用;黑芝麻味甘,性平,有滋补肝肾功效。

【功效】此方常食可以延缓听力衰退,预防耳聋。

【来源】《医药养生保健报》

脾胃虚弱型耳聋治疗偏方

【方药】黄芩、党参、云茯苓、淮山药各15克,白术、蔓荆子、升麻各10克,葛根30克,甘草6克。

【用法】每日1剂,用清水500毫升煎至150毫升,顿服。14剂为1个疗程,可连服2个疗程。

【功效】宜益气健脾。主治脾胃虚弱型耳聋,症见耳朵憋闷,耳聋日久,面色不华,倦怠乏力。

【来源】民间验方

通窍益气汤

【方药】蔓荆子10克,软柴胡10克,大川芎10克,粉葛根30克,黄芪30克,丹参30克,桃仁泥10克,红花10克,赤芍10克,青葱管5支。

【用法】水煎服。

【分析】本方以蔓荆子、葛根、柴胡升发清阳;丹参、赤芍、川芎、桃仁、红花活血化瘀;黄芪益气升阳,青葱管引诸药通耳窍之闭,药症合拍,故收效较好。

【功效】升阳通窍,益气活血。主治突发性耳聋。

【来源】江苏省武进县奔牛人民医院 潘焕鹤

桑葚膏

【方药】桑葚250克。

【用法】洗净加水适量,煎煮30分钟后取汁1次,加水再煎,共取煎液2次。合并2次煎液,再以小火慢熬浓缩至较黏稠时,加入蜂蜜50~80毫升煮沸,起锅待冷装瓶。每次取1小匙(约6克),温水冲服,早晚各1次。

【分析】桑葚味甘、酸,性微寒,入心、肝、肾经,为滋补强壮良药。

【功效】擅治阴血不足所致的头晕目眩,耳鸣耳聋,腰膝酸软,须发早白等症。

【来源】民间验方

睡磁石枕治耳聋

【方药】磁石100克,谷糠400克。

【用法】平铺于如枕头大小的密致棉布上,上面再覆盖一层同样大小的棉布,先缝合4个边,然后在中间进行纵横缝合,使得药粉均匀分布。晚上睡觉时将缝好的磁石枕放在薄枕头上使用,每周3次,隔日1次。

【分析】《本草纲目》记载,磁石通耳明目,具有聪耳的功效。磁石味辛、咸,性

平;入肾、肝、肺经。具有平肝潜阳、安神镇惊、聪耳明目之功效。

【功效】可治老人阴虚阳亢所致的眩晕,耳聋,耳鸣,惊悸,失眠等症。

【来源】民家验方

猪肾粳米粥

【方药】猪肾脏1对,粳米100克。

【用法】将猪肾去臊腺洗净,切成细丁和粳米同入砂锅中,文火熬成粥,将熟时入葱、姜、盐及五香粉调味。每日早晚温热服食。

【分析】耳聋是由于动脉硬化引起内耳血液循环障碍,进而造成内耳营养不良,发生生理性退化所致。中医认为,老年性耳聋与老年精血逐渐衰少,不能上充于耳有关,常服猪肾粳米粥对延缓耳聋大有裨益。

猪肾,俗称猪腰子,富含蛋白质、脂肪,另含碳水化合物、核黄素、维生素A、硫胺素、抗坏血酸、钙、磷、铁等成分。猪肾性平,味咸,具有补肾壮阳、固精益气的作用。对肾虚所引起的耳鸣、耳聋有较好疗效。粳米是大米的一种,中医认为,粳米性味甘淡,其性平和,具有补中益气、健脾益胃、益精强志、和五脏、通血脉、聪耳明目、祛烦、止渴的功效。

【功效】对预防老年耳聋有很好的效果。

【宜忌】血脂偏高者、高胆固醇者忌食，因猪肾中含胆固醇较高。

【来源】停云波

葛根甘草汤治疗突发性耳聋

【方药】葛根 20 克，甘草 10 克。

【用法】将葛根、甘草水煎 2 次，每次用 300 毫升水煎半小时，两次混合。分 2 次服。

【功效】改善脑血流，增加内耳供血。适用于突发性耳聋。

【来源】民间验方

2.4 慢性鼻炎

木棉药茶治疗慢性鼻炎

【方药】木棉花（干品）适量。

【用法】沸水浸泡约 15 分钟后代茶饮。1 周为 1 个疗程。治疗期间停用其他药物。

【分析】木棉花为木棉科植物木棉的花，晒干后可作药用，其味甘淡，性凉，具有清热利湿、解表、利尿消暑、止血的功效，临床上常用于治疗痢疾、泄泻、血崩、疮毒、肠炎、中暑等病。用于治疗慢性单纯性鼻炎效果好，值得临床推广。

【功效】用于治疗慢性单纯性鼻炎效果好。

【来源】宣邦豪

简单推拿治好慢性鼻炎

【用法】首先用双手食指的外侧来回搓鼻梁两侧的上下，搓 200 下；再用双手食指尖揉鼻孔两侧的迎香穴，揉 200 下；然后用双手的大拇指和食指分别揉双手的合谷穴 200 下。疗效可靠。

【分析】搓鼻梁两侧，是急则治标法，鼻炎就是鼻塞、流涕、打喷嚏。注意一般需搓揉到鼻梁有发热的感觉，每天可重复做。

揉鼻孔两侧的迎香穴，是治本之法。迎香穴位于鼻翼下缘外侧与鼻唇沟交界的小凹陷处，是手阳明大肠经与足阳明胃经的交会穴。揉迎香其实就是疏通阳明经脉。

合谷穴位于拇指与食指分叉的凹陷处。大肠手阳明经之原穴，原穴者，生命活动之根源动力所在，是元气汇聚出入之所，是脏腑元气输注于经络的部位。

"口面合谷收",治疗鼻炎首选合谷。

【功效】主治慢性鼻炎。

【来源】许明山

辛夷花蛋调补脾胃治慢性鼻炎

【方药】辛夷花 8 克,鸡蛋 1 只。

【用法】共放药罐内,加清水 1 碗半煮至 1 碗,将鸡蛋取出去壳刺小孔数个,放入药罐再煮片刻,趁热饮汤吃蛋。每天 1 剂,连服 1 周。

【分析】辛夷花有散寒通窍止涕之功效,与鸡蛋同服则有扶正祛邪之妙用,协助调补脾胃,可使鼻炎尽快治愈。

【功效】主治慢性鼻炎。

【来源】民间验方

苍耳子水煎治疗慢性鼻炎

【方药】苍耳子 20～30 克。

【用法】熬煎取汁服用,儿童不宜超过 6～12 克。因苍耳子性味甘、温,有毒,一定要掌握好用量。

【分析】苍耳子为菊科植物苍耳的干燥果实,拣净杂质,去刺,筛去屑末即得。《本草正义》载:"苍耳子,温和疏达,流利关节,宣通脉络,遍及孔窍肌肤而不偏干燥烈,乃主治风寒湿三气痹著之最有力而驯良者。"这与治疗慢性鼻炎的原则温中通窍、扶正祛邪相吻合,故对慢性鼻炎的治疗效果较好。此外苍耳子还主治风寒头痛,风湿痹痛,四肢拳急,疥疥瘙痒。

【功效】除散风湿,温中通窍。主治慢性鼻炎。

【宜忌】要注意保暖,预防感冒,避免接触对鼻腔有刺激的气味,勿食辛热煎炒之食物。

【来源】梁迎春

吹鼻法治疗慢性鼻炎

【方药】甜瓜蔓适量。

【用法】烧炭存性,研末,取少许以管吹入鼻中,每日 3 次。

【功效】主治慢性鼻炎。

【来源】民间验方

肺脾气虚型慢性鼻炎治疗偏方

【方药】黄芪 30 克,白术、茯苓、五味子各 15 克,辛夷、苍耳子各 10 克,白芷 12 克,防风 8 克,细辛 3 克。

【用法】水煎分 3 次服,每日 1 剂。

【功效】益肺脾通窍。用于治疗慢性鼻炎,中医辨证属肺脾气虚型。临床症见鼻塞时轻时重,或呈交替性,涕白而黏,遇寒冷时症状加重。检查见鼻黏膜及鼻甲淡红或苍白,肿胀。

【来源】《医药星期三》

2.5 鼻出血

双根治疗鼻出血

【方药】白茅根 30 克,芦根 15 克。

【用法】放入砂锅中,加入清水 1500～1800 毫升,浸泡 40 分钟,然后开火煎煮 30 分钟,滤取药汁即成。

【功效】此方适用于治疗肺热火盛之流鼻血。

【来源】民间验方

双白治鼻出血

【方药】桑白皮 15 克,白茅根 20 克。

【用法】每日 1 剂,水煎分 3 次服。

【功效】主治肺热型鼻出血,症见病程不长,血色鲜红,口鼻干燥,或有发热、咳嗽,头痛。

【来源】彭飘旭

羊蹄根治疗反复性鼻出血

【方药】羊蹄根(干品)30 克。

【用法】开水冲泡,代茶频服,每日 1 剂;出血不止者,除用填塞止血法外,还可取上药 30 克,加水大火急煎 10 分钟,1 次服完,再将药渣泡水代茶饮。

【分析】羊蹄根别名土大黄,为蓼科多年生草本植物羊蹄的根,其味苦、涩,性寒,具有凉血止血的功效,用于治疗鼻衄、咯血、便血、崩漏等。

【功效】主治反复性鼻出血。

【来源】河北省河间市人民医院 程怀孟

按压鼻中隔治疗春季流鼻血

【用法】多数患者的流鼻血都发生在鼻腔前部,以鼻中隔出血比较多见。年轻人或小孩流鼻血时,可用棉花或卫生纸直接压迫鼻中隔止血;鼻血量较多时,可用抹有云南白药的棉花或卫生纸压迫止血。一般坚持 5～10 分钟,即可止血。同时用凉水敷头、鼻子等,可使血管收缩,提高止血之效。

【功效】能有效止血。

【来源】民间验方

肝肾阴虚型鼻出血治疗偏方

【方药】熟地 25 克,山药 12 克,山萸肉 12 克,茯苓 10 克,泽泻 10 克,丹皮 10 克,知母 12 克,黄柏 10 克,阿胶(烊化,冲服)12 克,玄参 15 克,黄精 10 克,藕节炭 15 克。

【用法】水煎服。

【功效】滋肾养肝，降火止血。主治肝肾阴虚型鼻出血，症见血色淡红，时出血时止，口干少津，常伴有头晕眼花，耳鸣心烦。

【来源】民间验方

三鲜治疗鼻出血

【方药】鲜生地、鲜麦冬、鲜藕节各适量。

【用法】共捣烂绞汁，温服 2 盅。

【功效】主治鼻出血。

【来源】民间验方

治鼻出血经验方

【方药】鲜嫩葱叶 1 根。

【用法】取鲜嫩葱叶 1 根，剖开，用棉球在葱叶内膜土蘸取葱汁，塞入出血鼻孔。

【功效】主治鼻出血。用本方治疗鼻出血不止，均 1 次治愈。

【来源】狄雪珍

胃火炽盛型鼻出血治疗偏方

【方药】黄连 10 克，生石膏 30 克，当归 10 克，生地 15 克，丹皮 10 克，知母 12 克，玄参 10 克，生大黄 10 克，天花粉 10 克，川牛膝 10 克。

【用法】水煎服。

【功效】清胃泻火，凉血止血。主治胃火炽盛型鼻出血，症见鼻窍灼热干燥，出血量多，血色红，口干口臭，渴欲饮凉，大便干或秘结，小便短赤。

【来源】民间验方

猪皮冻治流鼻血

【方药】猪皮适量。

【用法】将猪皮上的毛拔掉，切成小长块，放入锅中用水煮，直到将猪皮煮成烂熟，和锅里的水融为一体时，再将食盐、酱油、花椒、味精等作料放置锅中，搅拌均匀，然后将肉皮汤搁到一边，让其冷却自然凝固，或直接放入冰箱中让其冷冻。待肉皮冻凝固后再取出切成小长条，加入醋、辣椒油、少量食盐及其他调料搅拌后，便成了可口的肉皮冻，酸辣清凉。

【分析】优质新鲜的猪皮可以与熊掌相媲美，含有丰富的胶原蛋白和弹性蛋白，素有美容食品之誉。2000 多年前的汉代，名医张仲景的《伤寒论》中就有记载："猪肤有和血脉、润肌肤" 的作用。平时多吃些猪皮对经常流鼻血的人起凝固作用。

【功效】对鼻出血有治疗作用。

【来源】民间验方

气血亏虚型鼻出血治疗偏方

【方药】党参 15 克，白术 10 克，黄芪 20 克，当归 12 克，茯神 25 克，远志 10 克，酸枣仁 20 克，木香 6 克，侧柏炭 12 克，阿胶（烊化，冲服）12 克，仙鹤草 20 克，三七粉 5 克（冲服），炙甘草 6 克。

【用法】水煎服。

【功效】补气摄血。主治气血亏虚型鼻出血,症见血渗而出,色淡,或兼齿衄,肌衄,常伴神疲乏力,面色失华,头晕耳鸣,心悸眠差。

【来源】民间验方

肺胃实热型鼻出血治疗偏方

【方药】生石膏 30 克(先煎),粳米、白及、藕节、地骨皮各 20 克,炒黄芩、生地、侧柏叶各 12 克,知母、桑白皮、丹皮、枳实各 15 克,炒栀子、炒荆芥、甘草各 3 克。

【用法】每日服 1 剂,用冷水浸泡半小时后煎,3 煎共取汁约450 ~ 600 毫升,混合后分 3 次饭后 1 小时温服。

【功效】清泻肺胃,凉血止血。主治鼻出血,中医辨证属肺胃实热型。症见鼻出血,色红量多,或鼻燥齿衄,咽干。

【来源】范德斌

2.6 过敏性鼻炎

鹅不食草治疗过敏性鼻炎

【方药】鹅不食草 10 克,医用白凡士林 90 克。

【用法】将鹅不食草研成细末,与凡士林调匀,制成软膏,贮净瓶备用。治疗时将此软膏均匀涂在棉布片上,填入双侧鼻腔,半小时后取出,每日 1 次,15 次为 1 个疗程。一般用药1 ~ 2 个疗程可获显效。

【功效】适治急性鼻炎、慢性鼻炎(包括单纯性鼻炎、肥厚性鼻炎)、过敏性鼻炎等各种鼻炎。

【来源】民间验方

肺气虚弱型过敏性鼻炎治疗偏方

【方药】黄芪 25 克,白术、防风、苍耳子、白芷、辛夷花、僵蚕、五味子各 10 克,菊花 15 克,甘草 6 克。

【用法】水煎分 3 次服,每日 1 剂。服用前用热药熏蒸鼻部。

【功效】温补肺脏,祛风散寒。用于治疗过敏性鼻炎,中医辨证属肺气虚弱型。症见鼻痒、喷嚏,继则流清涕,嗅觉减退,鼻腔黏膜呈淡白或暗灰色水肿。

【来源】张淑贤 邵秉宸

抗敏粥

【方药】乌梅、五味子、白芍、银柴胡、防

风、苍耳子各 9 克,粳米 100 克,大枣 8 枚。

【用法】先将乌梅、五味子、白芍、银柴胡、防风、苍耳子洗净并浸泡半小时,大火煮沸后改小火煮 15 分钟,去渣取汁;将粳米、大枣洗净,加入药汁中,再酌加清水共煮至米烂即成。每日 1 剂,分早晚 2 次服食。

【功效】适用于过敏性鼻炎发作期。

【来源】民间验方

神仙粥治疗过敏性鼻炎

【方药】生姜 6 克,连须葱白 6 根,糯米 60 克,米醋 10 毫升。

【用法】先将糯米洗后与生姜同煮,粥将熟时放入葱白,最后放入米醋,稍煮即可食用。每日 1 次。

【功效】适用于过敏性鼻炎属风寒型者。

【来源】民间验方

紫草苍耳滴鼻治疗过敏性鼻炎

【方药】紫草 30 克,苍耳子 20 克,麻油 500 克。

【用法】先将苍耳子打碎与紫草一起浸泡于麻油中 4～5 小时,然后煎炸成棕色,去渣取油备用。每日滴鼻 2 次,每次 1 滴。

【功效】主治过敏性鼻炎。

【来源】朱时祥

黄芩炖猪肚治疗过敏性鼻炎

【方药】黄芩 15 克,猪肚 250 克,葱段、生姜片、酱油、食盐、味精各适量。

【用法】将猪肚洗净、切丝;黄芩洗净并包纱布,与葱段、生姜片、酱油共放入砂锅中,加适量水,共炖至猪肚烂熟,去药包,调入食盐、味精即成。佐餐食用,每周 2 次。

【功效】适用于过敏性鼻炎而有肺火征象者。

【来源】民间验方

屏风粥

【方药】黄芪 30 克,防风 9 克,白术 15 克,茯苓 15 克,大枣 8 枚,粳米 100 克。

【用法】将黄芪、防风洗净,水煎去渣取汁备用;将大枣、粳米洗净,同置锅中,加入药汁及适量水,共煮至米烂粥成。每日 1 剂,分早晚 2 次服食。

【功效】适用于素有过敏性鼻炎病史、体质为肺气不足者于缓解期服用。

【来源】民间验方

肺脾气虚型过敏性鼻炎治疗偏方

【方药】黄芪 25 克,炙甘草 6 克,党参 15 克,白术、当归、白芷、五味子、乌梅各 10 克。

【用法】水煎分 3 次服,每日 1 剂。用药渣趁热装入纱布袋内,热敷大椎、肺俞穴处,每日 1~2 次。

【功效】健脾除湿,益气养肺。用于治疗过敏性鼻炎,中医辨证属肺脾气虚型。症见鼻痒鼻塞较重,继而喷嚏,鼻涕清稀或枯白,淋漓而下,嗅觉迟钝,鼻腔黏膜苍白或灰暗,双下甲黏膜肿胀明显,鼻腔内有清稀或黏性涕。

【来源】张淑贤 邵秉宸

治过敏性鼻炎适用方

【方药】辛夷、金银花各 15 克,蒲公英、紫花地丁、防风、黄芩、白鲜皮各 10 克,丹皮、菊花、白附子、桂枝各 8 克,蝉蜕 5 克。

【用法】将药物煎取 500 毫升药液,趁热用药液蒸汽熏鼻,熏蒸时患者应尽量深吸气使药蒸汽进入鼻腔内,待药液温后可用其冲洗鼻腔,每天可熏洗 3 次左右。

【功效】主治过敏性鼻炎。

【来源】民间验方

风寒型过敏性鼻炎治疗偏方

【方药】荆芥 10 克,防风 6 克,苍耳子 10 克,菊花 10 克,羌活 10 克,川芎 10 克,薄荷 5 克(后下),生姜 2 片,甘草 3 克。

【用法】水煎服,每日 1 剂。一般服药 3 剂可愈。

【功效】此方有辛温散寒之功效,适用于风寒型过敏性鼻炎患者。

【来源】民间验方

过敏煎

【方药】防风、银柴胡、乌梅、五味子各 10 克,甘草 3 克。

【用法】水煎,每日 1 剂,早晚服。

【分析】方中银柴胡味甘性凉,清热凉血;防风味辛甘性温,祛风胜湿;乌梅味酸性平,收敛生津;五味子味酸性温,敛肺生津,滋肾涩精;甘草味甘性平,清热解毒,调和诸药。五药配合,寒热共济,有收有散,收者顾其本,散者祛其邪,故对过敏性疾患有良效。

【功效】解表和里,主治过敏性鼻炎、荨麻疹。

【来源】祝谌予

过敏性鼻炎中药巧治

【方药】辛夷花、菊花、白芷各 10 克,大葱、香菜、鲜姜各 50 克。

【用法】将大葱洗净切碎,鲜姜切丝,与上药水煎沸 10 分钟去渣趁热服下,早晚各 1 次,连服3~5 天。

【功效】此方对过敏性鼻炎、遇冷流清涕、打喷嚏有较好的疗效。

【来源】王梁栋

2.7 鼻窦炎

治气阴两虚型鼻炎及副鼻窦炎

【方药】党参、茯苓、熟地各15克,白芍、当归、白术各12克,川芎8克。

【用法】水煎分3次服,每日1剂。

【分析】此方能补血益气,助阳生阴。以党参、白术益气摄血,熟地、当归、白芍补血,川芎理气活血。

【功效】补血益气。用于治疗鼻炎及副鼻窦炎,中医辨证属气阴两虚型。症见少气懒言,语言低微,乏力自汗,面色苍白或萎黄。

【来源】霍繁凯

射干豆根汤

【方药】射干10克,山豆根15克,柴胡6克,辛夷10克,薄荷10克,山栀10克,甘草5克。脓涕多加败酱草20克;头痛剧烈者加白芷10克,葛根20克。

【用法】水煎服。15~20剂为1个疗程。

【分析】重用射干高达30克以清肺热,开鼻窍,化痰湿,通鼻渊;用山豆根泻火解毒,消肿止痛。

【功效】清热解毒,泻火利湿,凉血消肿。

主治慢性副鼻窦炎。

【来源】安徽省中医学院附属医院 高士俊等

冰连散治鼻窦炎引起的头痛

【方药】辛夷、黄连各5克,冰片0.5克。

【用法】共研细末,取少许吹鼻,每日2~3次。

【功效】辛温发散,芳香通窍。对于因鼻窦炎引起的头痛,止痛效果尤佳。

【来源】程宝书

五味消毒饮

【方药】金银花30克,野菊花20克,蒲公英20克,紫花地丁20克,天葵子15克。

【用法】水煎2次,混匀约500毫升,取200毫升温热敷前额或鼻梁,早晚各1次。取300毫升分2次早晚服用,每日1剂。急性者1周为1个疗程,用1~2个疗程。慢性者2周为1个疗程,用2~4个疗程。

【分析】方中5味药物,现代药理研究都具有抗菌、抗病毒作用。其中金银花《本草通玄》云:"消痈解毒,补虚疗风"。野菊花《浙江中药手册》载:"排脓解毒,消肿止痛"。蒲公英《滇南本草》云:"敷诸疮肿毒"。紫花地丁《本草纲目》和《本草逢原》都载:"治无名肿毒"。天葵子《本草通玄》载:"达诸窍"。故既符合鼻渊病因病机,也符合鼻渊病位特点,是治鼻渊良方。

【功效】具有清热解毒、消散疔疮的功效。主治急性副鼻窦炎、慢性副鼻窦炎等属于中医"鼻渊"范畴的疾病,疗效显著。

【来源】《医宗金鉴》

土茯苓治鼻窦炎

【方药】土茯苓 30 克,金银花 15 克。

【用法】水煎服,每日 1 剂,分 2 次服完。其药渣再复煎,药液外洗鼻部,一般连用 4 剂,诸症可消。

【功效】主治鼻窦炎。

【来源】民间验方

藿胆方

【方药】藿香叶、新鲜猪胆为 10:3。

【用法】将藿香叶碾成粉,过筛,取猪胆汁浓缩或浸膏,二者混合拌匀加蜜,制糖衣丸。每日 2 ~ 3 次,每次 10 克,温开水送服。配合 20% 鱼腥草液滴鼻,10 天为 1 个疗程。

【分析】鼻渊不论病因如何,其结果均为湿热邪毒结滞鼻窍,清气不升,浊阴不降,故用鲜猪胆汁清热解毒,藿香叶芳香化浊。二药合用可使热毒去,湿浊净,鼻渊可愈。

【功效】清热解毒,芳香化浊。主治慢性鼻窦炎。

【来源】湖南省中医学院附属一院 周协和等

祛风通窍汤

【方药】金银花 15 克,大蓟 10 克,辛夷 9 克,菊花 9 克,黄芩 9 克,白芷 5 克,炙甘草 5 克。

【用法】水煎服。8 ~ 10 剂为 1 个疗程。一般需 1 ~ 2 个疗程,最长者 3 个疗程。

【分析】方中苍耳子、辛夷、白芷辛散风邪,芳香通窍;黄芩、菊花、银花清热解毒,使风热之邪得以从表而解;久病入络,脉络瘀阻,故用大蓟散瘀消肿。全方合用,使邪毒清,鼻窍利。

【来源】解放军第九八医院 陈仁华

参苓粥

【方药】党参 20 克,白茯苓 20 克(捣碎),生姜 10 克,白芷 6 克,粳米 100 克。

【用法】先将党参、茯苓、生姜、白芷浸泡 30 分钟后,水煎去渣取药汁,用药汁煮粳米,粥熟时服用。

【功效】主治肺气虚寒型鼻窦炎,症见鼻

塞,多黏脓性涕,嗅觉减退,稍遇风寒等刺激便鼻塞及流涕加重。

【来源】民家验方

白术苏叶猪肚粥

【方药】白术 30 克,苏叶 10 克,猪肚 100 克(切片),生姜 2 片,粳米 100 克。

【用法】先将白术、苏叶煎熬取汁,同猪肚、粳米煮粥,最后加入生姜等配料服用。

【功效】主治脾气虚弱型鼻窦炎,症见鼻塞,多黏脓性涕,嗅觉减退,少气乏力,食少腹胀。

【来源】民间验方

鼻渊宁方

【方药】银花 12 克,蒲公英 12 克,皂角刺 12 克,鱼腥草 12 克,苍耳子 12 克,瓜蒌 10 克,辛夷 10 克,川芎 10 克,藿香 10 克,白芷 10 克,甘草 3 克。

【用法】水煎服。

【分析】本病之因起于热,故方中以银花、蒲公英为主,清热解毒;皂角刺、鱼腥草清热排脓;再合祛风通窍止痛诸药,则鼻渊可治。

【功效】清热解毒,疏风通窍,除湿排脓。主治鼻窦炎。

【来源】牛生禄

2.8 鼻咽癌

无花果炖肉

【方药】鲜无花果 100 克(干品 30 克),瘦猪肉 100 克。

【用法】分别洗净切块,同入锅中加入适量水和调料,煮至肉烂,喝汤吃肉。

【功效】治疗鼻咽癌放疗后口干咽痛,有健脾和胃、消肿解毒的作用。

【来源】湖南省肿瘤医院副主任营养医师 胡小翠

石斛生地绿豆汤

【方药】石斛 10 克,生地 15 克(用纱布包),绿豆 100 克。

【用法】加适量水煮至绿豆熟烂,取出药渣,加入适量冰糖及冲入花粉 10 克,分次服用。

【功效】清咽润喉,除痰散结,清热解毒,凉血生津。适用于鼻咽癌流涕、流血、头痛,或放疗口干燥时,均可食。

【宜忌】脾胃虚寒者不宜食。

【来源】湖南省肿瘤医院副主任营养医师 胡小翠

猪肉蜜膏

【方药】瘦猪肉 1000 克,蜂蜜 500 克。

【用法】将猪肉洗净,切成小块,加水适量,煮至猪肉熟烂,去渣后加入蜂蜜煮沸停火,待凉时装瓶备用。每次含咽 10 克,每日 3 次。

【功效】滋阴生津,利咽润燥。适用于鼻咽癌患者放疗后所致的口腔黏膜溃疡,吞咽困难,咽干舌燥,声音嘶哑等症。

【来源】民间验方

玄参麦冬茶

【方药】玄参、金银花各 15 克,麦冬 10 克,生甘草 3 克。

【用法】将以上四味药洗净,入锅,加水适量,反复煎煮 2 次,每次半小时,去渣取汁,合并 2 次所煎药液,代茶频频饮用,每日 1 剂。

【功效】养阴润燥,利咽止渴。适用于鼻咽癌患者放疗后所致的口干舌燥,咽喉肿痛,吞咽困难,不思饮食,大便干结等症。

【来源】民间验方

西洋参银耳荸荠羹

【方药】西洋参 5 克,银耳 30 克,荸荠 100

克,白糖 20 克。

【用法】先将西洋参切成片或研成极细末备用。将银耳用冷开水泡发,去除蒂头、杂质,放入碗中待用。将荸荠择洗干净,刨去外皮,剖成 1 厘米见方的条块,再细切成片待用。将切下的荸荠皮捣碎,放入砂锅,加水煎煮 15 分钟,用洁净纱布过滤,去渣,取汁回入砂锅,放入银耳,并加清水适量,用小火煨炖,待银耳稠粘熟烂时,加入荸荠薄片及西洋参极细末,调入白糖,拌和均匀,再煨煮至沸,即成。早晚 2 次分服,吃银耳,饮羹汁,嚼食荸荠片。

【功效】益气养阴,生津润燥。本食疗方适用于鼻咽癌放疗后气阴两伤出现咽干咳嗽,食欲减退,精神萎靡等症。

【来源】湖南省肿瘤医院副主任营养医师 胡小翠

山药莲苡汤

【方药】山药 30 克,莲子(去心)30 克,薏苡仁 30 克。

【用法】加水适量,慢火炖熟,加白糖少许,每日 1 次,连服 15 天。

【功效】治疗各期鼻咽癌属脾虚者,有健脾益气、清心安神之效。

【来源】湖南省肿瘤医院副主任营养医师 胡小翠

白花蛇治疗鼻咽癌

【方药】白花蛇舌草 60 克，半枝莲 30 克，金果榄 9～12 克。

【用法】水煎服，每日 1 剂。

【功效】解毒抑癌，适用于鼻咽癌肺转移。

【来源】《中草药单方验方选编》

山苦瓜滴鼻治疗鼻咽癌

【方药】山苦瓜 10 克，甘油 20 克，75% 乙醇 25 毫升。

【用法】先将山苦瓜切碎，浸泡于乙醇中，添蒸馏水 50 毫升，搅匀后用纱布滤除药渣，加入甘油制成滴鼻剂，每日滴鼻 3～6 次。

【功效】解毒开窍，适用于鼻咽癌。

【来源】《抗癌中草药制剂》

鼻咽癌治疗偏方 1

【方药】银花 30 克，生地 30 克，丹参 15 克，赤芍 15 克，西洋参 6 克，枫斛 9 克，白花蛇舌草 30 克，生甘草 6 克。

【用法】每日 1 剂，水煎服，1 日 2 次，每次服 150 毫升。2 周为 1 个疗程，治疗 2～10 个疗程。

【功效】清热解毒，养阴增敏，活血抗癌。主治鼻咽癌放疗反应合并症和后遗症。治疗上养阴救液以治其本，攻毒散结以治其标。方中银花、白花蛇舌草、生甘草清热解毒，抗癌治癌，且有抗辐射作用；生地、西洋参、枫斛补气养阴，增液润泽；丹参、赤芍凉血养血，活血化瘀，并有抗纤维化作用。

【来源】浙江省嘉兴学院医学院附属第二医院中医科副主任、教研室主任、主任中医师，嘉兴市名中医 储水鑫

鼻咽癌治疗偏方 2

【方药】玄参、北沙参各 30 克，麦冬、黄芪、女贞子、卷柏、苍耳子、辛夷、菟丝子各 15 克，知母 12 克，石斛、党参、白术各 25 克，山豆根、白芷、山药、石菖蒲各 10 克。

【用法】水煎服，每日 1 剂，煎 3 次，分 3 次服。

【功效】益气养阴，解毒消肿，适用于鼻咽癌。

【来源】杨通礼

鼻咽癌治疗偏方 3

【方药】太子参 30 克，玄参、麦冬、生地、女贞子各 15 克，石斛 10 克，花粉 20 克。

【用法】水煎服，每日 1 剂，开始放疗即服中药。

【功效】益气养阴，适用于鼻咽癌放疗患者。

【来源】李连华

2.9 慢性咽炎

西瓜皮茶

【方药】西瓜皮 250 克,冰糖少许。

【用法】将西瓜皮加入 2 大碗水,熬至 1 大碗,加入少许冰糖,冷而饮之。

蜂蜜藕汁

【方药】鲜藕、蜂蜜各适量。

【用法】取鲜藕、蜂蜜各适量。将鲜藕绞汁 100 毫升,加蜂蜜调匀饮服,每日 1 次,连服数日。

【分析】藕,味甘,性凉,主补中焦,养神,益气力。能清热生津,凉血止血,散瘀血。熟用微温,能补益脾胃,止泻,益血,生肌。莲藕富含淀粉、蛋白质、维生素 B、维生素 C、脂肪、碳水化合物及钙、磷、铁等多种矿物质,肉质肥嫩,白净滚圆,口感甜脆。吃藕能起到养阴清热、润燥止渴、清心安神的作用。

雪梨罗汉果

【方药】雪梨 1 个,罗汉果半个。

【用法】将雪梨洗净,连皮、核切碎,罗汉果洗净,然后放入砂锅,加适量清水共煎,煮沸 30 分钟,去渣饮汤。每日 2 次,连服 3 日可见效。

【分析】雪梨,味甘,性寒,归肺、胃经。含苹果酸、柠檬酸、维生素 B_1、B_2、C、胡萝卜素等,具有生津润燥、清热化痰之功效,特别适合秋天食用。现代医学研究证明,梨确有润肺清燥、止咳化痰、养血生肌的作用。因此对急性气管炎和上呼吸道感染患者出现的咽喉干、痒、痛、音哑、痰稠、便秘、尿赤、祛痰均有良效。

【功效】润肺消痰,清热利咽。

核桃

【方药】核桃 10 枚。

【用法】取核桃 10 枚,去硬壳,不去衣,分早晚 2 次服。15 天为 1 个疗程。

【分析】核桃,味甘,性温,入肾、肺、大肠经。

【功效】具有消炎、润肺、化痰、止咳等功效。明代李时珍著《本草纲目》记述,核桃仁有"补气养血,润燥化痰,益命门,处三焦,温肺润肠,治虚寒喘咳,腰脚重疼,心腹疝痛,血痢肠风"等功效,是一种不可多得的药材。

【宜忌】多食会引起腹泻。

丝瓜茶

【方药】鲜嫩丝瓜若干。

【用法】鲜嫩丝瓜切片放入大碗中，捣烂取汁，一次一杯，顿饮。

【功效】清热解毒，消肿止痛。

含生大蒜

【方药】紫皮独头大蒜。

【用法】将蒜瓣去掉外衣，含在嘴里，开始时辣得眼泪直淌，口腔黏膜也生痛，可时含时吐，且不要将大蒜头光滑的外表咬破。之后适应了再边含边咬。坚持数月，咽喉炎可除根。

【分析】大蒜，味温，辛、甘，归足阳明、太阴、厥阴经。大蒜中含有的硫化合物具有奇强的抗菌消炎作用，对多种球菌、杆菌、真菌和病毒等均有抑制和杀灭作用，是当前发现的天然植物中抗菌作用最强的一种。大蒜中保健作用很高的大蒜精油是蒜中所有含硫化合物的总称，这些物质中的硫原子具有高度的活性，能自发地转变成多种有机硫化合物。这些有机硫化合物在物理、化学、生物因素的作用下，又可转变成其他的含硫化合物。大蒜中的所有含硫化合物大多具有广泛药理、药效作用，也是构成大蒜特有辛辣气味的主要风味物质。大蒜精油成分中

研究较多的有蒜氨酸、大蒜辣素和大蒜新素。

【功效】解毒杀虫，消肿止痛。

绿茶加冰糖

【方药】绿茶、冰糖适量。

【用法】先泡一杯绿茶（注意不要太浓），等到其水温变温热时，再滤去茶渣，然后加入适量冰糖（根据自己的口味决定），建议少量频饮。

【用法】绿茶性凉，具有生津止渴、清热解毒的作用；冰糖性平偏凉，具有补中益气、养阴润肺、止咳化痰的功效。

【功效】减缓咽喉疼痛，养阴润肺，生津，改善咽喉局部的干燥、不适感。

海蜇荸荠汤

【方药】海蜇半斤，荸荠半斤。

【用法】将海蜇漂淡，荸荠洗净，加水煎汤，吃荸荠喝汤。

【功效】润肺化痰利咽。

鸡蛋茶

【方药】鲜鸡蛋 1 个。

【用法】将鸡蛋磕到碗里打成鸡蛋液，取一些滚烫的开水，浇到蛋液里，把鸡蛋冲成蛋花，加少许白糖和香油，趁热喝下。

【功效】润肺化痰利咽。

鸭蛋葱花汤

【方药】鲜鸭蛋 2 个，青葱 5 棵，饴糖少许。

【用法】将鸭蛋去壳,青葱切碎,加适量水同煮,饴糖调味,吃蛋喝汤,每日 1 次。

【功效】滋阴清热,止咳化痰。

橄榄茶

【方药】橄榄 2 枚,绿茶 1 克。

【用法】将橄榄连核切成两半,与绿茶同放入杯中,冲入开水。加盖闷 5 分钟后饮用。

【分析】橄榄,性味甘、酸、平,归肺、胃、脾、肝经。橄榄中含蛋白质、脂肪、糖类、多量维生素 C、钙、磷、铁等成分。用于咽喉肿痛;心烦口渴,或饮酒过度;食河豚、鱼、鳖引起的轻微中毒或肠胃不适。此外,亦有用于癫痫的。

【功效】润肺化痰利咽。

爽咽汤

【方药】橄榄 12 枚,白萝卜 200 克。

【用法】首先把白萝卜切成丝,将橄榄洗净后,用刀劈开,这样会更好地发挥橄榄的药性。砂锅里放入适量清水,倒进切好的白萝卜丝和橄榄。用文火煮 20 分钟左右。

【功效】对急慢性咽炎都有很好的治疗作用,可以缓解咽痛、咽干等症状。

沙参凤蜜汤

【方药】北沙参、麦冬各 10 克,凤凰衣(鸡蛋内膜)5 克,蜂蜜 1 匙。

【用法】将它们放入锅中,加适量清水隔水蒸熟(水开约 20 分钟)后,去渣稍冷后服用。连服 10 天后,喉炎症状可消失。

【分析】北沙参养阴清肺,祛痰止咳;麦冬养阴生津,润肺清心;凤凰衣滋阴利咽,止咳;3 药合用,共同发挥滋阴利咽、生津润燥的功效,因此,对于慢性喉炎阴虚肺燥者有一定疗效。

【功效】治慢性咽炎,效果良好。

【宜忌】同时禁烟酒,忌食辛辣食物及强刺激调味品,多饮淡盐开水。

【来源】罗美娟

2.10 扁桃体炎

胖大海茶

【方药】胖大海 4～6 枚,冰糖适量。

【用法】胖大海洗净放入碗内,加入冰糖适量调味。冲入沸水,加盖焖半小时左右,慢慢饮用。隔 4 小时再泡 1 次,每天 2 次,一般 2～3 天即显效。

【功效】治疗急性扁桃体炎。

天门冬粳米粥

【方药】天门冬 15～20 克,粳米 50～100 克,冰糖少许。

【用法】先煎天门冬取浓汁,去渣。入粳米煮粥,沸后加入冰糖适量,再煮成粥。

【功效】适用于肾阴不足、阴虚内热之慢性扁桃体炎。

【来源】民间验方

橄榄萝卜蒲公英粥

【方药】橄榄 50 克,萝卜 100 克,蒲公英 15 克,粳米 50 克,天门冬 15～20 克,粳米 50～100 克,冰糖少许。

【用法】将上物捣烂,装入小布袋中,加水适量,水煎 20 分钟后捞去药袋,再加入淘净的粳米及温开水适量,煮成稀粥,每日服 2 次,当日服完。

【功效】阴虚内热之慢性扁桃体炎。

【宜忌】阳虚外寒、脾胃虚弱者忌用。

萝卜橄榄茶

【方药】鲜白萝卜 1 个,青果 10 个。

【用法】白萝卜 1 个,青果 10 个,冰糖少许,煎水代茶饮,日服 2 次。

【功效】清热消肿,治扁桃体红肿发炎。

【来源】民间验方

消娥合剂

【方药】蒲公英 10 克,夏枯草 10 克,连翘 10 克,板蓝根 10 克,前胡 5 克,桔梗 5 克,黄芩 5 克,生甘草 3 克。

【用法】水煎服。

【分析】本方有清热解毒、消肿利咽之功效,方中蒲公英、板蓝根、连翘、甘草能泻火,解毒利咽,消肿止痛;夏枯草、桔梗软坚散结,化痰排脓;前胡、黄芩疏风解表,化痰止咳。但应根据病情轻重与症型的不同适当加减。

【功效】疏风解表,清热利咽。主治急性扁桃体炎。

【来源】福建省龙溪地区中医院 张超景

扁炎汤

【方药】金莲花 10 克,大青叶 10 克,玄参 10 克,麦冬 10 克,赤芍 10 克,黄芩 15 克,甘草 6 克。

【用法】水煎服。

【分析】方中金莲花、大青叶、黄芩清热解毒;玄参、麦冬养阴生津;赤芍凉血活血,消肿止痛;甘草润肺止咳,调和诸药。

【功效】滋阴清热解毒。主治急性扁桃体炎。

【来源】北京工农兵医院耳鼻咽喉科 田平忠

益母草治扁桃体炎

【方药】益母草 30 克,金银花 15 克,连翘 10 克,板蓝根 15 克,白茅根 15 克,薄荷

6 克,桔梗 6 克,生大黄 6 克(后下),生甘草 6 克。

【用法】7 剂,水煎频服。

【分析】益母草为唇形科植物益母草的全草,味辛、苦,性凉。入心包、肝经。具有活血祛瘀、调经利水的功效,取其清热、活血利水的功效,治疗一些急性炎症性疾病疗效满意。本方在运用金银花、连翘、板蓝根、薄荷清热解毒利咽的同时,加入大剂量益母草清热、活血利水来促进咽喉部血液循环和代谢,改善局部充血、渗出的病理变化,疗效良好。现代药理研究表明,益母草能显著降低红细胞的聚集性,同时对血小板聚集、血小板血栓形成、纤维蛋白血栓形成有抑制作用。

【功效】清热解毒,活血利水。用于治疗急性扁桃体炎,效果显著。

【宜忌】脾胃虚寒者禁用。

【来源】民间验方

地麦甘桔汤

【方药】生地 30 克,麦冬 12 克,桔梗 10 克,甘草 5 克。

【用法】水煎服。

【分析】生地最善清热,凉血,解毒,其作用比玄参强;麦冬能养阴润肺,生津益胃,祛痰清心;甘草泻火清热解毒;桔梗化痰止咳,宣肺排脓。

【功效】清热解毒。主治急性扁桃体炎。

【来源】广西兴安县中医院 贺惠礼

2.11 声音嘶哑

麦蝶茶治疗声音嘶哑

【方药】麦门冬 20 克,木蝴蝶 6 克。

【用法】沸水冲泡 5 分钟后,温热饮服,每天 1 剂,连服 3~5 日。

【功效】凡肺阴不足或热病后引起的口干咽燥、咽痒不适,偶有无痰干咳者,均可饮用。

【来源】民间验方

桔梗银花茶

【方药】桔梗 12 克,甘草 6 克,金银花 15 克,薄荷 3 克。

【用法】每日 1 剂,煎水代茶饮,连服 3~5 日。

【功效】对急、慢性咽炎引起的咽喉红

肿、疼痛,有清热利咽、消肿止痛的功效。

【来源】民间验方

黄花菜汤治疗声音嘶哑

【方药】黄花菜50克,蜂蜜适量。

【用法】将黄花菜加水1碗煮熟,调入蜂蜜,含在口中浸漱咽喉片刻,徐徐咽下,每日分3次服。

【功效】可清热利咽,用于治疗声带劳累引起的声音嘶哑。

【来源】民间验方

罗汉果茶治疗声音嘶哑

【方药】罗汉果15～30克。

【用法】切碎后用沸水冲泡,温热饮服。

【功效】对防治慢性咽喉炎、声音嘶哑,具有良好效果。如有咳嗽、痰黏者,也可常服。

【来源】民间验方

蝉蜕茶治疗声音嘶哑

【方药】蝉蜕18克,冰糖少许。

【用法】将蝉蜕拣净,与冰糖加开水冲泡代茶饮,每日1剂。

【功效】此方治疗因外感、情志郁怒等所致的猝然失音或声音嘶哑有良效,一般连用2～3天可愈。

【来源】民间验方

银花地丁茶

【方药】金银花、紫花地丁各15克。

【用法】沸水冲泡代茶饮,每日1剂。

【功效】对急、慢性咽喉炎引起的咽红肿痛、口腔黏膜溃疡等症,具有清热利咽、解毒之功效。

【来源】民间验方

气滞痰凝型声音嘶哑治疗偏方

【方药】蜈蚣1条,黄芪20克,赤芍12克,当归、法半夏、地龙、红花各8克,僵蚕、桃仁各10克,全蝎5克。

【用法】水煎分3次服,每次1剂。

【功效】补气活血,祛痰通痹,舒筋活络。用于治疗声音嘶哑,中医辨证属气滞痰凝、脉络痹阻型。此型多见于声带麻痹者。症见声嘶较重,持续不变,说话费力。

【来源】张国雄

橄榄茶

【方药】橄榄青果30克,淡竹叶15克。

【用法】加水500毫升,煮沸5分钟即可。每天1剂,分3次饮完。

【功效】此茶对口干咽燥、咽痒者,有清利咽喉、生津止渴之效。

【来源】民间验方

第 3 章

口腔科

3.1 口腔溃疡

苦瓜饮

【方药】鲜苦瓜 160 克(干品 80 克)。

【用法】取鲜苦瓜 160 克(干品 80 克),开水冲泡,代茶饮。1 日 1 剂。一般连用3 ~ 5 日可显效。

【分析】苦瓜,味苦、无毒,性寒,入心、肝、脾、肺经。药用部分为葫芦科植物苦瓜的果实。不仅具有清热祛暑、明目解毒、降压降糖、利尿凉血、解劳清心、益气壮阳之功效,还具有清凉解渴、清热解毒、清心明目、益气解乏、益肾利尿的作用。苦瓜中含有多种维生素、矿物质,含有清脂、减肥的特效成分,可以加速排毒。

【功效】适用于口腔溃疡的治疗。

【来源】民间验方

蜜月季花

【方药】带花萼的小月季花8 ~ 9 个,蜂蜜适量。

【用法】采8 ~ 9 个带花萼的小月季花,捣烂,加 1 小杯蜂蜜调成糊状,涂口疮患处,一般3 ~ 5 次即愈。

【分析】月季花,性味甘、淡、微苦,平。归肝经。具有活血调经、疏肝解郁、消肿解毒的功效。主要用于治疗肝郁血滞,月经不调、痛经、闭经及胸胁胀痛,跌打损伤,瘀肿疼痛,痈疽肿毒,瘰疬的症状。

【功效】祛瘀,行气,止痛作用明显。

【来源】民间验方

维生素 B_2

【方药】维生素 B_2 6 片。

【用法】将维生素 B_2 研为细粉状,用适量香油调匀,做成稀糊状,涂于溃疡表面,每日4 ~ 6 次。连用 2 ~ 3 天,口腔溃疡可获愈。

【分析】当维生素 B_2 缺乏时,会影响机体的生物氧化,使代谢发生障碍。其病变多表现为口、眼和外生殖器部位的炎症,如口角炎、唇炎、舌炎、眼结膜炎和阴囊炎等,故本品可用于上述疾病的防治。

【功效】不苦,不涩,味香,无刺激性,止痛等良好。

萝卜藕汁

【方药】生萝卜 2 只,鲜藕 1 段。

【用法】取生萝卜 2 只,鲜藕 1 段洗净捣烂绞汁去渣,用汁含漱,每日 3 次,连用 4 天可见效。

【分析】萝卜,味辛、甘,性凉;熟者甘平。能清热生津,凉血止血,化痰止咳,利小便,解毒;熟者偏于益脾和胃,消食下气。可以捣汁漱口用于治疗口腔溃疡。

【宜忌】脾胃虚寒者不宜生食。

【来源】民间验方

维生素 E

【方药】维生素 E 胶丸 1 粒。

【用法】用针刺破维生素 E 胶丸,将药液挤出涂于口腔溃疡处,保留 1 分钟,每日用药 4 次,于饭后及睡觉前用,一般 3 天可愈。

全脂奶粉

【方药】全脂奶粉若干。

【用法】每次 1 汤匙,加少许白糖,开水冲服,每日 2～3 次,晚间休息前冲服效果更佳。一般 2 天溃疡症状即可消失。

【分析】全脂奶粉含有牛奶中的优质蛋白质、脂肪、多种维生素以及钙、磷、铁等矿物质,是适合日常饮用的营养佳品,可防止皮肤干燥及暗沉,使皮肤白皙,有光泽。其中由于浓缩而使维生素的含量增加,其中维生素 B_2 对口腔溃疡的作用尤为明显。

【功效】适用于口腔溃疡的治疗。

蜂蜜

【方药】蜂蜜 100 毫升。

【用法】每日晚饭后用温开水漱净口腔,取 1 勺蜂蜜,原汁的最好,敷在溃疡表面,含 1～2 分钟,然后咽下,重复 2～3 次,连续治疗 2～3 天可痊愈。

【分析】蜂蜜内服具有清热解毒的功效,外敷可以敛疮止痛,促进细胞再生。

【来源】民间验方

西瓜汁

【方药】西瓜半个。

【用法】取西瓜半个,挖出西瓜瓤,挤取汁液,瓜汁含于口中,约 2～3 分钟后咽下。再含新瓜汁,重复数次。西瓜中最具清热功效的是西瓜翠衣,就是红瓤和绿皮之间的部分,用此疗法时,要多吃一些翠衣。

【分析】西瓜是天然的中药“白虎汤”,具有清热解暑的良效。

【功效】适用于口腔溃疡的治疗。

【来源】民间验方

双耳山楂汤

【方药】白木耳、黑木耳、山楂各 10 克。

【用法】取白木耳、黑木耳、山楂各 10 克,水煎、喝汤吃木耳,每天 2 次,坚持几天后就可以治愈口腔溃疡。

【功效】适用于口腔溃疡的治疗。

白菜根煮大枣

【方药】白菜根 60 克,蒜苗 15 克,大枣 10 个。

【用法】水煎服,每天1~2次。

【分析】白菜中含有丰富的维生素 C、维生素 E,对口腔溃疡具有一定的疗效,有解热除烦、通利肠胃、养胃生津、除烦解渴、利尿通便、清热解毒的作用。

【功效】缓解口腔溃疡的症状。

生地青梅饮

【方药】生地 15 克,石斛 10 克,甘草 2 克,青梅 30 克。

【用法】将生地、石斛、甘草、青梅加水适量,同煮 20 分钟,去渣取汁。每日 1 剂,分2~3 次饮服,可连用数日。

【功效】适用于口腔溃疡的治疗。

菜籽疗法

【方药】白萝卜籽 30 克,芥菜籽 30 克,葱白 15 克。

【用法】取白萝卜籽、芥菜籽、葱白,放在一起捣烂,贴于足心,每日 1 次。

【功效】可治口腔溃疡。

莲心栀子甘草茶

【方药】莲子心 3 克,栀子 9 克,甘草 6 克。

【用法】将莲子心、栀子、甘草加入开水浸泡。每天 1 剂,代茶频饮,可连用 3 剂。

【分析】莲子心,性苦寒,味苦药用部分为莲子中间青绿色的胚芽,是一味良药,中医认为它有清热、固精、安神、强心、止血、涩精之效。

【宜忌】脾胃虚寒者禁用。

苹果疗法

【方药】苹果 1 个。

【用法】取 1 个苹果(梨也可以)削成片放至容器内,加入冷水(没过要煮的苹果或梨)加热至沸,待其稍凉后同酒一起含在口中片刻再食用,连用几天即可治愈。

【功效】适用于口腔溃疡的治疗。

【来源】民间验方

鸡蛋

【方药】鸡蛋 2 个。

【用法】鸡蛋打入碗内拌成糊状,将绿豆适量放陶罐内冷水浸泡 10 多分钟,放火上煮沸约 1.5 分钟(不宜久煮),这时绿豆未熟,取绿豆水冲鸡蛋花饮用,每日早晚各 1 次。

【功效】治疗口腔溃疡效果好。

【来源】民间验方

3.2 口臭

芦根防风汤

【方药】鲜芦根40克,防风10克。

【用法】取40克鲜芦根、10克防风,加适量冰糖,煎汤饮服,每日3次,连服数日,即可去除口臭。

【来源】民间验方

橘皮甘草汤

【方药】甘草8克,橘皮、白糖各10克。

【用法】等量橘皮、甘草、白糖,开水冲服,常服可除口臭。

【来源】民间验方

蜂蜜葵花子

【方药】葵花子50克,蜂蜜适量。

【用法】将葵花子捣烂与蜂蜜调成丸,含在口中,可除口臭。

【来源】民间验方

食鲜菜叶汁

【方药】新鲜青菜叶(或萝卜叶、莴笋叶)100克。

【用法】取新鲜青菜叶(或萝卜叶、莴笋叶)用水冲洗干净,凉开水冲一遍,晾干,然后用刀切碎,用榨汁机取汁。也可放在容器内捣烂,绞汁,再用干净纱布过滤。服用时可加入少许凉开水,每天早晚各饮1杯,坚持2周,便可见效。

【来源】民间验方

两吃莴笋

【方药】莴笋1根(200克左右)。

【用法】将莴笋切成片,用精盐适量拌一下,放一会儿后倒掉盐汁水,兑入优质酱油、味精少许,再浇上几滴麻油,作为凉拌菜,口味颇佳。将莴笋叶切碎,用少许精盐渍一会儿,再浇上麻油,既可作为菜肴,又可治疗口臭。

【分析】莴笋,味甘,性凉,苦,入肠、胃经。具有利五脏、通经脉、清胃热、清热利尿的功效。莴笋能够促进人体的新陈代谢,具有清肝的作用。

藿香除气液

【方药】藿香(鲜品尤佳)15克,苍术10克,冰片1克。

【用法】取藿香(鲜品尤佳)、苍术加水煎取药液500毫升后,再放入冰片溶化。每天含漱3~4次。

【功效】适用于因消化不良、胃内腐败物增多、胃火过旺引起的口臭。

大黄擦牙粉

【方药】大黄 10 克,香薷、藿香、益智仁、砂仁、草果、山姜、高良姜、山奈、甘松、香附、桂皮各 10 克。

【用法】将上药共研细末,每日早晚各擦牙 1 次。

【功效】适用于因消化不良、胃内腐败物增多、胃火过旺引起的口臭。

芦荟汤

【方药】芦荟根(鲜、干均可)50 克。

【用法】用芦荟根煎汤一碗,加冰糖适量内服。早饭后 15 分钟服用,连服 1 个星期。

【功效】清火解毒,治内热胃火。适用于因消化不良、胃内腐败物增多、胃火过旺引起的口臭。

【来源】民间验方

叩齿

【用法】闭唇,轻轻叩齿 100 ~ 300 次,其间可有唾液增多现象,小口缓缓咽下,每日做 2 ~ 3 次。

【功效】不但可治疗口臭,对口腔疾病也有不错的疗效。

3.3 磨牙

生橘皮

【方药】生橘皮若干。

【用法】将橘皮洗净,放入白糖水中浸泡 5 天,每晚睡前吃 1 个橘子皮,连续 3 ~ 4 天即可见效。

【分析】橘子皮,性温;辛、苦;归脾、肺经。橘子皮中含有大量的维生素 C 和香精油,橘子皮具有理气化痰、健胃除湿、降低血压等功效,主要用来治疗脾胃气滞之脘腹胀满或疼痛、消化不良,湿浊阻中之胸闷腹胀、纳呆便溏,痰湿壅肺之咳嗽气喘等。是一种很好的中药材。

【功效】可治小儿及成人睡觉磨牙。

芦根茶

【方药】芦根 50 克。

【用法】每天取芦根 50 克开水冲泡代茶饮用。

【分析】芦根,性味甘,寒;归肺、胃经。具有清热生津、除烦、止呕、利尿的功效。主要用于治疗热病烦渴、胃热呕吐、肺热咳嗽、肺痈吐脓、热淋涩痛等症。

【功效】可有效缓解成人磨牙症。

【宜忌】脾胃虚寒者忌服芦根。

【来源】王敏

猪尾巴菜

【方药】猪尾巴两根,大白菜适量。

【用法】用猪尾巴加水炖熟,加入白菜翻炒,熟即可食,吃几次见效。

【宜忌】胃虚者禁用。

【来源】民间验方

清胃散

【方药】生地黄6克,当归身6克,牡丹皮9克,黄连6克,升麻9克。

【用法】水煎服,1日1副。

【功效】清泄心胃之火。适用于心胃炽热型磨牙。

保和丸

【方药】山楂18克,神曲6克,半夏、茯苓各9克,陈皮、连翘、莱菔子各6克。

【用法】水煎服,1日1副。

【功效】消食导滞和中。适用于饮食积滞型磨牙。

乌梅丸

【方药】乌梅20克,炮附子15克,人参10克,干姜、当归各10克,川椒、桂枝、黄连、黄柏各3克,桂枝10克。

【用法】水煎服,1日1副。

【功效】驱虫健脾化湿。适用于蛔虫骚扰型磨牙。

【来源】民间验方

猪胰枸杞汤

【方药】鲜枸杞250克,黄花菜20条,蜜枣2~3个,猪胰腺1条。

【用法】将带梗鲜枸杞菜先放到锅里煲,后加入去蒂黄花菜、蜜枣、猪胰腺。用文火煲汤。熟即可,食菜喝汤。

【分析】猪胰味甘性平,入肺、脾经,具有益肺、补脾、润燥功能。可用于肺损咳嗽、咯血,肺胀喘急,脾虚下痢,乳汁不通,肌肤干燥皲裂等症。

中药治疗磨牙偏方1

【方药】党参12克,白术、茯苓、炒山楂、炒麦芽、炒神曲、白豆蔻各10克,陈皮8克,黄连3克,甘草5克。

【用法】水煎分3次服,每日1剂。

【分析】中医辨证属脾虚夹湿型。症见夜间磨牙反复发作,病程较久,磨牙声音较低,神疲乏力,面色萎黄,形体消瘦,或不思饮食,食则饱胀,腹满,喜伏卧,或有脱腹胀满,呕吐酸馊,夜寐不安,大便溏薄,每天2~3次,夹有乳片或食物残渣,舌淡,苔白腻,脉细弱或细滑。

【功效】健脾消积。适用于脾虚夹湿型
小儿磨牙。

中药治疗磨牙偏方2

【方药】使君子 8 克，鹤虱 4 克，苦楝根
皮、茵陈各 10 克，槟榔、甘草各 5 克，连
翘、防风、木香各 6 克。

【用法】水煎分 3 次服，每日 1 剂。

【分析】中医辨证属虫积型。症见夜间
磨牙，睡眠不安，易烦，绕脐周疼痛时作
时止，能食而瘦，或有纳呆，经常鼻痒，唇
内有粟状颗粒或面部有白色虫斑，或巩
膜蓝斑，大便时秘时烂，驱虫后再给予参
苓白术散以健脾理气固本。

【功效】驱虫健脾，理气化湿。适用于虫
积型磨牙。

3.4 牙周病

粟米鸡蛋粥

【方药】粟米 100 克，鸡蛋 1 枚。

【用法】粟米 100 克，洗净，文火煮粥，入
鸡蛋 1 枚，每日食 1 小碗。

【分析】粟米，味甘、咸，性凉。药用部分
为禾本科草本植物粟的种子，去壳即小
米。能益脾胃，养肾气，除烦热，利小便。
用于脾胃虚热，反胃呕吐或脾虚腹泻；烦
热消渴，口干；热结膀胱，小便不利等。

【功效】用于脾胃虚热型牙周病患者。

燕麦鹌鹑蛋粥

【方药】燕麦饼 100 克，鹌鹑蛋 4 只。

【用法】燕麦饼 100 克，文火煮粥，入鹌鹑
蛋 4 只。每日食 2 小碗。

【功效】用于脾肾两虚型牙周病患者。

【来源】民间验方

青鱼木耳汤

【方药】青鱼 1 段(250 克)，黑木耳 15 克。

【用法】青鱼 1 段(250 克)，油煎后，放水
煮汤，并入黑木耳 15 克。食鱼喝汤。

【分析】青鱼肉性味甘、平、无毒，有益气
化湿、和中、截疟、养肝明目、养胃的功
效；主治脚气湿痹、烦闷、疟疾、血淋
等症。

【功效】用于脾肾两虚型牙周病患者。

马兰头煮鸡蛋

【方药】马兰头 30 克，鸡蛋 2 只。

【用法】马兰头 30 克，与煮熟之鸡蛋 2 只

同煮,加食盐少许,煮 30 分钟后喝汤食蛋。

【分析】马兰头,味辛,性凉。归肺、肝、胃、大肠经。马兰头富含蛋白质、脂肪、维生素 C、有机酸。具有凉血止血、清热利湿、解毒消肿的功效。主要用于吐血鼻衄,急性肝炎,咽喉、扁桃体炎,腮腺炎和乳腺炎等化脓性炎症。

【功效】用于胃中积热的牙周病患者。

【宜忌】孕妇慎服马兰头。

竹叶薄荷茶

【方药】鲜嫩竹叶、薄荷叶各 5 克。

【用法】鲜嫩竹叶,加薄荷叶,沸水冲泡,待凉后,频频含漱。

【功效】用于风火上攻的牙周病患者。

【来源】民间验方

菠菜乌鸡骨汤

【方药】乌鸡骨 1 副,枸杞子 30 克,淮山 30 克,玉竹 20 克,菠菜 100 克。

【用法】上药同煮汤,饮汤吃菜,每日 2 次。

【功效】适用于肾阴亏损型牙周病。对牙齿疏松摇动,牙龈溃烂萎缩,牙根显露,溃烂边缘微红肿,或有头晕耳鸣,手足心热,腰疼,舌质微红,少苔,脉细数的症状有疗效。

苁蓉菟丝子炖猪腰

【方药】猪腰 2 个,肉苁蓉 60 克,菟丝子 30 克,红枣 10 枚(去核)。

【用法】先将猪腰切开,去白脂膜,切片,然后和诸药放入炖盅内,加水适量,隔水炖 2 ~ 3 小时,调味服用。

【功效】适用于肾阴亏损型牙周病。对牙齿疏松摇动,牙龈溃烂萎缩,牙根显露,溃烂边缘微红肿,或对头晕耳鸣,手足心热,腰疼,舌质微红,少苔,脉细数的症状有疗效。

枸杞枣肉粥

【方药】枸杞 20 克,枣肉 30 克,粳米 60 克,白糖适量。

【用法】先将枸杞、枣肉和米煮熟,最后加入白糖食之。

【功效】适用于肾阴亏损型牙周病。对牙齿疏松摇动,牙龈溃烂萎缩,牙根显露,溃烂边缘微红肿,或有头晕耳鸣,手足心热,腰疼,舌质微红,少苔,脉细数的症状有疗效。

鸭梨

【方药】鸭梨若干。

【用法】饭后吃些鲜梨,通过细嚼慢咽洗刷牙面、按摩牙龈来消除牙缝中的食物残渣。

【功效】防治牙龈充血、萎缩,改善口腔末梢血液循环。尤其对胃火上炎引起的牙床红肿和风火牙痛有辅助治疗作用。

【来源】民间验方

核桃

【方药】核桃若干。

【用法】核桃仁可生嚼,或稍加温后用患牙反复咀嚼,每天3~4次。

【分析】核桃仁中含有丰富的脂肪油和酸性物质,能渗透到牙本质小管内,起隔离作用;核桃中的蛋白质、脂肪和钙也可通过化学变化辅助治疗。

【来源】民间验方

党参枸杞鸡肉汤

【方药】党参30克,枸杞子30克,圆肉20克,鸡肉150克。

【用法】上药同放入砂锅内煎汤,熟时加入少量酒、盐调味服食。每天1~2次。

【功效】适用于气血不足型牙周病。对牙龈色淡白萎缩,牙根宣露,齿松动,牙龈经常渗血,刷牙及吮吸易出血,口发酸、面色苍白、头眩、失眠多梦,舌质淡,苔薄白,脉沉细等症状有疗效。

枸杞子

【方药】枸杞子若干。

【用法】可内服枸杞子,每日15克,嚼碎后用温开水送服。

【分析】中医认为:"肾衰则齿脱,肾固则齿坚"。枸杞子有补益肝肾之功,久服坚筋骨,故可补肾固齿。

【功效】对老年性牙周炎的防治效果甚佳。

3.5 牙痛

咸蛋蚝豉粥

【方药】咸鸭蛋2个,蚝豉(干牡蛎肉)100克,大米适量。

【用法】将上3味适量煲粥,连吃2~3天。

【功效】适宜虚火牙痛者食用。

【来源】民间验方

皮蛋腐竹咸瘦肉粥

【方药】皮蛋2个,水发腐竹60克,咸瘦猪肉100克,大米(或小米)适量。

【用法】将以上材料同煮,适量煲粥,连吃2~3天。

【功效】适宜虚火龋齿疼痛者食用。

【来源】民间验方

蚝豉皮蛋盐渍瘦猪肉粥

【方药】蚝豉100克,皮蛋2个,盐渍瘦猪肉100克,大米适量。

【用法】将以上材料同煮,适量煲粥吃。

【功效】适宜阴虚牙齿肿痛、咽喉声嘶者食用。

牛膝生地黑豆粥

【方药】牛膝 12 克,生地黄、熟地黄各 15 克,黑豆 60 克,粳米 100 克。

【用法】将各物分别用水洗净,地黄切碎,加适量清水煮成粥,去牛膝、地黄的药渣,用少许盐调味食用。

【功效】适宜肾阴亏损,虚火上炎型人群。

贻贝苁蓉黑豆汤

【方药】贻贝(淡菜,为海产品)、肉苁蓉各 30 克,黑豆 150 克。

【用法】洗去贻贝砂泥,黑豆洗净,肉苁蓉切片,共放锅里加清水适量熬煮 1 小时以上,然后取汁,1 次服完。每日 1 剂,连服数天,牙痛痊愈为止。

【分析】贻贝入肾经,滋阴降火;黑豆补肾,除胸中热痹,散五脏积热。

【功效】适宜龋齿牙痛及实火上炎的牙龈肿痛者食用。

狗肝菜豆腐汤

【方药】狗肝菜(草药)250 克,豆腐 250 克。

【用法】以上 2 味用水洗净,加适量水煮熟,去狗肝菜,加调味料,饮汤吃豆腐。

【功效】适宜肝火风热,龋齿红肿热痛者食用。

【宜忌】虚火者忌用。

柳根煲瘦肉

【方药】柳树根 50 克,猪瘦肉 100 克。

【用法】以上 2 味洗净加适量水同煲,调味后饮汤吃肉。

【功效】适宜牙龈肿胀、腮部红肿的风火牙痛者食用。

绿豆鸡蛋糖水

【方药】绿豆 100 克,鸡蛋 1 个,冰糖适量。

【用法】将绿豆捣碎,用水洗净,放锅里加水适量,煮至绿豆烂熟,把鸡蛋打入绿豆汤里,搅匀,稍凉后一次服完,连服 2～3 天。

【功效】适宜风热牙痛、口腔红肿热痛的风热牙痛者食用。

【来源】民间验方

虎坠火汤

【方药】生石膏 30 克,怀牛膝 9 克,丹皮 6 克,绿豆 100 克,大米适量。

【用法】先将石膏、绿豆捣碎,然后将各药放入纱布袋里,缝口,放进砂锅里,加适量清水和大米煮粥,粥成去药袋,喝粥。

【分析】石膏大寒,为消炎坠火之品,牛膝引热下行以散郁热,丹皮行血散瘀,绿豆清热解毒消炎。

【功效】适宜实热火盛的壮实的牙痛患者食用。

【宜忌】体弱胃气虚者忌服。

阳和汤

【方药】熟地 30 克,肉桂 5 克,麻黄 5 克,白芥子 9 克,鹿角霜 10 克,炒干姜 5 克,细辛 3 克,香白芷 6 克,骨碎补 9 克,秦艽 6 克,怀牛膝 10 克,甘草 3 克。

【用法】水煎饭后服,每日 1 剂,服 3 剂。

【功效】温肾壮阳,散寒止痛。适用于牙龈无红肿,牙齿脱落不全,舌淡苔白,皮肤欠温,脉沉细弱。

鲜芦荟治牙痛

【方药】鲜芦荟叶 1 小段。

【用法】取鲜芦荟叶 1 小段,洗净后放入口腔中牙疼的部位,反复咀嚼成糊状后在疼痛部位停留 20 分钟服下即可,1 日 2 次。一般用此方治疗 3 天症状可明显改善。

3.6 牙龈炎

大蒜泥外敷治牙龈炎

【方药】大蒜适量。

【用法】大蒜洗净捣烂,加少许水调成糊状,敷在牙龈上,每次约 10 分钟。

【功效】既有杀菌消毒、保护牙龈、预防牙痛病的作用,又能促进牙龈再生。

【来源】张真祥

丹皮粥

【方药】丹皮 9 克,大米 50 克。

【用法】丹皮用纱布包好,放入大米中煮粥,粥熟即可,去药包,每日空腹食用 1 次。

【功效】适用于上牙龈出血,症见血色鲜红、齿龈红肿疼痛、口臭、头痛等,一般起病较急。

【来源】张平惠

薄荷车前草煮鸭蛋

【方药】鲜车前草 30 克,鲜薄荷 15 克,绿皮鸭蛋 1 个。

【用法】先将前 2 味药煎煮后滤去药渣,鸭蛋去壳入药液煮熟,加少许盐后吃蛋饮汤。每天 1 次,对牙龈红、肿、热、痛有效。

【功效】适用于牙龈炎。

【宜忌】脾胃虚弱者禁用。

【来源】民间验方

瓜子柚汁治牙龈炎

【方药】南瓜子 20 克（去皮），柚子果肉 150 克。

【用法】将南瓜子碾碎,柚子果肉（加少许水）榨成汁,搅拌均匀后饮用。

【分析】南瓜子富含磷、胡萝卜素和维生素 E 等多种营养素。这些物质能够直接滋养牙龈,预防牙龈萎缩,尤其是其中的磷,还可预防牙槽骨的萎缩,对牙齿有保护作用。柚子果肉中含有丰富的维生素 C,有助于消除牙龈出血、牙龈炎等牙龈疾病,避免牙龈因受到伤害而萎缩。

【功效】主治牙龈炎。

【来源】刘云丽

枸杞茶

【方药】枸杞子 6 ~ 9 克。

【用法】开水冲泡,当茶饮用。每日 1 次。

【功效】适用于下牙龈出血,症见血色淡红,常伴有自觉发热或五心烦热、齿摇不坚等,起病较缓,并迁延日久。

【来源】张平惠

3.7 腮腺炎

普济消毒饮

【方药】黄芩 15 克,黄连 15 克,陈皮 6 克,甘草 6 克,玄参 6 克,柴胡 6 克,桔梗 6 克,连翘 3 克,板蓝根 3 克,马勃 3 克,牛蒡子 3 克,薄荷 3 克,僵蚕 2 克,升麻 2 克。

【用法】水煎服。

【分析】方中重用黄连、黄芩清热泻火,祛上焦头面热毒为君。以牛蒡子、连翘、薄荷、僵蚕辛凉疏散头面风热为臣。玄参、马勃、板蓝根有加强清热解毒之功;配甘草、桔梗以清利咽喉;陈皮理气疏壅,以散邪热郁结,共为佐药。升麻、柴胡疏散风热,并引诸药上达头面,且寓“火郁发之”之意,功兼佐使之用。诸药配伍,共收清热解毒、疏散风热之功。

【功效】清热解毒,疏风散邪。

【来源】《东垣试效方》

蚯蚓外敷治腮腺炎

【方药】新鲜蚯蚓数条。

【用法】蚯蚓洗净,加入等量白糖并搅拌,放置半小时后即成糊状,然后涂于纱布上,敷贴于患处,每日 1 次,连敷 3 日。

【功效】主治腮腺炎。

【来源】民间验方

胡椒粉外敷治腮腺炎

【方药】胡椒粉 1 克,面粉 10 克。

【用法】用温水共调成糊状,涂于纱布上,敷于患处,每日换药 1 次,2～3 日即可痊愈。

【功效】主治腮腺炎。

【来源】民间验方

茱萸贝母糊外敷治腮腺炎

【方药】吴茱萸 12 克,浙贝母、大黄各 9 克,胆南星 3 克。

【用法】上药共研成极细末,用米醋调成糊状,敷于足心涌泉穴。患左侧敷右足,患右侧则敷左足,如系患双侧,则敷双足。每天换药 1 次,2～3 日即可奏效。

【功效】主治腮腺炎。

【来源】民间验方

青黛膏外敷治腮腺炎

【方药】青黛、大黄、白芷、天花粉、陈皮各 10 克,生甘草 5 克。

【用法】共研细末,将药末倒入杯内,用醋调成浓糊状,敷患处,每日 3～4 次。

【功效】主治腮腺炎。

【来源】民间验方

败酱草外敷治腮腺炎

【方药】黄花败酱草鲜叶适量,生石膏粉 30 克。

【用法】取黄花败酱草鲜叶适量,加生石膏粉 30 克共同捣烂,再用鸡蛋清 1 个调匀,敷贴患部。

【功效】对于流行性腮腺炎,大多敷药 24 小时便能使肿痛消失。此方对疖肿疮痈及乳腺炎、淋巴管炎等也有一定疗效。

【来源】谭以宣

大青叶外敷治腮腺炎

【方药】大青叶 50～100 克。

【用法】将大青叶 50～100 克捣烂,加适量水调成糊状,敷于患处,每日 1 次,每次敷 2 小时,连敷数次。

【功效】主治腮腺炎。

【来源】民间验方

丝瓜外敷治腮腺炎

【方药】鲜丝瓜 1 个。

【用法】将鲜丝瓜切碎捣成稀糊状,外敷患处,每日上、下午各换药 1 次,连敷 2～3 日。

【功效】主治腮腺炎。

【来源】民间验方

大黄葱白外敷治腮腺炎

【方药】葱白 2 根,生大黄 30 克。

【用法】葱白捣烂,生大黄研末,调膏状,

涂于患处,每日 1 次。

【功效】本方有较强的解毒散结作用,同时又可清热泻火。主治腮腺炎。

【来源】民间验方

蚯白冰黛散

【方药】活蚯蚓 1 条,白糖、冰片、青黛适量。

【用法】将活蚯蚓与等量白糖、冰片、青黛搅拌调为糊状,再加入 2 倍剂量的凡士林,加热成软膏。外敷,每 4 小时 1 次。

【功效】本方适用于治疗急性腮腺炎。

【来源】民间验方

野菊花叶赤小豆泥外敷治腮腺炎

【方药】野菊花叶 50 克,赤小豆粉 30 克,鸡蛋 1 个。

【用法】将鲜野菊花叶洗净后捣成泥状。将鸡蛋打入碗中取出蛋清。将野菊花叶泥和赤小豆粉混合在一起,用鸡蛋清调成糊状。将此药糊涂抹在患处,每日换药 1~2 次。

【分析】中医认为,痄腮是由于外感风邪、内有胃热,使身体络脉失和、气血凝滞不通所致。野菊花叶性微寒,味苦辛,具有清热解毒、消肿散结的功效,是解毒治痈的良药。赤小豆性甘平,具有解毒排脓、利水消肿的功效。鸡蛋清具有抗炎的作用。将这 3 种材料联合使用治疗痄腮,起效迅速,疗效确切,而且无任何毒副作用。

【功效】主治腮腺炎。

【来源】广西百色 韦云海

青花消腮膏

【方药】大青叶、金银花、野菊花等量。

【用法】研细末,装瓶备用。再将药粉加适量米醋,调成药饼,外敷患处,纱布覆盖固定,每日 2 次。

【功效】主治腮腺炎。

【来源】民间验方

蒲黄外敷法

【方药】鲜蒲公英 30 克,鸡蛋 1 个,白糖少许。

【用法】鲜蒲公英捣烂,加鸡蛋 1 个,白糖少许调成糊状,外敷患处。每日换药 1 次。

【功效】主治腮腺炎。

【来源】民间验方

第 4 章

呼吸科

4.1 感冒

白菜汤

【方药】大白菜根 3 棵洗净切片,加大葱根 3 根,或取白菜心 250 克,加白萝卜 60 克。

【用法】煎汤 500 毫升,加白糖少许趁热服下,或水煎后加红糖适量,食菜喝汤。

生姜芥菜汤

【方药】鲜芥菜 500 克洗净切断,生姜 10 克切片。

【用法】加水 2000 毫升,煎至 1000 毫升,用食盐调味后分次饮服。

葛根石膏汤

【方药】葛根 3 钱,生石膏 4 钱,生姜 3 片。

【用法】水煎服。

【分析】葛根,甘辛,平,入脾、胃经。《本草纲目》载:葛根,性凉,气平,味甘,具清热、降火、排毒诸功效。现代医学研究表明,葛根中的异黄酮类化合物葛根素对高血压、高血脂、高血糖和心脑血管疾病有一定疗效。故常用于升阳解肌,透疹止泻,除烦止温。治伤寒、温热头痛项强,烦热消渴,泄泻,痢疾,瘾疹不透,高血压,心绞痛,耳聋。

【功效】促进新陈代谢。

菊花茶

【方药】杭菊花、枸杞子各 60 克,绍兴酒适量。

【用法】浸泡 10 ~ 20 天,去渣加蜂蜜少许,早晚各饮 25 毫升。

双花饮

【方药】金银花 15 克,蜂蜜 50 克,大青叶 10 克。

【用法】金银花、大青叶放入锅内,加水煮沸,3 分钟后将药液滗出,放入蜂蜜,搅拌均匀即可,当茶饮。

【分析】金银花,甘,微苦,清香,辛,寒。归肺、胃、心、大肠经。具有清热解毒、抗炎、补虚疗风的功效,主治胀满下疾、温病发热,热毒痈疡和肿瘤等症。其对于头昏头晕、口干作渴、多汗烦闷、肠炎、菌痢、麻疹、肺炎、乙脑、流脑、急性乳腺炎、败血症、阑尾炎、皮肤感染、痈疽疔疮、丹毒、腮腺炎、化脓性扁桃体炎等病症均有一定疗效。还能抑制与杀灭咽喉部的病原菌,对老人和儿童有抗感染功效。所以,经常服用金银花浸泡或煎剂有利于风火目赤、咽喉肿痛、肥胖症、肝热症和肝热型高血压的治疗与康复。

【功效】当饮料饮用,可治疗咽喉炎和扁桃体炎。

人参薄荷茶

【方药】东洋参8克,麦冬25克,薄荷10克,山药25克,杏仁10克。

【用法】水煎服。

【功效】东洋参补气益肺,提振精神;麦冬清凉润肺;薄荷可散热、疏肝解郁、解毒;山药能益脾肾、增强免疫力;杏仁可润喉化痰。

【宜忌】凡脾胃虚寒泄泻,胃有痰饮湿浊及暴感风寒咳嗽者均忌服麦冬。

橘皮水

【方药】干橘皮15克。

【用法】加水3杯,煎成2杯,加白糖,趁热饮。

【分析】干橘皮性温、辛、苦,干橘皮的药用功效很大,有健胃、止呕、祛痰、镇咳、利尿等功效。其水煎剂中有肾上腺素样的成分存在,且较肾上腺素稳定,煮沸时也不会被破坏。

【功效】陈皮所含挥发油有刺激性祛痰作用,对孕妇感冒有一定疗效。

【宜忌】气虚及阴虚燥咳患者不宜。吐血症慎服。

桑叶薄荷饮

【方药】桑叶6克,淡竹叶15克,菊花6克,薄荷3克、适量白糖。

【用法】桑叶、菊花、淡竹叶加适量水煮沸,将药液滗入茶缸中。饮时加入适量白糖,当茶饮服。

【功效】疏散风热,清肺润燥,平肝明目,凉血止血。

【宜忌】外感风寒无汗者不宜服用。

车前草汤

【方药】车前草15克,陈皮10克,藿香15克,薄荷10克。

【用法】煎水服,每2小时1剂,连服3次即可痊愈。

【功效】车前草清热祛痰,藿香醒脑提神,薄荷润肺清热,陈皮温中解表,能祛暑降温。

萝卜汤

【方药】白萝卜150克洗净切片,白糖5克。

【用法】加水900毫升,煎至600毫升,趁热服1杯,半小时后再服1杯。

橘皮姜片茶

【方药】橘皮、姜各10克,红糖10~20克。

【用法】水煎服。

荸荠水

【方药】荸荠数个,冰糖适量。

【用法】荸荠削皮,加水同煮,吃荸荠饮汤。

葱豉汤

【方药】连须葱白30克,淡豆豉10克,姜3片。

【用法】加水500毫升煮沸,再加黄酒30克,热服,盖被取汗。

【分析】豆豉,性平,味咸,归肺、胃经。有发汗解表、清热透疹、宽中除烦、宣郁解毒之功效,可治感冒头痛、胸闷烦呕、伤寒寒热及食物中毒等病症。

【功效】和胃,除烦,解腥毒,去寒热。

苹果蜂蜜水

【方药】苹果5个去皮,切成小块,少许柠檬汁和适量蜂蜜。

【用法】加水1升,煮沸5分钟,自然冷却到40℃,加少许柠檬汁和适量蜂蜜搅拌均匀,每天多次少量饮用。

【功效】刺激营养吸收,帮助孕妇增强免疫力。

【注意】苹果不可与胡萝卜同食,易产生诱发甲状腺肿的物质。苹果不和牛奶同食,果酸与牛奶中的蛋白质反应会生成钙沉淀,引起结石。

4.2 咳嗽

麻油姜末炒鸡蛋

【方药】1小勺麻油,姜末,1个鸡蛋。

【用法】1小勺麻油放入炒锅内,油热后放入姜末,稍在油中过一下,随即打入1个鸡蛋炒匀。风寒咳嗽及体虚咳嗽时,每晚在临睡前趁热吃1次,坚持吃几天,就能收到明显效果。

【分析】麻油是芝麻油,一般黑芝麻食用,白芝麻榨油,性味甘、凉,具有润肠通便、解毒生肌之功效。据《本草纲目》记载:"有润燥、解毒、止痛、消肿之功。"《别录》说:"利大肠,胞衣不落。生者摩疮肿,生秃发。"内服可润肠、润肺;外用作为软膏及硬膏基质;外敷用,如烫伤、烧伤、疮等,用麻油和(拌)药(粉状),敷在患处,不干不裂,好得快。

【功效】对声音嘶哑、慢性咽喉炎有良好的恢复作用。

生姜粥

【方药】生姜 3 片，大米 30 克。

【用法】生姜洗净，切碎，同大米煮为稀粥服食。每日 1~2 剂，连续 3~5 天。可暖脾胃，散风寒，利肺气。

【分析】生姜，辛、微温，归肺、脾、胃经，含挥发油，主要为姜醇、姜烯、水芹烯、柠檬醛、芳樟醇等；又含辣味成分姜辣素，分解生成姜酮、姜烯酮等。此外，含天门冬素、谷氨酸、天门冬氨酸、丝氨酸、甘氨酸、苏氨酸、丙氨酸等，故能开胃止呕，化痰止咳，发汗解表。

【功效】和中止呕，发汗解表，温肺止咳。

花椒冰糖梨

【方药】梨 1 个，20 颗花椒，2 粒冰糖。

【用法】梨，洗净，横断切开挖去中间核后，放入花椒、冰糖，再把梨对拼好放入碗中，上锅蒸半小时左右即可，1 个梨可分 2 次吃完。蒸花椒冰糖梨对治疗风寒咳嗽效果非常明显。

【功效】润肺，消痰清热。

生姜红糖大蒜汤

【方药】生姜、红糖少许，大蒜 2~3 瓣。

【用法】生姜红糖水里加 2~3 瓣大蒜一起煮，用小火煮 10 分钟，把蒜头的辣味煮掉，待温热服下。

【注意】在治疗风寒咳嗽期间，应注意以下性寒凉的食物不能吃：绿豆、螃蟹、蚌肉、田螺、蜗牛、柿子、柚子、香蕉、猕猴桃、甘蔗、西瓜、甜瓜、苦瓜、荸荠、慈姑、海带、紫菜、生萝卜、茄子、芦蒿、藕、冬瓜、丝瓜、地瓜等。

红糖姜枣汤

【方药】红糖 30 克，鲜姜 15 克，红枣 30 克。

【用法】锅中加 3 碗水，加入红糖、鲜姜，红枣煎至过半，顿服，服后出微汗即可痊愈。

【功效】适用于祛风散寒，治伤风咳嗽等。

杏仁生姜萝卜汤

【方药】苦杏仁 6~10 克，生姜 3 片，白萝卜 100 克。

【用法】上药打碎后加水 400 毫升，文火煎至 100 毫升，可加少量白糖调味，每日 1 剂，分次服完。

【分析】杏仁，又名苦杏仁，苦、微温，归肺经。杏仁苦温宣肺，润肠通便，仅适宜于风邪、肠燥等实证之患。凡阴亏、郁火者，则不宜单味药长期内服。如肺结核、支气管炎、慢性肠炎、干咳无痰等症禁忌单味药久服。

【功效】止咳平喘，润肠通便。

【注意】本品有小毒，用量不宜过大，婴儿慎用。

生姜饴糖茶

【方药】生姜 10 克,饴糖适量。

【用法】生姜洗净,切丝,放入瓷杯内,用滚开水冲泡,加盖温浸 10 分钟,再加入饴糖适量,代茶频频饮服,不拘时间和次数,无须出汗。

橘红酒

【方药】化橘红 30 克,白酒 500 克。

【用法】将橘红洗净,晾干,切成 1 厘米左右宽的块,装入纱布袋内,扎紧袋口,放进盛酒的瓶中,密封浸泡 7 天即可,每晚临睡前饮 1 小盅。

【分析】化橘红,辛、苦、温。归肺、脾经。具有化痰理气,健脾消食之功效,用于胸中痰滞,咳嗽气喘,饮食积滞,呕吐呃逆等症。

【功效】化痰止咳。适用于治疗慢性支气管炎,哮喘等。

【注意】国家药典明确将"橘红"与"化橘红"分别列出。从《中药调剂规程》上也可以看出,正名有"橘红"和"化橘红"两种。"橘红"最早记载于《本草纲目》,来源于芸香科植物橘及其栽培变种的干燥外层果皮。在秋末冬初果实成熟后采摘,然后用刀削下外果皮,晒干或阴干,切碎,生用。"化橘红"最早记载于《纲目拾遗》,来源于芸香科植物化州柚或柚的未成熟或接近成熟果实的干燥外层果皮。前者习称"毛橘红",后者习称"光七爪""光五爪"。在夏季果实未成熟时采收,置沸水中略烫后,将果皮割成 5~7 瓣,除去果瓤及部分中果皮后制成,干燥,切丝或块,生用。

煮萝卜水

【方药】白萝卜。

【用法】萝卜洗净,切 4~5 薄片,放入小锅内,加大半碗水,放火上烧开后,再改用小火煮 5 分钟即可。等水稍凉后再喝,此方治疗风热咳嗽、鼻干咽燥、干咳少痰效果很好。

4.3 肺炎

小儿肺炎临床应用验方 1

【方药】麻黄 2 克,杏仁 10 克,葶苈子 5 克,前胡 10 克,桔梗 5 克,芦根 10 克,莱菔子 6 克。

【用法】水煎服,每日1剂,分3次服,每次30~50毫升。

【功效】适用于风寒闭肺。

小儿肺炎临床应用验方2

【方药】荆芥5克,防风6克,黄芩6克,知母5克,生石膏15克,苏子6克,葶苈子5克,鱼腥草10克、桑叶10克。

【用法】水煎服,每日1剂,分3次服,每次30~50毫升。

【功效】适用于表寒里热型。

蜂蜜蛋花羹治肺炎

【方药】蜂蜜适量,鸭蛋1个。

【用法】鸭蛋打散,将适量水烧开,待沸后冲入鸭蛋,再放蜂蜜即成,每日早晚空腹各服1次。

【功效】补虚润肺,在肺炎恢复期服用,可促进早日痊愈。

【来源】民间验方

竹叶粥

【方药】竹叶1~3克,粳米30~60克,白砂糖20~30克。

【用法】先将竹叶煎煮7~8分钟,取汁后倒入另一锅内,然后放入已淘洗好的粳米煮粥,熟后加白砂糖搅匀即可食用。

【功效】主治肺炎。

【来源】《民族医药报》

枇杷叶粥

【方药】鲜枇杷叶30~60克(或干品10~20克),粳米30~60克,冰糖少许。

【用法】将枇杷叶刷去背面绒毛,切细,煎煮取汁,去渣,以汁入粳米煮粥,粥成后加入冰糖,温服,每日分2次。

【功效】主治肺炎。

【来源】《民族医药报》

抗菌汤

【方药】金银花15克,紫花地丁10克,野菊花10克,蒲公英15克,大青叶10克,金钱草10克,连翘20克,栀子10克。

【用法】水煎服,每日1剂,分3次服。

【功效】清热解毒。主治大叶性肺炎、支气管肺炎。

【来源】哈尔滨市医学院附属医院 于长义等

香又甜汁水

【方药】鲜藕汁半两,蜂蜜半汤匙,芝麻油3滴。

【用法】上药一起搅匀,1次服下,1日2次,连用2~3天。

【功效】治疗肺炎、咳嗽效果极佳。

【来源】民间验方

肺炎方

【方药】蒲公英30克,败酱草45克,半枝莲15克,虎杖30克。

【用法】水煎服,每日 1 剂,分 3 次服。

【分析】热结于腑加大黄 15 克,芒硝 9 克,甘草 6 克,玄参 15 克;湿热内恋加藿香 9 克,佩兰 9 克,六一散 30 克(包);热盛伤阴加生地 15 克,麦冬 9 克,丹皮 15 克,石斛 15 克,玉竹 9 克。

【功效】清热解毒。主治急性肺炎。

【来源】北京市友谊医院 王宝恩

前胡汤

【方药】前胡 12 克,桑叶 12 克,知母 12 克,麦冬 9 克,黄芩 10 克,金银花 12 克,杏仁 6 克。

【用法】水煎服,每日 3 次,饭后服。

【功效】主治大叶肺炎

【来源】民间验方

4.4 气管炎

蜂蜜白萝卜汁

【方药】白皮大萝卜 1 个,蜂蜜 100 克。

【用法】把萝卜洗净后,挖空中心,放入蜂蜜,放入大碗内,加清水蒸煮 20 分钟,熟透即可食用。每天早晚各 1 次,适量服用。

【功效】适用于急性支气管炎之痰多、黏稠以及咳痰不爽者。

杏仁核桃

【方药】姜 9～12 克,南杏仁 15 克,核桃肉 30 克,冰糖适量。

【用法】将上 3 味捣烂,再加入冰糖,放入锅内炖熟。每日 1 次,连服 15～20 日。

【功效】散寒化瘀,补肾纳气。适用于慢性支气管炎属寒证型。

润肺银耳汤

【方药】水发银耳 400 克,荸荠 100 克,甜杏仁 10 克,桂圆肉 30 克,姜、葱、精盐、白糖、植物油、玫瑰露酒、味精各适量。

【用法】将荸荠削皮,洗净,切碎放入砂锅中,加水煮 2 小时取汁备用;甜杏仁去皮,入开水锅煮 10 分钟,再用清水漂去苦味,放碗中加清水 100 毫升;桂圆肉洗净,与甜杏仁一起入笼蒸 50 分钟取出备用。将银耳入沸水煮片刻捞出。炒锅置中火上,加植物油,放葱、姜、精盐和水,把银耳放入煮 3 分钟捞出,放在蒸锅内,加荸荠汁、精盐、玫瑰露酒、白糖入笼蒸

50 分钟,然后再放入甜杏仁、桂圆肉蒸 15 分钟,加味精即成。佐餐食。

【功效】滋阴润肺,润肠通便。适用于老年支气管炎,咳嗽,痰中带血,大便秘结等症。

【来源】民间验方

蜜枣甘草汤

【方药】蜜枣 8 枚,生甘草 3 克。

【用法】将蜜枣、生甘草加清水 2 碗,煎至 1 碗,去渣即成。饮服,每日 2 次。

【功效】补中益气,润肺止咳。适用于慢性支气管炎咳嗽,咽干喉痛,肺结核咳嗽等症。

萝卜丝蛋汤

【方药】白萝卜 250 克,鸡蛋 2 个,蒜 3 瓣,麻油及调料适量。

【用法】萝卜切丝。鸡蛋打入碗内,搅匀。蒜拍破,剁成蓉。植物油烧热,爆香蒜茸,加入萝卜丝略炒,加水煮沸 5 分钟,再入蛋液,调入精盐、味精,勾薄芡,淋入麻油,撒上葱末即成。

【功效】降气化痰,润肺补虚。适用于老年肺虚咳嗽及急、慢性支气管炎等。

【宜忌】忌同时服用首乌、地黄等药物。

【来源】民间验方

白菜干腐皮红枣汤

【方药】白菜干 100 克,腐皮 50 克,红枣 10 个。

【用法】将以上原料同置锅内,加水适量煮汤,加油、盐调味,佐餐服食。

【功效】清肺润燥,滋阴养胃。用于老年慢性支气管炎干咳、秋冬肺燥咳嗽及胃热肠燥、大便干结等。

白果小排汤

【方药】小排骨 500 克,白果 30 克,调料适量。

【用法】小排骨洗净,加黄酒、姜片、水适量,文火焖煮 90 分钟。白果去壳及红衣,加于汤内,加盐调味,再煮 15 分钟,加味精调匀,撒上葱末即成。

【分析】白果,味甘、苦、涩,性平;小毒。归肺经,肾经。具有敛肺定喘、止带缩尿的功效。主治哮喘痰嗽,白带,白浊,遗精,尿频,无名肿毒,皶鼻,癣疮。

【功效】止咳平喘。适用于老年慢性支气管炎、咳嗽、痰多气喘等。

苏子粥

【方药】苏子 30 克(捣成泥),陈皮 10 克(切碎),粳米 50 克,红糖适量。

【用法】加水煮成粥。早晚温服。

【功效】适用于急性加重期及慢性迁延期咳嗽气喘、痰多纳呆、便秘的病人。

海蜇芦根汤

【方药】海蜇 100 克,鲜芦根 60 克。

【用法】洗净共煎吃汤。

【功效】适用于急性加重期及慢性迁延期咳嗽痰黄、胸闷气急、口干便秘患者。

【来源】民间验方

黄芪党参粥

【方药】黄芪 40 克,党参 30 克,山药 30 克,白糖 10 克,粳米 150 克。

【用法】黄芪、党参、半夏煎汁去渣代水,与山药、粳米同煮为粥,加入适量白糖,连服数月。

【功效】有补益脾肺之功。适用于支气管炎稳定期肺脾气虚者。

百合麦冬粥

【方药】鲜百合 30 克,麦门冬 9 克,粳米 50 克。

【用法】加水煮成粥,食时加适量冰糖。

【功效】适用于支气管炎稳定期肺肾阴虚者。

人参胡桃汤

【方药】人参 3 克,胡桃肉 30 克(即核桃仁)。

【用法】水煎服,每日 1 剂。

【功效】适用于支气管炎稳定期脾肾阳虚者。

蜜梨汁

【方药】大梨 1 个(或小梨 2 个),蜂蜜 30 克。

【用法】将梨洗净切薄片,放入锅内加水

2~3 杯,加入蜂蜜,以文火煮沸后再煮 5 分钟,梨熟即可。分 2 次喝汤吃梨。

【功效】润肺凉心,清燥降火,止咳化痰。适用于久咳不止的老慢支病人。

白萝卜生姜汤

【方药】白萝卜 120 克(洗净切片),鲜生姜(洗净切片)60 克,白糖 20 克。

【用法】加水 1200 毫升,以文火煎萝卜、生姜 15 分钟后,倒出煎液加入白糖,分 2 次早晚饭前服。

【功效】本方有温肺化痰、润肺生津、解表止咳之功效。适用于肺寒咳嗽、多痰、虚弱的老慢支病人。

桂枝加厚朴杏子汤

【方药】桂枝 10 克,白芍 10 克,炙甘草 3 克,炒杏仁 10 克,厚朴 10 克,生姜 12 克,大枣 4 枚。

【用法】上药 1 剂服用 1 天半,连服 3 剂后,咳喘减轻,继服 6 剂诸症消失。

山大刀根汤

【方药】鲜大罗伞根(又名山大刀)30 克。

【用法】水煎服。每日 1 剂,每日服 2 次。

【功效】用于治疗急性支气管炎。

淮山饮

【方药】花生、淮山、薏苡仁各 25 克。

【用法】将上药煮烂,加入蜂蜜即得。

【功效】适用于支气管肺炎后期身体虚弱,纳差,四肢无力等。

4.5 哮喘

白萝卜麻黄汤

【方药】新鲜白萝卜,麻黄。

【用法】将萝卜去皮,洗净,切成小方块;麻黄打成细绒去灰,煮熬 30 分钟后,其药汤同萝卜入粉碎机搅拌成泥状,用干纱布过滤取汁即成。代茶饮。

【功效】清热化痰,止咳平喘。

【来源】民间验方

萝卜粥

【方药】白萝卜、粳米、白糖各适量。

【用法】将萝卜去皮,洗净,切成小方块,粳米掏净,加水适量,武火烧开,至饭熟时放入萝卜块,再用武火煮熬成粥,放入少许食盐即成。早餐食用。

【功效】清热化痰,止咳平喘。

【来源】民间验方

豆腐粥

【方药】豆腐 500 克,麦芽糖 100 克,生萝卜汁 1 杯。

【用法】将豆腐、麦芽糖、生萝卜汁混合煮沸,待温,每日早晚各分服 1 次。

【分析】豆腐性平,味咸,无毒,入肺、大肠。麦芽糖性平,味甘,健脾和胃。生萝卜性寒,味甘,入肺经,化痰润肺,止喘。

【功效】润肺和胃,化痰止咳,亦能定喘。

【来源】民间验方

蜂蜜白萝卜汁

【方药】白皮大萝卜 1 个,蜂蜜 100 克。

【用法】把白皮大萝卜洗干净后,挖空中心,放入蜂蜜,放入大碗内,加清水蒸煮 20 分钟,熟透即可食用。每天食用 2 次,早晚各 1 次,适量服用。

【功效】适用于急性哮喘之痰多、黏稠以及咳痰不爽者。

【来源】民间验方

丝瓜汤

【方药】生小丝瓜 2 条。

【用法】切断,放砂锅内煮烂,取浓汁 150 毫升服用,每日 3 次。

【功效】治过敏性哮喘。

杏仁麻黄豆腐

【方药】杏仁 5 克,麻黄 6 克,豆腐 100 克。

【用法】混合加水煮 1 小时,去渣,吃豆腐喝汤。每天或隔天 1 服。

【功效】对哮喘病人有效。

【来源】民间验方

丝瓜藤汁

【方药】粗壮丝瓜藤若干棵。

【用法】每次口服 30 毫升，1 日服 3 次，方法为取丝瓜藤离地面 1 ~ 1.3 米处剪断，断端插入瓶中，鲜汁滴入瓶内，1 天可集液汁 500 毫升。

银杏粥

【方药】银杏肉 20 克，粳米 50 克，白糖适量。

【用法】将银杏肉、粳米淘净，同入锅中，加水适量，置武火上烧沸，继用文火煮熬成粥，放入白糖，拌匀即成。早餐食用。

【功效】止咳平喘。

【来源】民间验方

百合枸杞蜜丸

【方药】百合 500 克，枸杞 120 克。

【用法】共研细末，炼蜜为丸，如梧桐子大。每服 8 克，开水送下。

冰糖冬瓜盅

【方药】未脱花蒂的小冬瓜 1 个。

【用法】冬瓜洗净，剖开填入适量冰糖，放蒸笼内蒸。取水饮服，连服 3 ~ 4 个。

【分析】冬瓜，性平和，味甘淡。具有利水消痰、清热解毒之功效。冬瓜子有清肺热、化痰排脓的功效。炒熟久服，益脾健胃，补肝明目，令人颜色悦泽。冬瓜中含钠量较低，是肾病、浮肿病患者的理想蔬菜。冬瓜中的营养也很丰富，含有多种维生素、蛋白质和矿物质，可以为人体增加营养。

【功效】可治哮喘。

红糖蒜泥膏

【方药】紫皮蒜 60 克，红糖 90 克。

【用法】蒜捣烂如泥，放入红糖，在砂锅内加水适量熬成膏，每日早晚吞服 1 食匙。

【分析】大蒜，性味辛温，功能抗菌消炎、驱虫健胃。不仅含有丰富的蛋白质、脂肪、糖、磷、胡萝卜素和维生素 C，还含具有治疗作用的葱蒜杀菌素等。

【功效】可治哮喘。

【来源】民间验方

麦门冬煎山药

【方药】山药（研末）15 克，麦门冬 9 克。

【用法】用麦门冬煎水冲山药末，1 次服完。

【分析】山药，性温味甘，无毒，有补中益气、补脾胃、长肌肉、止泄泻、健肾固精、益肺等功用。适用于身体虚弱、精神倦怠、食欲不振、消化不良、慢性腹泻、虚劳咳嗽、遗精盗汗、糖尿病及夜尿增多等。

【功效】可治虚喘。

甜辣芝麻

【方药】芝麻 250 克,生姜、蜂蜜、冰糖各 125 克。

【用法】先将生姜捣烂取汁,然后将芝麻洗净后浸拌于姜汁内,放入锅中用文火炒熟,出锅放凉,再将蜂蜜与冰糖溶化加入姜汁芝麻调匀,置于广口容器中。每天早起后和晚睡前各服 1 汤匙,连服 10 ~ 15 天,病情可明显减轻和解除。若病情严重,可再多服几天。

【功效】此方尤适用于老年慢性哮喘患者。

北瓜蜜

【方药】北瓜 1 个,等量麦芽糖,姜汁适量。

【用法】取北瓜切碎,加入等量麦芽糖,放进陶器锅内加上适量水,煮到极烂,捞去渣,将汁再煮,浓缩后再加入生姜汁,500 克瓜汁加生姜汁 50 克后,按 8:1 比例加入,再稍煮。每次服 1 匙,1 日 2 ~ 3 次,开水冲服。

【分析】北瓜,性味甘平,无毒,具有润肺止喘之功效。我国民间常用来治哮喘。

【功效】可治哮喘、老年慢性支气管炎。

蜂蜜核桃仁

【方药】核桃肉 1000 克,蜂蜜 1000 克。

【用法】取核桃肉 1000 克,捣烂,与蜂蜜 1000 克和匀,用瓶装好。每次食 1 匙,1 日 2 次,开水送服。

【分析】核桃营养价值很高,核桃仁含有大量脂肪和较多蛋白质、碳水化合物,还含有人体需要的多种维生素和矿物质。性味甘温,有补肾强腰膝、敛肺定喘及润肠通便的作用。核桃为补益强壮佳品,适用于肾虚腰疼、肺虚喘嗽、大便秘结、病后虚弱等症。

【功效】可治虚证哮喘。

莱菔子粳米粥

【方药】莱菔子 20 克,粳米 50 克。

【用法】制作莱菔子水,研滤过,取汁约 100 毫升,加入粳米,再加水 350 毫升左右,煮为稀粥,每日 2 次,温热服食。

【功效】下气定喘,健脾消食。可作为哮喘的辅助治疗,特别是痰多气急、食欲不振、腹胀不适的病人。

4.6 百日咳

鱼腥草苏叶绿豆粥

【方药】鱼腥草(鲜品)50 克,苏叶 15 克,绿豆 60 克,粳米 60 克,冰糖 30 克。

【用法】将鱼腥草、苏叶水煎 20 分钟取汁,再煎 30 分钟共取浓汁 300 毫升,加适量清水和绿豆、粳米煮粥,熟时加冰糖溶化调匀服食,每日 1～2 次。

【功效】治疗百日咳

【来源】刘东保

薄荷鲜萝卜汁

【方药】鲜萝卜汁 50 毫升,薄荷霜 0.04 克。

【用法】取鲜萝卜(青、红皮皆可,以辣为宜)切片榨汁,再将薄荷霜研为细末投入汁内,搅匀即可。早、晚各 1 次,每次 50 毫升,凉服。

【功效】消食导滞,宣肺化痰,镇痉止咳。主治百日咳。

【来源】袁申元

采福茶

【方药】莱菔子 15 克,绿茶 2 克。白糖适量。

【用法】莱菔子焙干研粉,与茶叶一起用开水冲饮,可加入适量白糖。

【功效】下气定喘,消食化痰。用于百日咳,慢性支气管炎。

【来源】民间验方

冰糖橄榄核饮

【方药】鲜橄榄核两只,冰糖适量。

【用法】将鲜橄榄核打碎,加水适量煮,煎至出味,加入冰糖,温服。

【分析】橄榄核味甘涩,温,无毒。归肝、胃、大肠经。橄榄核清热化痰、肃肺降逆,还可疏风降气、养阴补肺,对百日咳的治疗效果较好。

【功效】适用于小儿百日咳

【宜忌】同时忌食油腻、辛辣等刺激性食物。

【来源】梁迎春

止嗽散加减

【方药】紫菀、白前、百部、桔梗各 10 克,荆芥、陈皮各 5 克,甘草 3 克。

【用法】水煎服,早晚分 2 次口服,1 日 1 剂。

【功效】疏风宣肺化痰,适用于风邪袭表

型百日咳治疗,症见咳嗽初起,微热或体温正常,流涕,舌淡红,苔薄白,脉浮数。

【来源】伏新顺

补肺汤加减

【方药】太子参、黄芪、桑白皮、熟地、五味子、紫菀各6~9克。

【用法】水煎服,早晚分2次口服,1日1剂。

【功效】益气养阴润肺。适用于气阴亏耗型百日咳,症见阵咳次数减轻,咳而无力,痰稀少,易出汗,声音低微,食欲不振,舌质淡红,舌苔少,脉细弱。

风热型百日咳治疗偏方

【方药】桑叶10克,菊花10克,百部6克,连翘10克,桔梗6克,前胡6克,浙贝母6克,枇杷叶6克,灸甘草3克。

【用法】以水800毫升,煎取300毫升,分早、午、晚3次,空腹饮服。每日1剂。

【功效】此方适用微恶风寒、发热、喷嚏、咳嗽逐渐加重,昼轻夜重,伴咽红,痰稠不易咯出,舌苔薄黄之百日咳风热型初咳期等症。

【来源】张奎增

小儿顽固性百日咳偏方

【方药】紫草、矮地茶、沙参、桑白皮各10克,杏仁6克,浙贝母、桃仁、甘草各5克。

【用法】水煎分3次服,7天为1个疗程。

【分析】痉挛性阵咳者加葶苈10克,地龙5克;咳痰多者加竺黄、胆星各3克;痰呕甚多者加赭石10克,法半夏5克;面目浮肿者加鸭跖草10克;咯血较多者去桃仁,加茅根30克,藕节10克;肺气虚者沙参加至30克。紫草能透疹解毒活血;矮地茶具有解毒祛痰、凉血之功;沙参、甘草有养肺脾之效;杏仁、贝母利肺止咳;桑皮、桃仁消痰活血。

【功效】祛痰解毒,养阴活血。主治小儿百日咳。

【来源】日本医生长濑千秋的家传秘方

大枣葶苈子治百日咳

【方药】甜葶苈子120克,大枣500克,红糖30克。

【用法】先将甜葶苈子炒黄研为细面,另将大枣加水煮后去皮核,最后将方中药物和匀调成糕即成。将药糕分成4份,每天1份,分4天吃完。

【功效】祛痰定喘。

【来源】秦明

罗汉果炖白菜

【方药】白菜心750克,罗汉果1个,盐、高汤适量。

【用法】白菜心沸水氽过,放大汤碗中,罗汉果掰开,用高汤稍煮,滤渣,倒在汤碗中,入笼蒸 10 分钟,加盐调味。

【功效】滋阴润燥,补肺止咳。可用于辅助治疗百日咳,痰火咳嗽。

【来源】民间验方

治疗百日咳偏方 1

【方药】风粟壳 20 ~ 40 克,糖冬瓜 30 ~ 40 克。

【用法】煎水代茶饮,味甘甜,儿童喜服,每天 1 剂,一般 4 ~ 6 剂即可。

【功效】此方适用于小儿百日咳的初咳期。

【来源】民间验方

治疗百日咳偏方 2

【方药】大蒜 15 ~ 30 克,白糖适量。

【用法】将大蒜去皮,洗净,捣烂,开水浸泡 4 ~ 8 小时,或加水 1 碗煮 1 ~ 2 沸,滤其汁,调入白糖,分 2 ~ 3 次服用。

【功效】本方适用于百日咳。

【来源】民间验方

治疗百日咳偏方 3

【方药】猪肺 1 具,麻黄适量。

【用法】二者洗净,猪肺切片,加水共炖汤服食。

【功效】本方适用于小儿百日咳。

【来源】民间验方

治疗百日咳偏方 4

【方药】万寿菊 15 克,糖适量。

【用法】将万寿菊加清水 2 碗煎至 1 碗去渣,加糖适量调味饮用。

【功效】本方适用于小儿百日咳的痉咳期。

【来源】民间验方

4.7 肺气肿

党参胡桃汤加五味子

【方药】党参 9 克,胡桃仁 30 克,生姜 3 克,五味子 6 克。

【用法】每日 1 剂,水煎,分 3 次服。

【功效】主治肺气肿。

【来源】民间验方

补阴煎加减

【方药】生熟地黄、麦冬、当归、白芍、阿胶、龟胶、党参、炒谷芽各 10 克,枳壳 6 克。

【用法】每日 1 剂,水煎,分 3 次服。

【功效】有滋肾润肺、清虚热、止干咳的

作用。适用肺气阴两虚兼肾阴不足型肺气肿，症见口干，干咳少痰，手足心发热，失眠盗汗，梦遗失精，大便干燥，舌红苔薄黄，脉细数等。

保元汤

【方药】甘草6~9克，党参9~15克，黄芪15~30克。

【用法】每日1剂，水煎，分3次服。

【功效】补气温肾。适用肺气虚兼肾阳不足型肺气肿，症见形寒而畏冷，清涕不收，小便频数，余沥不尽，舌质淡，脉迟。

【来源】中医中药秘方网

川贝糯米治肺气肿

【方药】粳米60克，川贝5~10克，砂糖适量。

【用法】先以粳米60克、砂糖适量煮粥，待粥将成时，调入川贝母极细粉末5~10克，再煮2~3沸即可。温热服食。

【功效】润肺养胃，化痰止咳。治老年慢性气管炎、肺气肿、咳嗽气喘等。

【来源】民间验方

肾虚不固型肺气肿治疗偏方

【方药】肉桂5克，制附片、熟地、山萸肉、茯苓、补骨脂各10克，沉香2克，五味子6克。

【用法】水煎，分3次服，每日1剂。

【分析】若见心悸、汗出，加龙骨30克（先煎）、远志10克；若喘息气短重者，可加服参蛤散（人参、蛤蚧共研末），每次服3克，每日服2~3次，以纳气归肾；若出现口唇紫绀，加当归、丹参、红花各10克以活血散瘀。

【功效】固肾纳气。用于老年慢性支气管炎肺气肿，中医辨证属肾虚不固型。症见咳喘气短，动则更甚，形寒怕冷，手足欠温，腰膝酸软，舌淡苔门，脉沉细。

【来源】中医中药秘方网

三子煎山药

【方药】紫苏子15克，白芥子15克，莱菔子15克，山药100克，玄参30克。

【用法】水煎服，每日1剂，分2次温服。

【功效】降气化痰，止咳平喘；治老年慢性支气管炎伴肺气肿；痰湿壅盛，咳嗽气喘，呼吸困难，痰多而黏，色白有泡，胸满不适，舌红少津，脉细数等。

【来源】白永前

慢性阻塞性肺气肿治疗偏方

【方药】雪梨2~3个，蜂蜜60克。

【用法】将梨挖洞去核，再装入蜂蜜，盖严蒸熟，每天睡前服食，连服20~30天。

【功效】适用于阴津亏虚证。

【来源】民间验方

4.8 肺结核

阴虚火旺型肺结核治疗偏方

【方药】龟板 10 克,阿胶 12 克(烊化),冬虫夏草 12 克,胡黄连 10 克,银柴胡 10 克,百合 30 克,生地黄 20 克,麦冬 12 克,桔梗 12 克,贝母 12 克,当归 12 克,青蒿 15 克,知母 12 克。

【用法】水煎服,每日 1 剂,早晚分 2 次口服。

【功效】滋阴降火,抗痨杀虫。适用于阴虚火旺型肺结核,症见咳嗽,气急,痰黏而少,颧红,潮热,盗汗少寐,胸疼,咯血,遗精,月事不调,消瘦乏力,舌绛苔剥,脉沉细数。

【来源】39 健康百科

鸭梨萝卜生姜蜜

【方药】鸭梨、白萝卜各 1000 克,生姜、炼乳、蜂蜜各 250 克。

【用法】鸭梨、白萝卜和生姜洗净,切碎,分别以洁净的纱布绞汁,取梨汁、萝卜汁放入锅中,先以大火,后以小火煎熬浓缩如膏状时,加入姜汁、炼乳和蜂蜜,搅匀,继续加热至沸,停火,待冷装瓶备用。每次 1 汤匙,以沸水冲化,或加黄酒少许,顿饮,每日 2 次。

【分析】鸭梨、白萝卜、炼乳、蜂蜜均为甘味,有补益作用。梨又可养阴清热,润肺止咳;萝卜有止咳化痰作用,对感冒、流感、脑膜炎、白喉等传染病有一定的预防作用;生姜性味辛、微温,可以发汗解表,温肺止咳;炼乳对于大病后不足,万病虚劳有良好的疗效;蜂蜜补中润燥。所以,制成蜜膏可治疗慢性虚弱性疾病。

【功效】适用于虚劳、肺结核低热、久咳不止等症。

【宜忌】本方脾虚便溏者忌服。

气阴耗伤型肺结核治疗偏方

【方药】太子参 15 克,云苓 15 克,白术 15 克,山药 30 克,桔梗 12 克,百合 30 克,大枣 10 个,黄芪 20 克,莲子 15 克,当归 12 克,白及 20 克,功劳叶 12 克。

【用法】水煎服,每日 1 剂,早晚分 2 次口服。

【分析】方中太子参、云苓、白术、黄芪补益肺脾之气,培土生金;当归滋阴养血;莲心清心除火;大枣和营卫、白术散功为健脾益气,培土生金。

【功效】益肺健脾,杀虫补虚。适用于气阴耗伤型肺结核治疗,症见面色白,神疲体软,咳语声微,纳呆便溏,痰多清稀,畏风自汗与颧红盗汗并见,舌淡苔白有齿痕,脉沉细而少力。

【来源】39 健康百科

功劳叶茶

【方药】鲜嫩功劳叶 60 克。

【用法】水煎数沸,代茶频频饮之。

【分析】功劳叶,性味苦,凉。归肝、肾经。药用部分为冬青科植物枸骨的叶。功劳叶是一种中药,具有清虚热、益肝肾、祛风湿等效用。主要用于阴虚劳热、咳嗽咯血、头晕目眩、腰膝酸软、风湿痹痛、白癜风等。可以内服即煎汤,9～15 克,也可外用,捣汁或熬膏涂敷。

【功效】结核病之潮热,咳嗽咯血。

【宜忌】脾胃虚寒及肾阳不足者慎服。

山药茶

【方药】生山药 64 克。

【用法】将生山药绞汁,稍煎,代茶徐徐温饮之。

【功效】结核潮热,咳喘,自汗,心悸。

【来源】民间验方

苦丁茶

【方药】枸骨叶、茶叶各 500 克。

【用法】将上药晒干,共为粗末,混合均匀,加入适量面粉糊作黏合剂,用模型压成块状或饼状,烘干即得,每块重约 4 克。开水冲泡,代茶饮,每次 1 块,成人每日 2～3 次。

【功效】主治肺痨咳嗽,劳伤失血,腰膝痿弱,风湿痹痛,跌打损伤等。

【来源】39 健康百科

4.9 肺癌

破瘀散结汤

【方药】三棱 15～30 克,莪术 15～30 克,留行子 15～30 克,大黄䗪虫丸 12 克(包),桃仁 12 克,丹参 15 克,海藻 30 克。

【用法】水煎服。

【分析】古人谓:"血郁而成症",方中重用莪术、三棱、留行子等破瘀散结药,具有治疗症痕积癖之效用,现代药理研究提示均有一定抑制癌细胞生长和抗凝血作用。因此,以破血散结药为主,结合辨证施治,治疗血瘀型肺癌具有一定疗效。

阴虚加南沙参 12 克,北沙参 12 克,天冬 12 克,麦冬 12 克,天花粉 15 ~ 30 克,百合 15 ~ 30 克;气虚加黄芪 12 克,党参 12 克,白术 15 克,茯苓 12 克;阳虚加附子 9 克,肉桂 9 克,补骨脂 15 克;痰湿加半夏 30 克,生南星 30 克,米仁 30 克,杏仁 12 克,瓜蒌 30 克,马钱子 3 克;内热加肺形草 30 克,石豆兰 30 克,七叶一枝花 30 克,苦参 30 克,草河车 30 克,黛蛤散 30 克(包)。

【功效】破瘀散结。主治肺癌。

【宜忌】咯血患者慎用。

【来源】上海市中医医院 沈丕安

百合沙参汤

【方药】百合 9 克,熟地 12 克,生地 15 克,玄参 15 克,当归 9 克,麦冬 9 克,白芍 9 克,沙参 15 克,桑白皮 12 克,黄芩 9 克,臭牡丹 15 克,蚤休 15 克,白花蛇舌草 30 克。

【用法】水煎服。

【分析】百合、生地、元参、沙参养阴润肺;当归、白芍、熟地滋阴补血;桑白皮、黄芩泻肺清热;臭牡丹、蚤休、白花蛇舌草清热解毒消肿,故治疗阴虚型肺癌具有一定疗效。

气短乏力加黄芪、党参;胸痛、舌质

紫黯有瘀斑加红花、桃仁、川芎;痰血加蒲黄炭、藕节炭、仙鹤草;胸水加葶苈子、芫花;痰多加生南星、生半夏;低热加银柴胡、地骨皮;高热加石膏。

【功效】养阴润肺,清热解毒。主治阴虚型肺癌。

【来源】湖南省肿瘤医院 黎月恒

参冬白莲汤

【方药】沙参 30 克,天冬 9 克,麦冬 9 克,茯苓 12 克,生地 15 克,淮山药 30 克,川贝母 9 克,知母 9 克,桑叶 9 克,三七 3 克,阿胶 9 克(烊冲),甘草 3 克,鱼腥草 30 克,半枝莲 30 克,白花蛇舌草 50 克。

【用法】水煎服。

【分析】方中沙参、天冬、麦冬、生地滋肺肾之阴,使金水得以相生;川贝润肺止咳;知母、桑叶滋阴清肺,化痰止咳;三七、阿胶止血活血;佐以茯苓、山药资脾胃化源;加鱼腥草、半枝莲、白花蛇舌草以清热解毒,活血化瘀,利水消肿,消瘤散结。

胸痛加赤芍、丹参、郁金、瓜蒌;胸水加龙葵、葶苈子、薏苡仁;咯血加藕节、白茅根、仙鹤草。

【功效】滋阴润肺,消瘤散结。主治气阴两虚型肺癌。

【来源】黑龙江省哈尔滨医科大学附属医院 王帼珍

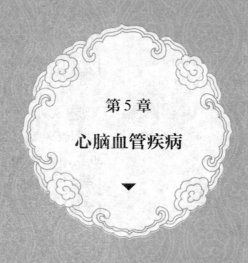

第 5 章

心脑血管疾病

▼

5.1 低血压

炙甘草汤 1

【方药】高丽参 10 克,炙甘草 5 克。

【用法】水煎 4 小时,顿服。

【分析】炙甘草,性味甘,平,入心、肺、脾、胃经。炙甘草是用蜜烘制的甘草。炙甘草为类圆形或椭圆形切片,表面红棕色或灰棕色,微有光泽,切面黄色至深黄色,形成层环明显,射线放射状。炙甘草汤具有益气滋阴、通阳复脉的治疗功效。其中以补血为主,如以清代唐容川为代表的一派医家认为,炙甘草汤是"补血之大剂"。

【功效】适用于体位性低血压。

炙甘草汤 2

【方药】黄芪 30 克,党参 20 克,陈皮 15克,柴胡、远志各 12 克,升麻、当归各 10克,炙甘草 6 克。

【用法】水煎服。

【功效】适用于体位性低血压。

莲枣水

【方药】莲子 20 克,大枣 6 枚,生姜 6 片。

【用法】水煎服,每日 2 次。

【分析】大枣,性味甘,温,入脾、胃经。大枣富含的环磷酸腺苷,是人体能量代谢的必需物质,能增强肌力,消除疲劳,扩张血管,增加心肌收缩力,改善心肌营养,对防治心血管疾病有良好的作用。大枣具有补虚益气、养血安神、健脾和胃等功效,是脾胃虚弱、气血不足、倦怠无力、失眠等患者良好的保健营养品。

【功效】适用于中老年低血压。

【来源】民间验方

甘草茶

【方药】陈皮 15 克,核桃仁 20 克,甘草 3 克。

【用法】水煎服,每日 2 次。

【功效】适用于低血压。

人参鲫鱼粥

【方药】人参、麦冬、五味子各 5 克,鲫鱼 1 条,糯米 10 克。

【用法】将上述 3 药水煎服,取煎液;再把鱼刮鳞去肚杂,与糯米用上述煎液煮粥。食粥,每周 2 次,连服 9 周。

【功效】对于低血压症属气阴两虚者效

果较好。

【来源】民间验方

人参粥

【方药】人参末 3 克(或党参末 15 克),冰糖适量,粳米 100 克。

【用法】将人参、冰糖、粳米同入砂锅,加水煮粥,食粥,早晚分食。

【功效】适用于低血压病。

【来源】民间验方

天麻脑

【方药】天麻 10 克,猪脑 1 个。

【用法】放瓦盆内,加清水适量,隔水炖熟服食,每日或隔日 1 次。

【功效】适用于低血压病。

【来源】民间验方

党参枸杞子煎

【方药】党参 10 克,枸杞子 20 克。

【用法】煎 1 碗汤 1 次服下,每日服 3 次,连服半月。

【分析】枸杞子,性味甘,平,入肝、肾、肺经。具有补肝益肾之功效,《本草纲目》中说"久服坚筋骨,轻身不老,耐寒暑"。中医常用它来治疗肝肾阴亏、腰膝酸软、头晕、健忘、目眩、目昏多泪、消渴、遗精等病症。现代药理学研究证实,枸杞子可调节机体免疫功能,能有效抑制肿瘤生长和细胞突变,具有延缓衰老、抗脂肪肝、调节血脂和血糖、促进造血功能等方面的作用,并应用于临床。

【宜忌】忌吃芹菜、海带、山楂。

5.2 高血压

海蜇拌胡萝卜

【方药】胡萝卜 200 克,海蜇皮 100 克,葱段 10 克,盐 2 克,味精 1 克,白糖 4 克,香油 15 毫升,植物油 15 毫升。

【用法】海蜇皮放入清水中泡发后洗净,切成细丝,用凉开水漂净,沥干;胡萝卜洗净削皮,切成细丝,焯至能掐透,加盐腌 10 分钟左右,用凉开水冲洗干净,沥干;将海蜇皮丝与胡萝卜丝放盘中抖散开。植物油倒入锅内烧热,加葱段炒香,趁热淋到丝上,加白糖、味精、香油拌匀即可食用。

【分析】胡萝卜,味甘、辛,性温,无毒,入肺、脾经。胡萝卜的营养成分极为丰富,含有大量的蔗糖、淀粉和胡萝卜素,还有维生素 B_1、维生素 B_2、叶酸、多种氨基酸(以赖氨酸含量较多)、甘露醇、木质素、果胶、槲皮素、山奈酚、少量挥发油、咖啡酸、没食子酸及多种矿物元素。

美国科学家研究证实:每天吃 2 根胡萝卜,可使血液中胆固醇含量降低 10% ~ 20% ;每天吃 3 根胡萝卜,有助于预防心脏疾病和肿瘤。

胡萝卜还含有降糖物质,是糖尿病人的良好食品,其所含的某些成分,如槲皮素、山奈酚能增加冠状动脉血流量,降低血脂,促进肾上腺素的合成,还有降压、强心的作用,是高血压、冠心病患者的食疗佳品。

【来源】民间验方

蜂蜜荠菜白萝卜汁

【方药】白萝卜 500 克,蜂蜜 10 毫升,荠菜 50 克。

【用法】荠菜洗净,白萝卜洗净切丝,二者用洁净白纱布绞取汁液。在汁液内调入蜂蜜,拌匀即成。每日 2 次,每次 1 剂。

【分析】萝卜味甘、辛,性凉,入肺、胃、肺、大肠经;具有清热生津、凉血止血、下气宽中、消食化滞、开胃健脾、顺气化痰的功效。

【来源】民间验方

蜂蜜荸荠白萝卜汁

【方药】白萝卜 750 克,荸荠 500 克,蜂蜜 50 毫升。

【用法】将白萝卜和荸荠切碎捣烂,置消毒纱布中拧汁,去渣,加入蜂蜜,1 日内分 2 ~ 3 次服完。

【来源】民间验方

糖醋芹菜

【方药】芹菜 500 克,糖、盐、香油、醋各适量。

【用法】将芹菜去老叶洗净,入沸水焯过,待茎软时,捞起沥干水,切寸段,加糖、盐、醋拌匀,淋上香油,装盘即可食用。

【分析】芹菜,其性凉,味甘,无毒。芹菜富含蛋白质、碳水化合物、胡萝卜素、B族维生素、钙、磷、铁、钠等,叶茎中还含有具有药效成分的芹菜苷、佛手苷内酯和挥发油,具有较高的药用价值,具有降血压、降血脂、防治动脉粥样硬化的作用。同时,具有平肝清热、祛风利湿、除烦消肿、凉血止血、解毒宣肺、健胃利血、清肠利便、润肺止咳、降低血压、健脑镇静的功效。对高血压、血管硬化、神经衰弱、头痛脑胀、小儿软骨症等都有辅助治疗作用。国外科学家发现,由于芹菜中富含水分和纤维,并含有一种能使脂肪加速分解、消失的化学物质,因此是减肥的最佳食品。

【功效】降压,降脂。高血压患者可常食。

茭白芹菜

【方药】鲜芹菜30克,鲜茭白20克。

【用法】将芹菜、茭白分别切成小段,放于锅内,加适量水煎煮10分钟后,取汁去渣,饮服。

【功效】平潜肝阳,降血压。

【来源】民间验方

芹菜蜜

【方药】芹菜500克,蜂蜜50毫升。

【用法】将芹菜洗净捣烂绞汁,拌蜂蜜温服,每日3次。

【功效】主治原发性高血压。

洋葱酒

【方药】洋葱50克,葡萄酒100毫升。

【用法】将洋葱捣烂,在葡萄酒中浸泡1日,饮酒食洋葱。每日分成3~4次服用。

【分析】洋葱,性温,味辛甘。有祛痰、利尿、健胃润肠、解毒杀虫等功效。可治肠炎、虫积腹痛、赤白带下等病症。能刺激胃、肠及消化腺分泌消化液,增进食欲,促进消化,且洋葱不含脂肪,其精油中含有可降低胆固醇的含硫化合物,可以用于治疗消化不良、食欲不振。

洋葱是所知唯一含前列腺素A的食物,是天然的血液稀释剂,前列腺素A能扩张血管,降低血液黏度,因而会降血压,减少外周血管和增加冠状动脉的血流量,预防血栓形成。具有对抗人体内儿茶酚胺等升压物质的作用,又能促进钠盐的排泄,从而使血压下降,经常食用对高血压、高血脂和心脑血管病人都有保健作用。

洋葱中含糖、蛋白质及各种无机盐、维生素等营养成分,对机体代谢起一定作用,能够较好地调节神经,增强记忆,其挥发成分亦有较强的刺激食欲、帮助消化、促进吸收等功能。所含二烯丙基二硫化物及蒜氨酸等,也可降低血液中胆固醇和甘油三酯含量,从而可起到防止血管硬化的作用。

【功效】治疗高血压。

洋葱水

【方药】洋葱100克。

【用法】将洋葱切成块,加适量水放榨汁机里榨汁,一次服下,经常服用。

【功效】治高血压,保护心脏。

【来源】民间验方

荷叶茶

【方药】鲜荷叶半张。

【用法】荷叶洗净切碎,加适量水煮沸放凉后代茶饮用。

【分析】荷叶,性味苦涩,平,微咸,入心、肝、脾经,是传统药膳中常用的原料。清暑利湿,升发清阳,止血,降血压,降血脂。适用于中暑热致头昏脑胀,胸闷烦渴,小便短赤等。

【功效】荷叶的浸剂和煎剂具有扩张血管、清热解暑及降血压的作用。

冰糖豆腐粥

【方药】豆腐适量,粳米 60 克,冰糖适量。

【用法】豆腐煮硬米,煮好后加入冰糖,然后再煮 1~2 分钟。当粥饮。

【功效】适用于高血压、食欲不振等症。

醋浸花生米

【方药】生花生米、精醋适量。

【用法】将花生米倒醋内浸泡 7 天,早晚各 10 粒,待血压降后可隔日服用。

【功效】清热等功效,可治高血压。

【来源】民间验方

海带绿豆汤

【方药】海带 150 克,绿豆 150 克,胡萝卜 120 克。

【用法】将海带浸泡、洗净、切碎;绿豆洗净。共入锅内煮至烂熟,用红糖调服,每日 2 次。

【分析】海带,性味咸,寒,入肝、胃、肾三经。海带含藻胶酸、昆布素、半乳聚糖等多糖类,海带氨酸、谷氨酸、天门冬氨酸、脯氨酸等氨基酸,维生素 B_1、B_2、C、P 及胡萝卜素,碘、钾、钙等无机盐。具有消痰软坚、泄热利水、止咳平喘、祛脂降压、散结抗癌的作用。用于瘿瘤,瘰疬,疝气下坠,咳喘,水肿,高血压,冠心病,肥胖病。

【功效】补心,利尿,软坚,消痰,散瘿瘤。

5.3 高血脂

决明子海带汤

【方药】草决明 20 克,海带 30 克。

【用法】将海带泡发洗净,切丝备用;决明子洗净;将海带、决明子一同放入砂锅,加适量清水炖至海带熟。滤药除渣,

吃海带饮汤,每日 1 次,1 个月为 1 个疗程,一般服用 1~3 个疗程。

【分析】决明子,性味甘苦微寒,入肝、胆、肾三经,具有清热、明目、润肠之功效。药用其干燥成熟的种子。决明子含

蒽甙类物质,分解后产生大黄素、大黄素甲醚、大黄酸、大黄酚及葡萄糖等,还含维生素A类物质。实验证明,决明子具有降血压、降血脂、抗菌等作用,对于治疗高脂血症有一定疗效。

【功效】祛脂降压,适用于高血脂、高血压、冠心病或肥胖病人。

【宜忌】泄泻与低血压者慎用决明子制剂。

三七花煮鸡蛋

【方药】三七花10克,4个鸡蛋。

【用法】先将花和鸡蛋煮10分钟,然后将鸡蛋敲碎壳再煮30分钟,花和鸡蛋同吃。

【分析】三七花,味甘,性凉,入肝、心经。药用部分为花的干燥品。三七花是三七全株中皂苷含量最高的部分,三七花总皂甙对中枢神经系统呈抑制作用,具有镇静、安神的功效。用于高血压、头昏、目眩、耳鸣、急性咽喉炎的治疗。

【功效】清热解毒凉血,降血压。

【来源】民间验方

山楂菊花茶

【方药】山楂片10克,白菊花5克。

【用法】山楂片和白菊花开水泡饮,1日2次,连用1个月,也可常用。

【分析】山楂,药用其干燥成熟果实。味酸甘,性微温。山楂果实中含山楂酸、苹

果酸、枸橼酸、咖啡酸、内脂、脂肪、金丝桃苷、解脂酶、鞣质、蛋白质、槲皮素、核黄素、胡萝卜素、糖类及维生素类等多种成分。药理研究发现,家兔连服山楂制剂3周后,血清胆固醇显著下降。山楂与菊花、丹参、元胡、银花、红花、麦芽等配伍,可用于治疗高脂血症、高血压、冠心病所致之胸闷隐痛。

【功效】降高血脂、高胆固醇。

【来源】民间验方

桂圆莲子茶

【方药】桂圆肉10克,莲子15克,银耳6克。

【用法】将莲子煮熟炖烂,再加桂圆肉和泡开洗净的银耳,于汤内稍煮,然后投入冰糖适量食之。早晚各饮1次。

【分析】桂圆肉,性味甘、温,入心、脾经。药用部分为无患子科植物龙眼的假种皮。桂圆含有丰富的葡萄糖、蔗糖、蛋白质及多种维生素和微量元素,有良好的滋养补益作用。

【功效】适用于高血脂伴有头昏眼花、心慌气短、神疲乏力、烦躁失眠者。

【来源】民间验方

山楂枣糖酒

【方药】山楂片3000克,红糖、大枣各30克。

【用法】上 3 味用米酒 1000 毫升浸半月即可服用,浸时每天摇动 1 次。每天 1 ~ 2 次,每次 30 ~ 50 毫升。

【功效】适用于高血脂。

山药大枣羹

【方药】山药 60 克,大枣 10 枚(去核)。

【用法】将山药和大枣共炖烂为羹,再加入白砂糖适量,搅匀后即可食之。每日 1 ~ 2 次。

【分析】山药,味甘,性平,入脾、肺、肾经。山药含有的皂甙、糖蛋白、鞣质、止权素、山药碱、胆碱、淀粉及钙、磷、铁等,具有诱生干扰素的作用,有一定的抗衰老物质基础。

【功效】适用于血脂增高伴有倦怠乏力、胸闷纳差、烦热多汗、大便稀薄者。

【来源】民间验方

楂橙荸荠糊

【方药】山楂肉 30 克,香橙 2 枚,荸荠淀粉 10 克,白糖 60 克。

【用法】将山楂肉加水 2 碗在瓦锅内煮后,用纱布滤渣汁待用。香橙捣烂用纱布滤取汁,两汁调匀煮沸,加糖溶后用淀粉勾芡成糊状食用。

【功效】适用于治疗高脂血。

胡椒绿豆末

【方药】绿豆 21 粒,胡椒 4 粒。

【用法】绿豆和胡椒同研末,用开水一次服用。

【功效】主治血脂高。

【来源】民间验方

鲜菇汤

【方药】鲜菇适量。

【用法】将鲜菇炖汤食用,用量以每天 12 克左右为宜。

【功效】主治高血脂。

虾米煮干丝

【方药】香豆腐干 10 块,虾米 25 克,精盐 4.5 克,黄酒、味精少许。

【用法】香豆腐干洗净用沸水烫 5 分钟,用刀剖成薄片,再切成丝。然后把香干丝用沸水烫 5 分钟,沥干备用。虾米先用黄酒加鲜汤浸发,待质地发软后,去除杂质,加入适量鲜汤,用文火煮 8 分钟,加入精盐、干丝同煮 15 分钟,加少许味精起锅。

【功效】主治体内胆固醇过高。

【来源】民间验方

绿豆萝卜灌大藕

【方药】大藕 4 节,绿豆 200 克,胡萝卜 125 克。

【用法】胡萝卜洗净,切碎捣成泥,用适量白糖将绿豆和胡萝卜调匀。藕洗净,用刀切开靠近藕节的一端,将和匀的绿豆萝卜泥塞入藕洞内,塞满为止,煮熟后当点心食。

【功效】主治高血脂症。

银耳山楂羹

【方药】白木耳 20 克,山楂片 40 克,白糖 1 匙。

【用法】木耳冲洗后,冷水浸泡 1 天,全部发透,择洗干净,放入砂锅中,并倒入木耳浸液,山楂与白糖同放入木耳锅内,炖半小时,至木耳烂,汁糊成羹离火。当点心吃。每次 1 小碗,每日 1~2 次。

【功效】主治高血脂。

5.4 中风

嫩桑皮水煎洗脸治中风口眼歪斜

【方药】嫩桑皮 10 克,槐枝 20 克,艾叶、花椒各 15 克。

【用法】煎汤趁热频洗面部。先洗一边,再洗另一边,洗后应避风寒。

【功效】用于治疗中风所致的口眼歪斜。

【来源】民间验方

橘皮山楂粥

【方药】橘子皮 10 克,山楂肉(干品)15 克,莱菔子 12 克。

【用法】先分别焙干,共研为细末。将糯米 100 克煮粥,粥将成时加入药末再稍煮,放食盐少许调味,即可服食。

【功效】有效调理中风后遗症,证属脾虚痰湿型。表现为头昏眩晕,神志恍惚,肢体麻木,运动不利,脘腹胀满,食少纳呆等。

【来源】民间验方

黄芪地龙瘦肉粥

【方药】干地龙 15 克,猪瘦肉丝 50 克,黄芪 10 克,大米 50 克。

【用法】干地龙切碎,与猪瘦肉丝 50 克共用调味品勾芡。取黄芪、大米,加水适量煮沸后,下地龙及瘦肉丝,煮至粥熟肉烂,即可调味服食。

【功效】适用于气虚血瘀型中风后遗症的治疗。表现为气短乏力,肢软神疲,偏身麻木,瘫肢肿胀等。

【来源】民间验方

淮莲柠檬粥

【方药】淮山药 18 克,莲米 30 克,冰糖 40 克。

【用法】上药分别焙干,共研为细末。将半只柠檬研磨成浆状,置小锅内加水 200 毫升,煮沸,冲入淮山药粉和莲米粉,搅拌成糊状,加冰糖 40 克,凉后随意食用。

【功效】适用脾虚痰湿型中风后遗症。表现为头昏眩晕,神志恍惚,肢体麻木,运动不利,脘腹胀满,食少纳呆等。

【来源】民间验方

玉米糊

【方药】玉米 100 克。

【用法】玉米洗净,晒干,研成细粉,置锅中,加水煮沸后煨成糊状,调味服食。每日 1 次,连吃数月或时时服食。

【功效】有预防脑中风的作用,尤适于口渴、舌苔黄腻属湿热内盛及腰酸、乏力属脾肾亏虚等证型的高脂血症、脂肪肝、血管硬化症等患者。

【来源】民间验方

雪羹汤预防脑中风

【方药】荸荠 30 克,海蜇头 30 克。

【用法】荸荠洗净,去皮,切片。海蜇洗净,切碎。锅中加水,放荸荠和海蜇后烧开,续煮 10 分钟。温服,每日 1 次,连服 2 ~ 3 周,或时时服食。

【功效】特别适合阴虚阳亢、痰热内盛伴眩晕、大便燥结的高血压患者预防脑卒中。

【宜忌】便溏、肢冷者不宜多服。

【来源】民间验方

中风后手足痉挛中药外洗方

【方药】伸筋草、透骨草、红花各 30 克。手足麻木者可加霜桑叶 250 克,煎汤熏洗全身或频洗患肢。

【用法】加水 2000 毫升,浸泡 20 分钟后,煮沸 10 分钟取出,放入浴盆中,药液温度以 50℃ ~60℃为宜,浸洗患肢,先浸洗手部,再浸洗足部,浸洗时手指、足趾在药液中进行自主伸屈活动,每次 15 ~ 20 分钟,药液温度下降后可再加热,每日 3 次,连续用 2 个月。

【功效】适用于治疗中风后手足痉挛症。

【来源】民间验方

海带松

【方药】浸发海带 250 克,香油、白糖、精盐各适量。

【用法】海带洗净,煮透,沥干后切丝。锅中放油,烧至七成热,加入海带丝,煸炒至海带松脆捞出,加白糖、精盐拌匀。时时服食。

【功效】可预防和辅助治疗冠心病和脑中风等。

【宜忌】消瘦者不宜多食。

【来源】民间验方

橘子妙用预防脑中风

【方药】橘子适量。

【用法】每天分早、中、晚吃 3 个橘子,橘子吃完后,留皮,将橘子皮洗净,用沸水冲服,代茶频饮。

【分析】橘子中的多种有机酸和维生素对调节人体新陈代谢等生理机能有好处,尤其对老年人心血管病患者更为适宜。橘皮含有丰富的维生素 B,能维持毛细血管的韧性,可防止血管破裂出血和渗血。它与维生素 C 配合,可增加维生素 C 对坏血病患者的治疗效果。所以患有血管硬化和维生素 C 缺乏的人,非常适宜用橘子皮泡水作为日常饮料。橘子还含有较高的抗氧化剂成分,可以增强人体的免疫力,抑制肿瘤生长。

【功效】对预防脑中风有很好的效果。

【宜忌】橘子不要多吃,吃多就会"上火",从而促发口腔炎、牙周炎等,还会引起"橘子病",出现皮肤变黄等症状。

【来源】张茹

5.5 冠心病

三七茶

【方药】三七花、三七各 3 克。

【用法】沸水冲泡。温浸片刻,代茶频饮。

【分析】三七有活血祛瘀、通络止痛的功效,对冠心病者能起到扩张冠状动脉、增加冠状动脉血流量、减少心肌耗氧量的作用。

【功效】有效治疗冠心病。

【来源】民间验方

山楂桃仁粥

【方药】山楂 30 克,桃仁 10 克,鲜橘子皮 1 个,三七粉 3 克,藕汁 30 毫升,粳米 100 克。

【用法】将桃仁捣碎,鲜橘皮切成细丝,山楂洗净,同放入锅内,加水适量,文火煮粥,代早餐食。

【功效】活血化瘀,行气通络。适用于治疗气滞血瘀型冠心病,症见心前区或胸骨后刺痛或胀痛,固定不移,时发时止,有时痛涉肩背,伴有胸闷憋气,两胁胀痛,善叹易怒,情志不畅,喜欢捶胸。

【来源】民间验方

地骨丹皮茶

【方药】牡丹皮 3 克,地骨皮 10 克。

【用法】沸水冲泡,焖约15分钟饮用。

【分析】牡丹皮镇痛镇静,地骨皮有降血压的作用。

【功效】服用此茶能清脑宁心,主治头晕目眩,胸闷心悸,对防治高血脂、高血压、冠心病等疾病亦有效。

【来源】民间验方

黑木耳防治冠心病

【方药】黑木耳5克。

【用法】将黑木耳用清水浸泡8小时后,洗净去蒂,置于小碗中,放入锅中隔水蒸1小时,出锅后加适量冰糖(也可不加)即可食用,每晚睡前服,连续食用效果甚好。也可把水发后的黑木耳加入菜肴、饺子或包子馅中,长期食用。

【分析】中医认为,黑木耳性平、味甘,能凉血止血,和血养营。黑木耳营养丰富,除含有大量蛋白质、糖类、钙、铁、钾、钠等微量元素外,还含有少量脂肪、粗纤维、维生素B族、维生素K、维生素C、胡萝卜素等人体所必需的营养成分。其中维生素K能减少血液凝块,预防血栓的形成。研究发现,常吃黑木耳可抑制血小板凝聚,降低血液中胆固醇的含量,对防治冠心病、动脉血管硬化、心脑血管病颇为有益。

【功效】防治血管硬化、冠心病效果良好。

【来源】高拯

菊花治冠心病心绞痛

【方药】杭菊花30克。

【用法】每日1剂,水煎,分3次服,2个月为1个疗程。

【功效】适用于冠心病心绞痛患者,症见胸中闷塞,夜间胸痛,口干盗汗,腰酸腿软,舌质红,脉细数者,中医可辨证为肝肾阴虚型。

【来源】施艺精

冠心病发作服丹参山楂粥

【方药】丹参15克,山楂30克,粳米100克。

【用法】丹参、山楂加水烧开30分钟后取汁,将药汁与粳米熬粥食用。每天1次,连食5~7天。

【功效】适用于治疗冠心病,症见心前区疼痛或憋闷,疼痛常放射至颈、臂或上腹部。中医认为,冠心病多因心阳不振、痰瘀阻络所致,以年高肾气虚弱者多见。

【来源】李厚生

当归桂枝汤治冠心病

【方药】当归、炒白芍、党参、炒酸枣仁、沙参、合欢花、白术、茯神各9克,桂枝、远志各5克。

【用法】每日1剂,水煎,分3次服。

【功效】主治窦性心动过速,左心功能不

全,冠脉循环功能不全,中医辨证为气血两虚型,症见心胸隐痛,胸闷气短,动则喘息,心悸,倦怠乏力,心烦。

【来源】梁发

芫荽根茶防冠心病

【方药】芫荽根 10 克。

【用法】洗净后水煎 15 分钟当茶饮用。每周 3 次,连饮 2 周。

【分析】芫荽辛温香窜,内通心脾,外达四肢,可以促进心、脾二脏主血脉、主统血的功能,从而防治胸痹、心痛等心血管疾病。药理学研究发现,芫荽根中的皂甙能保护血管内皮细胞并防止细胞老化,可以扩张血管,促进血液循环。

【功效】饮芫荽根茶可有效预防冠心病。

【来源】陆良宇

红花檀香茶

【方药】红花 5 克,檀香 5 克,绿茶 1 克,赤砂糖 25 克。

【用法】水煎服,代茶饮。

【分析】红花活血祛瘀,檀香功专理气止痛,绿茶可消食化痰,而赤砂糖配伍诸药,则有活血功效。

【功效】该茶剂性味偏于甘温,具有较好的活血化瘀止痛作用,可缓解冠心病患者心胸窒闷、隐痛等症状。

【来源】刘谊人

菖蒲酸梅茶

【方药】石菖蒲 3 克,酸梅肉 5 枚,大枣肉 5 枚,赤砂糖适量。

【用法】上药加水煎汤而成。

【分析】石菖蒲舒心气,畅心神,有扩张冠状血管的作用。

【功效】本茶剂对心气虚弱、心血不足所致的惊恐、心悸、失眠、健忘、不思饮食等症效果尤佳,亦适宜于冠心病患者服用。

【来源】民间验方

姜黄猪心

【方药】姜黄 10 克,猪心 1 个,调料适量。

【用法】姜黄研为细末,猪心洗净,纳姜黄末于猪心中,扎紧,置锅中,加水适量武火煮沸后,改文火煮至猪心烂熟,取出切片,调味服食。

【功效】可养心益气,活血化瘀。治疗冠心病效果好。

【来源】民间验方

山楂桃仁蜜

【方药】鲜山楂 1000 克,桃仁 60 克(打碎)。

【用法】水煎 2 次,去渣取汁,加入蜂蜜250 毫升,上锅蒸 1 小时冷却后备用。每次 1 匙(5 毫升),每日服 2 次。

【功效】此方有活血化瘀、消食润肠、降脂降压之功效。对治疗冠心病有效。

【来源】民间验方

5.6 心悸

三七花茶治心悸

【方药】三七花若干。

【用法】将三七花洗净,用清水浸泡 5 ~ 10 分钟,再放入蒸锅内隔水蒸 10 分钟。将蒸过的三七花放在阳光下晒 1 ~ 2 天,装入密封袋中保存,可每天服 2 次,每次服 3 ~ 5 克,用开水冲泡后代茶饮用。

【分析】三七性温,味甘苦,具有活血化瘀的功效。

【功效】三七花配茶叶较适合有乏力和胸闷等心前区不适症状、心电图有轻度异常改变,且伴有心悸症状的患者使用。

【来源】蒋世和

五苓散苓桂术甘汤加减

【方药】茯苓 15 克,猪苓 10 克,桂枝 10 克,泽泻 20 克,白术 15 克,丹参 15 克,薏苡仁 30 克,石菖蒲 10 克,生甘草 3 克,苍术 12 克,厚朴 10 克,合欢皮 15 克。

【用法】5 剂。水煎服,每日 1 剂。

【功效】健脾利湿,温阳益气。适用于水饮痰湿内蕴型心悸。

【宜忌】忌食生冷、油腻。

【来源】民间验方

五味子粥治心悸

【方药】五味子 10 克,大米 100 克。

【用法】一起用文火熬熟食用,1 日 1 次。

【分析】五味子可益气生津,补肾宁心,特别是五味子中的五味子素、五味子丙素、去氧五味子素等,能增加心脏及冠脉血流量,调节心肌细胞和心、肾小动脉的能量代谢,改善心肌的营养和功能。

【功效】食用可宁心安神,消除心悸症状。中医认为,心悸心慌多是由于气血不足、心失所养所致。

【来源】《医药养生保健报》

茯神粥治疗肝旺心悸

【方药】茯神 20 克,羚羊角粉 2 克,粳米 50 克。

【用法】先将茯神捣碎、研细,煎水后滤取汁液,入粳米加水煮粥,熟后起锅前加入羚羊角粉,调匀即成。每日 1 剂,分 2 次服。

【功效】常服能平肝息风,宁心安神。对肝气偏旺或惊恐所致的心悸、不寐等,以及快速心律失常属肝气偏旺者,有较好的疗效。

【来源】罗邵祥

心中悸动用炙甘草汤

【方药】党参 10 克,麦冬 10 克,炙甘草 3~9 克,生姜 10 克,生地 20 克,桂枝 10 克(去皮),阿胶 10 克(烊化服),麻仁 10 克,丹参 15 克,大枣 5 枚。

【用法】水煎 300 毫升,分早晚 2 次服,每日 1 剂,阿胶烊化服。

【分析】伤寒或杂病之后,阴血不足,阳气不振,心脉失其温养,故心悸而作,脉见结代。应以益气滋阴、温阳复脉为治。方中用党参、炙甘草益心气;麦冬、生地、麻仁养心阴;桂枝、生姜温心阳;阿胶、丹参、大枣养心血。诸药合用,滋而不腻,温而不燥,使气血充足,阴阳调和,则心动悸、脉结代,皆得其平。

【功效】具有抗心律失常、抗心肌缺血再灌注损伤的作用,能降低再灌注诱发的室性早搏和心律失常总发生率,并能缩小再灌注后心肌梗死的范围。适用于心阴阳不足、气阴两虚导致的心动悸,症见虚羸少气,虚劳,汗出,疲乏无力,气短,脉结代(脉律不齐)等症状。

【来源】陈宝贵教授

五圆蒸全鸡

【方药】净母鸡 1 只,桂圆肉、荔枝肉、乌枣、莲子肉、枸杞子各 15 克。

【用法】将净鸡腹部朝上放在大碗中,将桂圆肉、荔枝肉、乌枣、莲子肉、枸杞子放在碗的四周,再加上冰糖、精盐、料酒、葱、姜及清水少许。上笼蒸 2 小时,取出调好味,撒上胡椒粉即成。

【功效】补血养心,益精明目。适用于心脾气血两虚所致的面色苍白、心悸心慌、胸闷气短、失眠多梦或病后、产后体虚,是理想的营养滋补佳品。平常人食用能增加营养,增进食欲。

【来源】《医药星期三》

郁金散解心悸

【方药】五灵脂 3~10 克,蒲黄 10 克,柴胡 10 克,郁金 18 克,当归 30 克。

【用法】将上药共研粉末,加蒸馏水适量调为糊状,外用于患者脐部及内关穴(腕横纹中点上 2 寸),用胶布固定。

【功效】疏肝解郁,活血养血,祛瘀止痛。适用心悸治疗,证属气血虚弱、痰饮内停、气滞血瘀等所致。症见心悸憋气,胸闷不舒,心痛如刺或胀痛,舌紫,属于气滞血瘀型。

【来源】谢林

葛根苦参汤治心悸

【方药】葛根 50 克,苦参 30 克,淫羊藿 25 克,生地 15 克,赤芍 15 克,丹参 15 克。

【用法】水煎服,每日 1 剂,10 天为 1 个
疗程。

【功效】补养心阴,调和阴阳,安神定志,
治心悸怔忡,失眠健忘,头晕眼花等。

【来源】民间验方

人参升麻粥

【方药】人参 5 ~ 10 克,升麻 3 克,粳米
30 克。

【用法】前 2 药水煎取汁与粳米同煮为
粥。每日 1 剂,连服 1 周。

【功效】补气摄血,升阳举陷。适用于气
短懒言,心悸,肢软无力等症。

【来源】民间验方

苦参树根茶治心悸怔忡

【方药】苦参 20 克,大叶榕树根皮 30 克。

【用法】水煎,加冰糖调味,睡前服。

【功效】镇静定惊,安神养血,治心悸怔
忡,失眠烦躁,舌红苔黄,便结尿黄,脉敷。

【来源】叶中田

按压腋窝治疗功能性心悸

【用法】清晨起床前平卧在床上,左右臂
交叉,手臂靠着鼻尖,左手按右腋窝,右

手按左腋窝,以双手食指、中指、无名指
指端(不要用指尖)稍用力,有节奏地按
压腋窝各 50 次,约 1 ~ 2 分钟。

【分析】腋窝是人体五大保健区之一,具
有调气和血、清心宁神的功效,主治心
悸、心痛、失眠、健忘等症。按压腋窝治
疗功能性早搏,一般 1 ~ 2 个月可见效。
另外,对器质性早搏也可收到不同的效
果。若症状消失,仍坚持按压腋窝,可起
到保健作用。

【宜忌】需要注意的是,孕妇、严重心脑
血管病患者忌用。

【来源】民间验方

龙骨小麦汤治心悸

【方药】浮小麦 50 克,甘草 9 克,百合 15
克,生地 18 克,大枣 10 枚,生龙骨 18 克。

【用法】将生龙骨先煎后再与其他药一
起煎,每日 1 剂,分 2 次服。

【功效】本方尤适用于心肝阴虚血少所
致的心悸。

【来源】民间验方

5.7 心率失常

龙眼紫米粥

【方药】龙眼肉 15 克,紫米 50 克,冰糖适量。

【用法】先将紫米加水适量熬成粥,快熟时加入龙眼肉及冰糖,再煮10～15分钟即可。温服,每日1次,1周为1个疗程。

【功效】具有安心补、定魂魄、敛汁液的功效,对气血不足或受惊吓所致的心律失常,有定志安神作用。

【宜忌】体内有火者禁用。

【来源】民间验方

柏子紫米粥

【方药】柏子仁(去壳,用净仁)10 克,枸杞子 10 克,龙眼肉 10 克,大枣 5～10 枚,紫米50 克。

【用法】先将紫米和大枣加水适量煮粥,快熟时加入枸杞子、龙眼肉、柏子仁再煮15 分钟即可。温服,7～10 天为 1 个疗程。

【功效】具有滋肾补血、养心安神的功效。适用于肾气不足、血不养心所致的心律失常。

【来源】罗凯

熟附羊肉麻雀汤

【方药】羊肉 300 克切块洗净,麻雀 2 只(去毛及内脏)洗净,熟附子 15 克,生姜 3 片。

【用法】一齐放入锅内,加清水适量,武火煮沸后,文火煲 2 小时,调味食用。

【功效】适用脾肾阳虚型心率失常,症见全身虚肿,身寒怕冷,神疲乏力,腰酸,纳少,舌质胖淡,苔薄白腻,脉沉迟。

【来源】民间验方

鳖肉枸杞汤

【方药】鳖 1 只(约 500 克),枸杞 30 克,女贞子 25 克,莲子 15 克。

【用法】将鳖宰杀,去内脏、头,加上述中药共煮熟,去药渣吃鳖肉饮汤。

【功效】适用于阴虚火旺型心率失常,症见心悸,心烦少眠,头晕目眩,腰酸耳鸣,舌质红少苔,脉细数或促。

【来源】民间验方

调心汤

【方药】丹参 15～30 克,紫石英20～30

克,党参15～30 克,生地15～30 克,麦冬10～15 克,川芎10～15 克,炙甘草 9 克,连翘 10 克,桂枝3～6 克。

【用法】症状重或开始时,每日 1.5 剂,水煎服;减轻后每日 1 剂,恢复期每 2 日 1 剂。

【分析】方中桂枝用量独轻,借其通阳之性,更有助气阴恢复;紫石英性味甘温无毒,能镇心安神,降逆气,暖子宫,补心气不足,可治虚劳惊悸,心腹痛,咳逆上气。

【功效】活血清营,镇心安神。主治各种早搏。

【来源】薛中理

莲子百合煨猪肉

【方药】莲子 50 克,鲜百合 60 克,瘦猪肉150 克,同放入锅内加水,再加入葱、姜、盐、米酒、味精适量作调料。

【用法】先武火烧沸,再用文火煨炖 1 小时即可,食莲子、百合、猪肉并饮汤。每日 1～2 次。

【功效】适用气阴两虚型心率失常,症见心悸怔忡,自汗,神倦乏力,纳呆,舌质红,苔薄白,脉细略数。

【来源】民间验方

调律丸

【方药】红花、苦参、炙甘草,以 1∶1∶0.6的比例制成浸膏丸。

【用法】每丸重 0.5 克。每次服 3 丸,每日 3 次。4 周为 1 个疗程。

【分析】红花可入心经,善通利经脉,为血中气药,能泻能补,全在剂量上的变化与掌握。用9～12 克,则使血走散,与其行导而活血之力;用 1.5～2.5 克,则疏散肝气,乃其调畅气血之能;若只用 1克,则解散心经邪火,令血脉调和。

【功效】活血养血清心。主治由冠心、风心、风湿活动期、心肌炎及其后遗症所致的各种房性、室性、交界性早搏。

【来源】洪秀芳

白鸽参芪汤

【方药】白鸽 1 只,北芪 30 克,党参30 克。

【用法】将白鸽去毛及内脏,洗净,同北芪、党参一起放锅内煮汤,吃鸽肉饮汤。

【功效】适用心脾两虚型心率失常,症见心悸,面色苍白,失眠,头晕,食欲不振,舌质淡,脉细。

【来源】民间验方

龙枣海参羹

【方药】龙眼肉 30 克,炒酸枣仁 15 克(研为细粉),泡发海参 150 克。

【用法】将海参洗净切成细条,在油锅中略微煸炒后加入龙眼肉和水适量,煮沸,随即加入酸枣仁粉和调味料和匀,然后勾芡成羹。可作菜肴食用。每日1剂。

【功效】益气养血,补心安神。适用于气血亏虚、心阳不足型心率失常,症见心悸怔忡,神倦气短,面色苍白,手足不温,心闷脉弱,舌淡苔薄。

【来源】《民族医药报》

黄精百合莲枣粥

【方药】黄精、百合各30克,莲子(捣碎)20克,红枣20枚,粳米100克。

【用法】先将黄精、百合加水煎煮半小时,去渣取汁,再入莲子、红枣、粳米同煮成粥,分2次服食,每日1剂。

【功效】滋阴降火,宁心安神。适用阴虚火旺、心神不宁型心率失常,症见心悸不安,失眠多梦,头晕耳鸣,善惊胆怯,胸闷心烦,眠食不安。

【来源】民间验方

心律不齐用女贞子

【方药】女贞子15克。

【用法】水煎服,每日1剂,4周为1个疗程,效果不明显的,停药3天再服1个疗程。

【分析】女贞子为木樨科常绿乔木植物女贞的成熟果实,又名白蜡树子、冬青子。其味甘、苦,性凉,具有滋补肝肾、明目的作用。用以辅助治疗多种心律不齐,也有较好的效果。

【宜忌】脾胃虚寒、大便溏泻者禁用。

【来源】山东省莱州市慢性病防治院 郭旭光

青苦茶方

【方药】生地15克,桂枝6~12克,麦冬15克,甘草6克,丹参15克,黄芪15克,大青叶15克,苦参15克,茶树根15克。

【用法】水煎服。

【分析】邪毒鸱张者去桂枝、黄芪,加蒲公英15克,地丁草15克;口腔溃疡者加野蔷薇根15~30克;由阴虚转而气虚重者,去大青叶,加党参12克,加重桂枝。

【功效】清热解毒,养阴复律。主治病毒性心肌炎所致的心律失常。

【来源】上海市岳阳医院 朱锡祺

参芪麦母汤

【方药】党参15克,黄芪15~30克,丹参15克,益母草30克,麦冬15克。阴虚者去党参、黄芪,加太子参15~30克;阳虚者加附块10克,仙灵脾12克;心悸甚者加柏子仁12克,磁石30克;胸痛者加红花12克,王不留行12克;胸闷者加紫苑9克,郁金9克,旋覆花9克。

【用法】水煎服。

【分析】本方中紫苑专入肺经,能宣开肺气而改善心脏供血;王不留行善入血分,通行血脉,走而不守,止痛效佳。本方适用于以气虚血滞为主要表现者。

【功效】益气活血。主治冠心病合并心

律失常。

【来源】上海市岳阳医院 朱锡祺

5.8 心肌疾病

青橄榄有助于降低心肌缺血的风险

【方药】青橄榄 7 枚。

【用法】水煎煮,代茶饮,1 周 3～5 次,长期饮用。

【分析】青橄榄又名青果、橄榄,富含金丝桃苷。该物质对缺血心肌有保护作用,可增强体内抗氧化酶活性,增加心肌供血,降低心肌细胞死亡率,从而保护心肌。

【来源】刘威

沙参水煎治病毒性心肌炎

【方药】沙参 20 克,麦冬 15 克,生地 12 克,玄参 12 克,黄芩 10 克,蒲公英 15 克,大青叶 10 克,炙甘草 6 克。

【用法】水煎服。

【功效】用于治疗急性病毒性心肌炎。

【来源】《中医中药偏方选内科部》

麦冬生地茶

【方药】麦冬、生地各 15 克。

【用法】水煎代茶饮服。

【分析】药理实验发现,口服麦冬煎剂能缓解心绞痛及胸闷等症状,麦冬所含氨基酸及糖类化合物有显著的增强心肌耐缺氧作用。

【功效】清热,养阴生津,益气养心,有助于改善心肌营养,提高心肌耐缺氧能力。

【来源】《医药星期三》

心安煎

【方药】党参 12 克,麦冬 9 克,五味子 6 克,丹参 15 克,青龙齿(先煎)15 克,琥珀粉 1.5 克。

【用法】水煎服。

【分析】心悸者重用青龙齿 18～30 克,琥珀粉 2.1 克,加淡竹叶 9 克;胸闷者加瓜蒌皮 12 克,失笑散(包)12 克,广郁金 12 克,香附 9 克,百合 9 克,枳壳 9 克,佛手 6 克。

【功效】益气养阴,活血化瘀,镇心安神。主治病毒性心肌炎后遗症(属气阴两虚型)。

【来源】上海中医学院 沈道修等

养阴清心汤

【方药】玄参 15 ~ 30 克,沙参 9 ~ 12 克,麦冬 9 ~ 15 克,生地 15 ~ 30 克,大青叶 6 ~ 9 克,蒲公英 9 ~ 12 克,黄芩 9 ~ 15 克,炙甘草 3 克。

【用法】水煎服。症状重时或开始治疗时每日 1 剂,症状减轻后 2 ~ 3 日 1 剂。

【功效】清心祛邪,养心扶阴。主治病毒性心肌炎。

【来源】徐承秋

强心通脉方

【方药】党参 9 克,麦冬 9 克,五味子 9 克,熟附子 9 克,补骨脂 9 克,淫羊藿 9 克,当归 9 克,赤芍 9 克,桃仁 9 克,红花 9 克。

【用法】水煎服。

【分析】方中党参、麦冬、五味子益气养阴,附子、补骨脂、淫羊藿温补肾阳,桃仁、红花、当归、赤芍活血化瘀。

【功效】补心气,通心脉,温肾阳。主治充血型心肌炎。

【来源】山东省中医院

温阳和血汤

【方药】黄芪 15 克,桂枝、炙甘草各 6 克,干姜 3 克,丹参 30 克,当归 12 克。

【用法】水煎服,连服 1 周。再按原方去丹参,每日 1 剂,连服 2 周。另用 10% 葡萄糖 500 毫升加丹参注射液 20 克静滴,每日 1 次。3 周为 1 个疗程。有效者再按原方连服 4 周,然后交替服用归脾丸、金匮肾气丸 3 个月,以巩固疗效。

【功效】温补脾肾,益气养阴,活血通络。主治原发性充血型心肌病。

【来源】祝广庆

宁心汤

【方药】生地 10 ~ 15 克,麦冬 10 ~ 15 克,桂枝 9 ~ 12 克,炙甘草 3 ~ 5 克,党参 10 ~ 15 克,苦参 9 ~ 12 克,甘松 5 ~ 10 克,丹参 9 ~ 12 克,紫石英 10 ~ 15 克,板蓝根 6 ~ 15 克。

【用法】水煎服。3 个月为 1 个疗程。

【分析】早搏频繁加茶树根、常山、生姜;心动过速加琥珀粉(吞);胸闷、胸痛不止加失笑散、郁金或檀香;夜眠欠佳加莲子心、淮小麦和五味子。

【功效】养心阴,补心气,清心活血。主治病毒性心肌炎。

【来源】上海中医学院 邵启惠等

治小儿心肌炎方

【方药】太子参 10 克,麦冬 5 克,五味子 3 克,浮小麦 5 克,大枣 2 枚,炙甘草 10 克,百合 5 克,黄芪 5 克,丹参 10 克,磁石 10 克(先煎),谷芽、麦芽各 5 克,紫苏子 3 克。

【用法】水煎服,每日 1 剂,10 天为 1 个疗程。

【功效】益气养阴,安神定志,治小儿心肌炎,心悸怔忡,胸闷胸痛,气短无力,舌红少苔或无苔,脉细数,心律不齐等。

【来源】岳志文

猪心大枣汤辅治心肌炎

【方药】猪心 1 个,大枣 15 克。

【用法】猪心带血破开,放入大枣,置于碗内,加水蒸熟食用。

【功效】此方可补血、养心、安神,适宜于心血不足之心悸怔忡,乏力倦怠,面色无华,以及各种心脏病的补养调治。

【来源】民间验方

人参芍药散加减

【方药】黄芪 30 克,生龙骨、生牡蛎各 20 克,炙甘草 3 克,党参、麦冬、五味子、白芍、金银花、连翘、远志各 12 克,鸡内金、青礞石、当归、生姜各 10 克,大枣 3 枚。

【用法】水煎服。

【分析】方中党参补元气,益心气,补脾益肺安神;黄芪入脾肺之经,补中益气,为补气之要药;炙甘草补脾气;麦冬、白芍益胃生津,润肠通便,防止辛燥伤阴;五味子益气生津,补肾养心,收敛耗散

之气。

【功效】益气养阴。适用于治疗气阴两虚型心肌炎,症见心悸,胸闷,气短乏力,心律失常,手足心烦热,舌红苔薄黄,脉细数。

【来源】主任医师,硕士生导师,全国名老中医 郭文勤

银花益母饮

【方药】银花 30 克,益母草 20 克,苦参、当归、党参各 15 克,炙甘草 3 克。

【用法】上药煎至 200 毫升,分 2 次口服。疗程 2 个月。

【分析】本方中银花有清热解毒之功效;益母草可明显减慢心率,增加心肌冠状动脉及外周的血流量,改善心肌微循环,对心肌的超微结构,特别是对线立体有保护作用;当归可降低心肌耗氧量,改善心肌微循环;苦参能改善心肌细胞膜、$K+$、Na 的传导,使心肌的应激性降低,延长绝对不应期,由此能抑制异位搏点,防止和治疗心律失常;党参扶阳益气,增强心脏功能,防止心衰;炙甘草和中益气。

【功效】益气强心,活血祛瘀,清热解毒。主治病毒性心肌炎。

【来源】河北省衡水地区医院 刘兴运

5.9 其他心脏疾病

活血心汤治心痛气短

【方药】党参 15 克,黄芪 30 克,玉竹 12 克,桂枝 10 克,丹参 30 克,川芎 10 克,香附 10 克,郁金 10 克,当归 12 克,山楂 20 克,益母草 30 克。

【用法】每次煎药加水适量,小火慢煎,头煎 1 小时,2 煎、3 煎各半小时,3 次煎液混合。每日服药 3 次,每次食后半小时服药。儿童药量酌减。

【分析】丹参、川芎活血化瘀为主药;党参、黄芪益气通阳,使气充血行为辅药;香附、郁金行气,气行则血行,当归、山楂、益母草和血活血,共佐主药发挥作用;玉竹滋阴养心,桂枝通阳化气,共为使药。

【功效】益气通阳,行气活血,通络化瘀,理气止痛。主治心脏病心血瘀症,气虚血瘀,心脉痹阻。心功能Ⅲ级,心力衰竭Ⅱ度。心痛气短,憋闷咳喘,唇甲紫绀,颧红咯血,脘胁胀满,纳呆食少,不耐劳累,舌紫脉涩。

【宜忌】经期慎服,孕妇忌服。

【来源】江苏省盐城市中医院心内科主任中医师,第三批全国老中医药专家学术经验继承工作指导老师 曾学文

茶树根治心脏病

【方药】茶树根 30 克,枫荷梨根 30 克,万年青根 6 克。

【用法】上药共煎,每晚睡前顿服,效果较好。

【分析】茶树根是指山茶科植物茶的树根,不是油茶树的根。茶树根性平,味苦,含有黄烷醇、儿茶素、维生素等物质。具有增强心肌和血管壁弹性的作用,并能使血液中胆固醇含量降低。

枫荷梨为五加科植物树参的根及茎,又名疯气树、鸭脚板、偏荷枫、半边枫等,性温,味甘,有祛风湿、活血脉的作用。

万年青又名斩蛇剑、开口剑、铁扁担,是百合科多年生常绿草本植物。万年青的叶及根茎中均含有强心作用的万年青甙,多用于心脏病后期心力衰竭引起的水肿。但有小毒,且有蓄积作用,用

量及用药时间都需严格掌握,如水肿消退,心率减慢,需及时减量及停药。

【功效】适用于风湿性心脏病。

喝米汤护心脏

【方药】大米 500 克。

【用法】大米中加入 1000 毫升的水,先用武火烧开,然后用文火继续熬煮,直至水变黏稠。在两餐之间饮用。

【分析】米汤性味甘平,能滋阴长力,有很好的补养作用。《本草纲目拾遗》做过解释:"米油,力能实毛窍,最肥人。黑瘦者食之,百日即肥白,以其滋阴之功,胜于熟地也。"熟地,即地黄的再制品,是中医常用的补血药。意即米汤很补气血。而心脏病大多是心血管系统气血不足造成的。同时,米汤中还含有大量的烟酸、维生素 B_1、B_2 和磷铁等无机盐,还有一定的碳水化合物及脂肪等营养素。从中医来讲,米汤性味甘平,有益气、养阴、润燥的功能,饮用它对孩子的健康和发育有益,有助于消化和对脂肪的吸收。所以用米汤给婴儿作为辅助饮料,也较理想。

【功效】补充气血,保护心脏。

【来源】民间验方

三七西洋参粉

【方药】三七粉、西洋参粉各等量。

【用法】两者混合均匀,每日温水冲服。用量根据病情增减,一般人每日服用混合粉末 1 克即可。

【分析】三七粉与西洋参粉搭配服用,一方面三七可化瘀通络,另一方面,西洋参可气阴双补,这对心脏是一个全面的养护。如遇到患者兼有血虚,还可以配合服用龙眼肉,这样,心脏的气、血、阴、阳都得到补充,同时还有化瘀的三七保护,对心脏有益。

【功效】适用心脏经脉瘀阻,同时有气阴两虚等症状。

【来源】民间验方

慢性心绞痛治疗偏方

【方药】紫丹参 30 克,三七粉 2 克(另包,冲服),真降香 5 克,薤白 10 克,远志 10 克,琥珀粉 2 克(另包,冲服),醋柴胡 5 克,杭白芍 10 克,五味子 5 克,青橘叶 10 克,卧蚕草 10 克,党参 10 克,炒枳壳 5 克,桔梗 5 克,炙甘草 5 克。

【用法】水煎分早晚 2 次服,每日 1 剂。晚间服药时以药液冲服琥珀粉、三七粉。

【功效】适用于血瘀气机不畅之冠心病慢性心绞痛发作,伴焦虑失眠的患者。

【宜忌】服药期间宜进清淡易消化之食物,忌食辛辣刺激性食物。避免精神刺激,保持大便通畅。

【来源】王凤花

口服郁金巧治早搏

【方药】郁金适量。

【用法】研成粉末,每次温开水送服5克,每日3次,3个月为1个疗程。

【分析】郁金有行气解郁、活血通络的功效。

【功效】口服对气郁型早搏有一定疗效。

【来源】民间验方

冬防"心梗"常饮姜汤

【方药】生姜适量。

【用法】生姜洗净,切10片,放入清水适量,煮沸20分钟即可饮服。

【分析】中医认为,生姜性温味辛,能通血脉,对降血脂、降血压、预防心肌梗塞有特殊作用,可降低心脑血管疾病的发病率。

【功效】对心脏有保健作用。

【来源】陆剑秋

桂枝加香蕉皮煎汤

【方药】桂枝6克,香蕉皮30克(切成碎块)。

【用法】加水500毫升,煎沸10分钟后去渣取汁饮用,每周2次。

【分析】心绞痛是由于动脉血管狭窄和硬化,导致心肌供血不足所致。桂枝所含的桂皮醛能调节血液循环,增加冠状动脉血流量。香蕉皮含叶黄素,具有延缓老年人动脉硬化进程、防止动脉血管壁增厚、降低动脉栓塞发生率的作用。

【功效】对防治心肌供血不足引发的心绞痛效果尤佳。

【来源】张研

生脉苓桂救心汤

【方药】黄芪、茯苓皮各30克,丹参、党参各20克,麦冬、白术、葶苈子各15克,大枣、炙甘草各3~5克,五味子5克,肉桂(焗)2克。

【用法】每日1剂,水煎分3次服。

【功效】主治心脾两虚、痰瘀壅肺型慢性心衰,症见气短心悸,少气懒言,咳嗽咳痰,腹胀纳呆,大便稀溏,或尿少浮肿,舌质淡红,舌苔薄白,脉虚数或促涩。

【来源】广东省中西医结合学会肾病专业委员会副主任委员,广东省中医药学会糖尿病专业委员会委员,主任医师,教授,博士研究生导师 黄春林

5.10 静脉曲张

芦荟外敷治静脉炎

【方药】鲜芦荟叶 1 片。

【用法】取 1 小段鲜芦荟洗净并减去两边的刺,然后将剖开的芦荟中的胶状物涂在患处皮肤上,外加纱布包扎。每 2 ~ 3 个小时换一次药,每日 5 ~ 6 次,直至患处红肿热痛症状消失,皮肤恢复正常颜色为止。

【分析】中医认为,芦荟具有清热、解毒之功效。现代医学证实芦荟内含有大量蒽醌类化合物,其中以大黄甙含量最高,具有抗炎、抑菌和杀菌作用,能够清除氧自由基,有促进细胞再生和伤口愈合作用,还可以防止血管损伤后的平滑肌再生,避免引起血管狭窄。另外,芦荟中所含的芦荟素能够软化血管,促进血管弹性恢复;所含的芳香类成分具有镇痛作用,能够减轻患者痛苦。

【功效】芦荟外敷几无明显副作用,能有效缓解静脉炎症状,安全性高。

【来源】韩咏霞

熏蒸治早期静脉曲张

【方药】当归、川芎各 15 克,川牛膝、桃仁、红花、鸡血藤、透骨草、艾叶各 10 克。

【用法】取上药共入砂锅加足水量,先浸泡 40 分钟;然后大火煮沸,改小火煎 30 分钟取汁,趁热熏蒸患部(注意:患肢与药液要保持距离,以能耐受为度,防止烫伤)。每日 2 次,每次 20 分钟。

【分析】用中药熏蒸法外治下肢静脉曲张,主要是通过药物的蒸发使药气直接作用于患处,可促使瘀滞的脉络得以通畅,恢复正常血液循环。其中,当归可活血通络;鸡血藤、透骨草可温通经络;桃仁、川芎、红花可活血化瘀,通络止痛;艾叶可温通血脉;川牛膝既可活血,又可引药下行直达病所。

【功效】对静脉曲张早期有效。

【来源】民间验方

抵当通脉汤

【方药】水蛭 6 克,虻虫 6 克,桃仁 6 克,大黄 3 克,银花 30 克,当归 9 克,赤芍 9 克,冬瓜子 30 克,泽泻 9 克。

【用法】水煎服。

【功效】活血化瘀,清热利湿。

【来源】北京市中医医院妇科 刘奉五

大黄酊局部外涂加按摩防治静脉炎

【方药】大黄 15 克。

【用法】将大黄浸泡于 200 毫升 70% 的酒精中,历时 48 小时去渣置于密封瓶内备用。待输入刺激性强的药液时或已发生沿血管走向出现条索状红线,并有红、肿、热、痛等症状出现时,倒少许大黄酊于手心中,用手掌或食、中、无名指 3 指指腹,蘸取药液顺血管走向在穿刺静脉针眼 3～4 厘米处,向心性反复按摩,干后再蘸大黄酊,反复按摩至局部微红发热为度,然后盖上干纱布防见凉,一般输液过程中 1～2 小时按摩 1 次,至滴完。拔针后再按摩 2 次,防止血管变硬。

【功效】治疗药物性静脉炎取得较好疗效。

【来源】江苏南京 黄汇如

治下肢静脉栓塞方

【方药】黄芪 30 克,赤芍、薏苡仁、丹参、川牛膝、地龙各 15 克,当归、桃仁、丹皮、水蛭各 10 克,川芎、红花各 6 克。

【用法】水煎分 3 次服,每日 1 剂。1 个月为 1 个疗程。

【分析】偏热者加知母、丝瓜络各 10 克;偏寒者加桂枝 10 克;夹湿者加苍术、防己各 10 克;纳呆加鸡内金 10 克,炒麦芽

15 克;气血虚弱明显者酌加党参 15 克,枸杞子、白术、杜仲各 10 克。

【功效】主治下肢静脉栓塞。

【来源】桑琨

高渗葡萄糖治静脉炎

【方药】高渗葡萄糖 5 毫升,维生素 B_{12} 注射液 1 毫升。

【用法】用略大于病变部位的纱布湿敷于局部,5 天为 1 个疗程,每日 1 次。

【分析】高渗葡萄糖的高渗作用可以减轻炎性物质的渗出,缓解局部肿胀。维生素 B_{12} 的目的是既可营养神经,又有镇痛作用,利于该病的康复。

【功效】能有效治疗静脉炎。

【来源】谢荣荣

金黄散治疗输液后静脉炎

【方药】天花粉 20 克,黄柏、大黄、姜黄、白芷各 10 克,厚朴、苍术、陈皮、天南星、甘草各 4 克。

【用法】共研细末,用茶水和蜂蜜少许调和成软膏外敷病灶,外用纱布包好,每次 6～8 小时,每日换 1 次药,换药时用生理盐水棉签清洁病灶,连续敷 3～7 天。

【分析】静脉炎是长期输液后易发的疾病之一,用金黄散外敷患处,具有较好的清热消肿、散瘀止痛的作用,有预防和治疗双重效果。敷药时要摊均匀,一般 2～

3 毫米最好。预防输液性静脉炎要在输液后当天应用,连用 3 天。治疗输液后静脉炎,要用 3 天至 1 周。

【功效】本方治疗输液后静脉炎疗效显著。

【宜忌】穿刺点有破损、皮疹者禁用。敷药后若出现皮肤瘙痒、发红疹、水肿或水疱等过敏者,要立即暂停使用。

【来源】民间验方

中药熏治浅静脉炎

【方药】金银花、艾叶、花椒各 15 克。

【用法】取上药加水 3000 毫升,煮沸后放入脸盆中,先用热气熏蒸,待温度降至适宜后,不断用小毛巾蘸药液擦洗患肢,直至将患肢浸泡入药液中。每剂药可重复使用 2 天,再用时将药液烧开即可,每天熏洗 2 次,每次 15 ~ 30 分钟。

【分析】中国传统医学认为,药物性静脉炎系因外伤脉络,造成气血不行,气滞血瘀,脉道瘀阻,久则化热而成。方中金银花清热解毒,艾叶、花椒温经散寒止痛,三者相合而达清热解毒止痛之功效。

【功效】有效治疗药物性静脉炎。

【来源】河北廊坊 刘新华

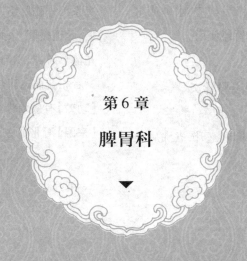

第 6 章

脾胃科

▼

6.1 胃 炎

柚子茶

【方药】老柚子皮 15 克,茶叶 10 克,生姜 2 片。

【用法】水煎服。

【分析】柚子营养价值很高,含有非常丰富的蛋白质、有机酸、维生素以及钙、磷、镁、钠等人体必需的元素,这是其他水果难以比拟的。每 100 克柚子中含有 0.7 克蛋白质、0.6 克脂肪、57 卡热量。中医认为,柚肉甘酸,性寒无毒,具有理气化痰、润肺清肠、补血健脾等功效。鲜柚肉中含有类似胰岛素的成分,有降血糖功效,极有益于糖尿病、心血管病患者,能治食少、口淡、消化不良等症,常食有帮助消化、除痰止渴、理气散结等作用。

【功效】急性肠胃炎。

鸡屎藤粥

【方药】大米 30 克,新鲜的鸡屎藤叶 60 克。

【用法】用清水将米泡软后,加入新鲜的鸡屎藤叶,捣烂后加适量清水煮成糊,调入红糖后即可食用。

【分析】鸡屎藤,性味甘、酸,性平,入心、肝、脾、肾经。鸡屎藤在栽后 9 ~ 10 个月除留种的外,每年都可割取地上部分,晒或晾干即成。或秋季挖根,洗净,切片,晒干供药用。主治祛风除湿,消食化积,解毒消肿,活血止痛,风湿痹痛,食积腹胀。

【功效】健胃消食,治疗急性肠胃炎引起的胃痛等症状。

桂花心粥

【方药】桂花心 2 克,茯苓 2 克。

【用法】桂花心、茯苓放入锅内,加清水适量,用武火烧沸后,转用文火煮 20 分钟,滤渣,留汁。粳米淘净,汤汁放入锅内,加适量清水,用武火烧沸后,转用文火煮,至米烂成粥即可。每日 1 次,早晚餐服用。

【分析】桂花,性味辛,温。桂花中含有钼、硒、钾、钴等对人体有益的微量元素以及紫罗兰酮、癸酸丙酯、芳樟醇氧化物等有机成分。桂花可养颜美容,舒缓喉咙,改善多痰、咳嗽症状,治十二指肠溃疡,荨麻疹,胃寒胃疼等。

【功效】健脾胃,止痛,适用于急性胃炎。

石榴皮蜜

【方药】鲜石榴皮100克,蜜糖300克。

【用法】石榴皮水煮,至稠粘,入糖煮沸即可,每次1勺,开水冲化服用。

【分析】石榴皮,酸涩,温,有毒。入大肠、肺、肾经。石榴皮含多种糅质,当它们与黏膜、创面等接触后,能沉淀或凝固局部的蛋白质,使在表面形成较为致密的保护层,有助于局部创面愈合或保护局部免受刺激。

【功效】适用于急性肠胃炎。

韭菜生姜奶

【方药】韭菜25克,生姜25克,牛奶250毫升。

【用法】捣烂,取汁,兑奶煮沸,趁热服。

【功效】适用于慢性肠胃炎。

梅连平胃汤

【方药】乌梅15克,黄连10克,苍术10克,厚朴10克,陈皮10克,炙甘草5克,生姜10克,大枣5枚。

【用法】每天1剂,煎2遍和匀,每日3次分服。

【功效】理气和中,调和脾胃。

龙眼核

【方药】龙眼核(即桂圆核适量)。

【用法】将龙眼核焙干研成细粉。每次25克,每日2次,白开水送服。

【分析】龙眼核其味微苦、涩、平,内用于胃痛、疝气痛,外用治外伤出血、止血止痛、烧烫伤、刀伤出血等。

【功效】补脾和胃。治急性胃肠炎。

老萝卜肉

【方药】老萝卜干若干,瘦肉100克。

【用法】每餐煮饭时,切3~4片(约1两左右)之陈年萝卜干,洗净蒸瘦肉,放少许水,吃饭时吃,持之以恒。

【功效】适用于慢性胃炎。

猪肚猴头菇莲肉红枣汤

【方药】猪肚1只,猴头菇100克,莲肉30克,红枣10枚。

【用法】将洗净的猪肚在高压锅里煮10分钟,捞起后用清水洗净泡沫,切成条状。同时用温水泡发猴头菇,莲子去皮、心,红枣去核,将4物放入砂锅,加黄酒、酱油、糖适量,烧开后加水,再用文火炖至猪肚酥烂,佐餐食用。

【分析】猴头菇是治疗消化系统疾病和抑制胃痛的良药。它含有丰富的营养物质,如蛋白质、脂肪、铁、磷、钙、胡萝卜素、碳水化合物、热量等,还含有16种天然氨基酸,其中有7种是人体所必需的。猴头菇含硫也非常高,硫对人体是不可缺少的重要的营养元素,进入人体的硫经过一系列代谢过程,绝大部分最终成为无机硫酸盐、硫酸酯及中性硫进入血液循环,功效之一就是健脾益胃,增进食欲,增加胃黏膜屏障机能,对各种慢性胃炎均有较好的治疗作用。

【功效】益气养血,利五脏,助消化。

生姜橘皮煎

【方药】生姜、橘皮各 20 克。

【用法】水煎服,每日 2 ~ 3 次。

【功效】主治肝胃气滞型胃炎,症见胃脘胀痛,饱闷不适。

姜韭牛奶羹

【方药】生姜 15 克,韭菜 250 克,牛奶 250 毫升。

【用法】先将韭菜、生姜切碎后捣烂,再用纱布绞取汁液,一起放入锅内,再向其中加入牛奶,一起加热煮沸后每日早晚趁热服用。

【功效】适用于胃寒型慢性胃炎、胃脘筋、呕吐等病症。

双花茶

【方药】桂花仔 3 克,玫瑰花 1 克。

【用法】将桂花籽研成粉末后同玫瑰花一起开水冲泡,每日服用 3 次。

【功效】适用于慢性胃炎。

甘寒养胃治慢性胃炎

【方药】沙参 20 克,麦冬、石斛、知母、山楂各 12 克,荷叶、厚朴各 9 克,白豆蔻(研粉冲服)6 克。

【用法】每日 1 剂,水煎分 3 次服用。

【功效】甘寒养胃,清热生津。主治胃阴不足型慢性胃炎,症见胃虚嘈杂,烦渴,食少,舌红少苔而干,脉细数无力。

【来源】裴锦华

6.2 胃痛

佛手扁苡粥

【方药】佛手 10 克,白扁豆、薏苡仁、山药各 30 克,猪肚汤及食盐适量。

【用法】将佛手水煎取汁,去渣,纳入扁豆、薏苡仁、山药及猪肚汤,煮为稀粥,略放食盐调味服食,每日 1 剂。

【功效】可泻热和胃,适用于胃脘灼热疼痛,口干口苦,心烦易怒,便秘等。

【来源】民间验方

桃仁猪肚粥

【方药】桃仁(去皮尖)、生地各 10 克,熟猪肚片、大米各 50 克,调味料适量。

【用法】将肚片切细;取 2 倍水煎取汁,加猪肚、大米煮为稀粥,待熟时调味服食,每日 1 剂。

【功效】可益气活血,化瘀止痛。

【来源】民间验方

仙人掌炒牛肉

【方药】仙人掌 50 克,嫩牛肉 100 克,调料适量。

【用法】将仙人掌去皮刺,洗净,切细;牛肉洗净,切片,置热油锅中炒熟后,调味服食。

【功效】可活血化瘀,行气止痛,适用于痛处固定,或痛如针刺等病症。

【来源】民间验方

抑木建中汤

【方药】甘松、党参、白术、白芍、陈皮各 6 克,黄精 9 克,煅瓦楞子 12 克,九香虫 5 克,砂仁 6 克,甘草 5 克,大枣 3 枚,陈饴糖 30 克(冲服)。

【用法】水煎服。

【分析】方中用甘松芳香理气而开脾郁,黄精、党参、白术、甘草、大枣、饴糖补中益气而健脾胃,白芍缓中止痛,九香虫理

气宽胸而止痛,砂仁、陈皮调中理气,和胃醒脾。脾胃和,则脘痛自止。

【功效】治疗胃虚作痛。

【来源】《严氏新定方》

治小儿胃脘痛

【方药】党参 5 克,生姜 3 片,甘草 3 克,黄连 3 克,红枣 2 枚。

【用法】每日 1 剂,饭前服用。

【分析】方中法半夏、生姜性温味辛,辛可立散,温可祛寒,故能散寒开结,降逆和胃,助脾胃健运。蒲公英、黄连,性寒味苦,寒可清热,苦则降逆,故能清热燥湿,降逆消痞,并能抑制和杀灭幽门螺杆菌。党参、红枣、甘草,甘温补脾,益气运脾。诸药共奏辛开苦降、寒温互补、降逆消痞、调畅气机、康复脾胃功能之功效。

【功效】益气健脾,降逆和胃,调理气机。主治脾胃虚弱、升降失常、寒热互结于中焦的小儿胃脘痛。

【来源】第一批全国老中医药专家、学术经验继承工作指导老师、青海省名医 陆长清

中药肚兜治胃脘隐隐作痛

【方药】荜拨、干姜各 15 克,甘松、山柰、细辛、肉桂、吴茱萸、白芷各 10 克,大茴香 6 克,艾叶 30 克。气虚加党参、生黄芪各 30 克;兼中气下陷加柴胡、升麻各

15 克；气滞加香附、佛手、炒枳壳各15 克。

【用法】上药共研细末，用柔软的棉布折成 20 厘米×20 厘米的兜肚形状，内层铺上少许棉花，将药末均匀撒上，外层加一块透气良好的棉布，然后用线缝好，防止药末堆积或漏出，兜于胃脘部，注意要紧贴胃脘部皮肤，以助药力直达病所。1 个月为 1 个疗程，一般 1 个疗程可见效，如未痊愈，可继用第 2 个疗程。

【功效】适用胃脘隐隐作痛，得食则缓，泛吐清水，胃部有冷感，喜暖喜按，或兼有大便溏薄，四肢不温。凡中医辨证属脾胃虚寒者均适用本法。

【来源】江苏省如东县人民医院 张鹏

肉桂粉治疗寒气导致的胃痛

【方药】肉桂粉 4 克。

【用法】加开水 200 毫升冲泡，温热饮用，1 次喝完。

【分析】肉桂粉具有散寒止痛、温经通络的功效。现代药理研究发现，肉桂中含有一种叫桂皮油的芳香挥发油，其主要成分为桂皮醛、乙酸苯丙酯等，对胃黏膜有一定刺激作用，有助于排出胃及肠道内的寒气、积气，缓解胃痉挛性疼痛。

【功效】适用于治疗寒气导致的胃痛，缓解胃痉挛性疼痛。

【来源】湖南郴州 赵振国

瘀血停胃型胃痛治疗偏方

【方药】蒲黄、五灵脂各 15 克，丹参 12 克，檀香 6 克，砂仁 10 克。

【用法】水煎，分 3 次服用，每日 1 剂。

【功效】化瘀通络，理气和胃。用于治疗胃脘痛，中医辨证属瘀血停胃型。临床常见胃脘疼痛如针刺，痛有定处，按之痛剧，入夜尤甚，或见吐血黑便。

【来源】白奇连

卷心菜汤

【方药】卷心菜 1 个，调料适量。

【用法】上锅热油，放入葱姜调料，爆炒后，放入洗净切碎的卷心菜，翻炒后，放入适量的水，开锅后，再焖煮 10 分钟。吃菜喝汤。

【分析】卷心菜中的维生素 U 能促进胃黏膜分泌胃液，保护胃壁免受刺激。生吃卷心菜可以最大限度地保全营养，但对于胃不好的人，可以试着用卷心菜做汤。卷心菜煮过后，80% 的有效成分会溶入汤汁中，连同汤汁一起吃下，能摄取大量维生素 U。需要提醒的是，煮卷心菜的菜汤直接饮用并不好喝，用它做酱汤或炖菜效果会好一些。

【功效】护胃健胃，预防胃痛。

【来源】民间验方

玫瑰花茶缓解胃痛

【方药】干燥玫瑰花适量。

【用法】把干燥的玫瑰花放入茶壶中,倒入热水。将第一泡的水倒掉,洗去沾染在花上的杂质和灰尘。以 7～10 朵为佳,然后保持 95℃～100℃ 的水温,泡一会儿后饮用即可。

【分析】玫瑰花茶具有缓解胃痛和神经性胃炎的作用。此外,玫瑰花茶还具有补养血气、润泽肤颜等功效,对于工作辛苦、压力繁重的现代人而言,是非常合适的下午茶饮品。它不但可以解除胸闷胀痛,还能对女性生理期间的烦躁情绪进行调理。

【功效】缓解胃痛。

【来源】民间验方

6.3 胃下垂

龙眼肉炖猪肚

【方药】干龙眼肉 100 克,猪小肚 1 个。

【用法】炖熟后服用,每日 1 剂。

【功效】有健脾益胃、升提中气的作用。适用于治疗胃下垂,症见食欲不振,上腹疼痛,腹胀,泛酸,胃脘部有下坠感等。

【来源】龚文采

健脾消积治胃下垂方

【方药】枳实、白术各 15 克,生姜、生麦芽、生神曲、生山楂各 10 克。

【用法】每日 1 剂,水煎,分 3 次于进食前半小时服用。

【功效】理气化饮,健脾消积。主治胃下垂,中医辨证属脾虚水停型,症见上腹胀满,动摇有声(振水音),食后加重,食欲不振,浑身乏力,舌淡胖,苔厚腻,脉滑。

【来源】陈中强

养阴活血汤

【方药】沙参 15 克,麦冬 15 克,生地黄 12 克,玉竹 10 克,白芍 10 克,枳壳 10 克,党参 10 克,红花 6 克,桃仁 10 克,当归 10 克,炙甘草 3 克。

【用法】水煎服。

【分析】现代医学研究认为,胃下垂是由于胃本身形态及位置明显改变,牵引、扭曲及压迫血管,致使胃壁静脉回流障碍,加之对周脏器的机械性挤压而发生气血瘀滞,故以养阴活血法治疗,获得较好的疗效。

【功效】益胃养阴活血。主治胃下垂。

【来源】湖南省道县人民医院 陈勇

柴胡枳壳汤治疗胃下垂

【方药】柴胡、枳壳、白术、元胡各 12 克，灸甘草 3 克，白芍、郁金、陈皮、升麻各 8 克，砂仁 5 克。嗳气酌加旋覆花、代赭石各 15 克；泛酸酌加煅瓦楞子、乌贼骨各 20 克。

【用法】每日 1 剂。水煎，分 3 次服用。1 个月为 1 个疗程。

【功效】主治肝郁气滞型胃下垂。

【来源】劳宏涛

疏肝益气汤

【方药】柴胡 3 克，灸升麻 3 克，灸甘草 3 克，枳壳 20 克，白芍 10 克，玄胡 10 克，炒川楝 10 克，白术 10 克，炒神曲 10 克，山楂 10 克，党参 10 克，黄芪 10 克。

【用法】每剂煎 2 次，首次加水约 500 毫升，煎至 200 毫升，同法再煎 1 次，将 2 次药液混合，分 2 次饭后服用。

【分析】上腹剑突下疼痛明显者加檀香 5 克；进甜食后腹胀加重者去党参，加太子参 20 克；喜热食恶寒食者，加桂枝 3 克，干姜 5 克，饴糖 15 毫升；常叹气觉舒者加橘叶 5 片，生麦芽 10 克；合并慢性胃炎、泛酸者加白及 10 克，黄连 3 克，吴茱

萸 3 克；伴肠鸣者加泽泻 5 克；肝下垂者加醋刺鳖甲 30 克；病程长、上腹痛甚、频嗳气者加沉香 5 克。

【功效】疏肝益气。主治胃下垂。

【来源】湖北省蕲春县横车卫生院 王荫龙

猪肚黄芪汤

【方药】猪肚 1 只，黄芪 60 克，陈皮 30 克。

【用法】将猪肚去脂膜，洗净，黄芪、陈皮用纱布包好放入猪肚中，麻线扎紧，加水文火炖至猪肚熟，再加适量调味品，趁热食肚饮汤，分 4 次 2 天食完。5 只猪肚为 1 个疗程。

【分析】黄芪为补气要药，陈皮理气健脾，和中消滞，猪肚能"补胃益气"。

【功效】猪肚黄芪汤可补中气，健脾胃，行气滞，止疼痛，对于中气不足、脾胃虚弱之胃下垂，颇有效验。

【来源】民间验方

猪脾枣米粥

【方药】猪脾 2 个，枣 10 枚，粳米 100 克。

【用法】将猪脾洗净切片，锅中微炒，加入大枣、粳米添水煮粥，可酌加白糖调味，空腹服食，每日 1 次。半个月为 1 个疗程。

【分析】猪脾可健脾胃，助消化；大枣和胃养脾，益气安中；粳米补胃气，充胃津。

【功效】对于由胃下垂引起的形体消瘦，脘腹胀满，食欲不振，倦怠乏力，有康复保健之效。

【来源】民间验方

调气益胃汤

【方药】柴胡 9 克，白术 12 克，白芍 12 克，茯苓 12 克，枳实 15 克，党参 15 克，山药 30 克，黄芪 30 克，生麦芽 20 克，炒葛根 18 克，桂枝 6 克，炙甘草 6 克。

【用法】水煎服。

【分析】脾胃湿热者加藿香、黄连；脾胃阳虚者加制附片，并加重桂枝剂量；胃寒疼痛者加高良姜、玄胡；大便秘结者加槟榔、麻子仁；腹泻者加肉豆蔻、五味子；泛恶口臭者加左金丸；伴有血瘀者加失笑散；泛酸者加乌贼骨、煅瓦楞子；神经衰弱者加炒枣仁、合欢皮。

【功效】补气健脾，升阳举陷，温补肾阳。主治胃下垂。

【来源】山东省潍坊市五井煤矿职工医院 许永顺等

肝郁脾虚型胃下垂治疗偏方

【方药】夜交藤 20 克，煅瓦楞子（先煎）15 克，白术 10 克，柴胡、香附、陈皮、炒枳壳、党参、栀子、炒神曲、炒麦芽、炒山楂各 8 克，葛根、黄连、吴茱萸、甘草各 4 克。

【用法】每日 1 剂，水煎，分 3 次服用。

【分析】方中柴胡、香附、陈皮、炒枳壳疏肝理脾，调理肝脾气机；党参、白术、炒神曲、炒麦芽、炒山楂、葛根健脾益胃，升提中气；黄连、吴茱萸、煅瓦楞子寒热并用，制酸止呕；夜交藤、栀子清热、除烦、安神。

【功效】适用于治疗肝郁脾虚型胃下垂，患者脾胃虚弱且有情绪不遂等诱因，导致肝木乘土，木土失和。症见胃脘、胸胁胀满疼痛，食欲不振，嗳气频作，嘈杂吞酸，郁闷烦躁。

【来源】北京中医药大学主任医师、教授，临床中药学专业博士生导师、学科带头人 颜正华

莲子山药粥

【方药】猪肚 1 只，莲子、山药各 50 克，糯米 100 克。

【用法】将猪肚去除脂膜，洗净切碎，莲子、山药捣碎，和糯米同放锅内，加水文火煮粥，早晚 2 次食完，隔日 1 剂。10 天为 1 个疗程。

【分析】猪肚"为补脾胃之要品"，山药、莲子、糯米补中益气而养胃阴。脾胃得补，则中气健旺，下垂的脏器即可回原位。

【功效】适用脾胃虚弱的胃下垂。

【来源】民间验方

6.4 胃溃疡

土豆蜂蜜膏

【方药】鲜马铃薯 1000 克,蜂蜜适量。

【用法】将鲜马铃薯洗净,用搅肉机捣烂,用洁净纱布包之挤汁;放入锅内先以大火煮沸,再以文火煎熬;当浓缩至黏稠状时,加入 1 倍量的蜂蜜一同搅拌,再以文火煎至成膏状,冷却后待用。空腹时服用,每日 2 次,每次 1 汤匙,20 天为 1 个疗程。

【分析】土豆所含的纤维素细嫩,对胃肠黏膜刺激少,有解痛及减少胃酸分泌的作用。土豆有和胃调中、健脾益气的作用,对胃溃疡、习惯性便秘、热咳及皮肤湿疹也有治疗之功效。英国曼彻斯特大学一项最新研究发现,土豆中含有一种可治疗胃溃疡的特种抗菌分子。研究人员发现,与抗生素相比,它不但可以治愈和预防胃溃疡病,而且不会产生抗药性,也没有任何副作用。

【功效】适用于治疗胃和十二指肠溃疡等症。

【来源】民间验方

韭菜白汁防治胃溃疡

【方药】韭菜白 200 克。

【用法】韭菜白焯水后榨汁,再与 2~3 茶匙蜂蜜同饮。每天 1 次,连服 1~2 周。

【分析】研究发现,韭菜白(韭菜下端发白部分)对药物诱发的胃黏膜损伤有保护作用。通过提高抗氧化酶的活性、增强清除氧自由基的能力和降低丙二醛含量来减轻胃黏膜损伤。

【功效】有效预防胃溃疡。

【宜忌】需注意的是,鼻出血、痔疮出血等阴虚火旺者不宜饮用。

【来源】硕士 张艳

猪肚粥治胃溃疡

【方药】猪肚半个,粳米 50 克,薏苡仁 30 克,三七 6 克。

【用法】将猪肚剁成肉酱,加水放在砂锅上炖熟,然后加入粳米、薏苡仁、三七煮沸 30 分钟后去掉三七食用,每日 1 剂,连服 1~2 周。

【功效】适用于消化性胃溃疡。

【来源】民间验方

一贯煎加减

【方药】北沙参、麦冬、当归身各9克,生地黄18~30克,枸杞子9~18克,川楝子4.5克。

【用法】水煎服,每日1剂,饭后温服。

【功效】养阴益胃化瘀。适用于胃溃疡。

【来源】民间验方

黄芪建中汤加减治胃溃疡

【方药】饴糖30克、桂枝15克、芍药18克、生姜9克、大枣6枚、黄芪30克、炙甘草6克。

【用法】水煎服,连服3~5剂。

【功效】温补脾胃,缓急止痛。适用于胃及十二指肠溃疡,症见饥则胃脘疼痛,食之则痛减或止,喜按喜暖,畏惧生冷与硬物,勉强食之,其痛必发。

【来源】民间验方

黄芪白头蜜汁

【方药】白头翁150克,生黄芪100克,蜂蜜200克。

【用法】先将白头翁、生黄芪洗净,切碎,加水浸过药面浸泡3小时,置火上煎熬1小时,过滤取汁;渣再加水浸过药面,煎1小时,过滤取汁,然后将两次滤取的药汁混合,加热浓缩至800毫升,加入蜂蜜煮沸,冷却后贮瓶备用。口服,每日3次,每次20毫升,饭前温开水冲服。

【功效】适用于治疗胃溃疡。

【来源】张可堂

虚寒胃病生姜巧治

【方药】生姜50克。

【用法】煎水喝,每天分2次服用,直到疼痛、呕吐、反酸等症状缓解。

【分析】生姜属于辛热燥烈之品,所以阴虚有热、内热偏重及舌苔黄而干的患者,忌食生姜。另外,患有肺炎、肝炎、肺结核、胆囊炎、肾炎、痔疮等疾病的人,也不宜长期大量食用生姜。

【功效】适用于因感受风寒或饮食生冷而导致胃溃疡发作的患者。

【来源】刘英东

凉拌螺旋藻治胃溃疡

【方药】螺旋藻50克,生抽、芝麻、蒜、葱、醋、香油调料适量。

【用法】将螺旋藻用温水泡发,将发好的海藻用水焯熟,然后过凉开水。将蒜、葱切好,加上生抽、醋、香油做汁,与海藻搅拌均匀。佐餐吃。

【分析】螺旋藻含有丰富的叶绿素、藻兰素、β胡萝卜素和α亚麻酸,这些物质均具有抗黏膜组织炎症、修补细胞损害和恢复正常分泌的效果。螺旋藻还具有促进细胞生长和促进溃疡组织修复的作用,并具有促进手术切口愈合的作用,对改善消化道症状如恶心、呕吐、反酸、嗳气、便秘、腹胀,配合止血剂控制消化道出血疗效显著,未发现不良反应及毒副作用,用于治疗消化性溃疡疗效确切。螺旋藻是碱性,食后能迅速分解成细小微粒子敷于胃,在十二指肠黏膜上形成一层保护膜,由此促进黏膜再生,修复损伤的胃、肠黏膜,使伤口愈合,并能中和分泌过多的胃酸,使胃肠倍感舒适。长期食用,使肠胃表面光滑富有弹性,恢复活力。

【功效】适用于治疗胃和十二指肠溃疡等。

【来源】民间验方

烤馒头片治胃寒性胃溃疡

【方药】馒头若干。

【用法】将馒头切成薄片,放到炉火上烤,直至烤到两面都呈金黄色,然后趁热吃下,一日三餐都可吃,在食用馒头片期间,主食可酌减。长期坚持有良效。

【分析】小麦是冬天种、农历 5 月收,它的阳气最重,属温性。温性的小麦面粉做馒头时放了点碱发起来,就很容易消化,再将其烤黄时,就更温了,吃了可以温胃散寒,这就是烤馒头能治疗胃寒型溃疡病的道理。

【功效】适用胃寒型胃溃疡。

【来源】民间验方

山楂配黄芪治消化性胃溃疡

【方药】山楂 20 克,黄芪 15 克,白及 12 克,丹参、川芎、延胡索、赤芍、白芍、川楝子、白术、柴胡、陈皮各 9 克。

【用法】水煎服,每日 1 剂,6 周为 1 个疗程。

【分析】泛酸加海螵蛸、甘草;口苦、咽干加黄连、黄芩;畏寒喜暖加肉桂、生姜;呃逆加砂仁、制香附;食后饱胀加麦芽、鸡内金。

【功效】适用于治疗消化性胃溃疡。

【来源】河北省河间市人民医院

白胡椒煲猪肚

【方药】白胡椒粉 10 克,猪肚 1 个。

【用法】将白胡椒放入洗净的猪肚内,并加少许水,用线扎紧猪肚头尾,文火煲。待猪肚煮熟后,加食盐少许调味即可。隔 3 日 1 次,连续 5 次为 1 个疗程。

【功效】散寒止痛。适用邪犯胃型胃溃疡,患者常表现为胃脘疼痛并突然发作,受寒加剧,得温痛减,畏寒喜暖,口不渴,喜热饮热食,小便清长等。

【来源】民间验方

泻心汤加减

【方药】大黄 6 克,黄连、黄芩各 3 克。如食积腹胀,嗳腐食少,加鸡内金 6 克,炒山楂、炒麦芽、炒神曲各 15 克,助运消积;如胃中灼热,舌质红,苔黄厚腻,可去生姜;如胃脘胀痛,胸闷嗳气,喜叹息,烦躁易怒,加白芍 9 克,郁金、柴胡各 6 克,柔肝理气消郁;如腹冷痛喜按,畏寒肢冷,手足欠温,大便溏薄,小便清长,舌淡苔白,脉沉迟,可加附子、肉桂各 6 克,温补阳气。

【用法】每日 1 剂,水煎,分 3 次服用。

【功效】适用消化性胃溃疡。

【宜忌】忌食肥甘等不易消化食物及生冷辛辣等刺激性食物,杜绝烟、酒、茶等对脾胃的不良刺激。

【来源】第三、第四批全国名老中医学术经验继承工作指导老师,国家级名老中医 许彭龄

莲藕梨汁

【方药】莲藕 100 克,大鸭梨 1 个。

【用法】分别切成小块榨汁,然后混匀两种汁饮用,每日 1 次,空腹服用,连服 3 天。

【功效】适用于治疗胃热炽盛型胃溃疡,症见胃脘灼热疼痛,喜欢冷饮冷食,口臭,牙龈出血,小便色黄而短少。

【来源】民间验方

山楂配当归治胃痛胃溃疡

【方药】炒山楂 15 克,当归 10 克,沙参 15 克,黄芪 15 克,炙甘草 5 克,海螵蛸 10 克,大枣 6 克。

【用法】水煎服,每日 1 剂,饭后温服。

【分析】《证治汇补·心痛选方》中就有"服寒药过多,致脾胃虚弱,胃脘作痛"的记载。《本草衍义补遗》中有山楂"健脾"功效的记载。《本草纲目》曰山楂主治"滞血痛胀",当归能"润肠胃……和血补血"。加上黄芪健脾益气,北沙参养胃生津,海螵蛸止酸止痛,炙甘草、大枣健脾养胃等,共奏良效。

【功效】适用于治疗胃溃疡,症见体型消瘦,胃脘隐痛喜按,喜温饮,时吐清水涎沫,纳差,神疲,乏力。

【宜忌】禁食生冷硬食。

【来源】民间验方

花生牛奶浆调蜂蜜治胃溃疡

【方药】生花生仁 50 克,牛奶 200 克,蜂蜜 30 克。

【用法】将生花生仁洗净,用清水浸泡 30 分钟,取出捣烂。牛奶煮沸,加入捣烂的花生仁,再煮沸,取出稍放凉调入蜂蜜即成。睡前口服,每日 1 剂,2 周为 1 个疗程。

【分析】花生味甘性平,有健脾和胃、利肾去水、理气通乳等作用。牛奶为营养补益之品,有助于修复和保护胃黏膜。蜂蜜味甘,有缓急(症)止痛的作用。实

验证明,蜂蜜有消炎、促进黏膜愈合的功效,适量服蜂蜜可以缓解消化道溃疡引起的疼痛。此外,花生、牛奶、蜂蜜等都是营养丰富的食物,作为一种营养饮品,胃溃疡者可适量服用。

【功效】此方治疗慢性胃溃疡有效。

【来源】《民族医药报》

肝胃不和型消化性溃疡治疗偏方

【方药】柴胡、大枣各 10 克,白芍、川芎各 8 克,川楝子 12 克,半夏 3 克,生姜、黄连、吴茱萸、陈皮、甘草、香附各 5 克。

【用法】水煎,分 3 次服用,每日 1 剂。

【功效】疏肝理气,调和脾胃。用于治疗消化性溃疡,中医辨证属肝胃不和型。症见胃脘胀满,攻撑作痛,脘痛连胁,嗳气频繁,遇烦恼郁怒则发作或加重。

【来源】史丽清

乌贼浙贝母汤治消化性溃疡

【方药】乌贼骨、浙贝母、白及、蒲公英、煅瓦楞子、元胡、沙参各 15 克,黄芪 30 克,白芍、炒白术各 12 克,甘草 3 克。

【用法】每日 1 剂,水煎分 3 次服。

【功效】主治消化性溃疡。

【来源】郑国辉

蜂蜜巧治肠胃溃疡

【方药】丹参 6 克,炙甘草 3 克,蜂蜜 20 克。

【用法】丹参、炙甘草用沸水冲泡 20 分钟后,加入蜂蜜 20 克,饮服,每日 1 次。

【分析】中医认为,蜂蜜能清热、补中、解毒、润燥和止痛。《本草纲目》记载,"蜂蜜味甘而平,能解毒,柔而濡泽能润燥,缓而去急,能止肌肉疮疡之疼痛。"现代医学研究表明,蜂蜜所含的锰等无机盐,有促进食物消化的作用,从而减轻胃肠负担。

【功效】可以用来治疗胃及十二指肠溃疡。

【来源】阳小波

6.5 胃癌

气血双亏型胃癌治疗偏方

【方药】黄芪 30 克,人参 30 克,党参 30 克,白术 10 克,茯苓 10 克,黄精 10 克,甘草 6 克,当归 6 克,谷麦芽各 15 克,仙灵脾 10 克。

【用法】水煎服,1 日 1 剂,连服 7 天为 1

个疗程。

【功效】补气养血,健脾补肾。适用于气血双亏型胃癌,症见重度贫血,面色苍白无华,面目虚肿,畏寒身冷,全身乏力,心悸气短,头晕目眩,虚烦不寐,自汗盗汗,纳少乏味,形体羸瘦,上腹包块明显。多因气血双亏、脾肾不足所致。

【来源】欧阳军

高良姜槟榔治胃癌

【方药】高良姜、槟榔等若干。

【用法】上药炒过后研为末,用米汤送服,每次6克。

【功效】清热解毒,化解散邪,适用于治疗胃癌。

【来源】《抗癌中草药制剂》

瘀毒内阻型胃癌治疗偏方

【方药】茵陈25克,银柴胡12克,仙鹤草30克,蜂房12克,五灵脂、干蟾皮各9克,半枝莲30克,制胆星10克,紫草、石斛各15克,生地、麦冬各20克,黄芩15克,知母12克,枳实6克。

【用法】每日1剂,水煎服。

【功效】解毒散结,育阴清热,尤适用于瘀毒内阻型胃癌。

【来源】北京东直门医院

蟹壳山楂粉治疗胃癌

【方药】蟹壳15克,干山楂35克。

【用法】先将蟹壳用微火焙干,与干山楂共研成细末,备用。每日2次,每次10克,空腹温开水送服。

【分析】螃蟹是药食同源的佳品,它性寒味咸,具有清热散结、益气养阴的功效。许多人吃完螃蟹后把螃蟹壳都扔掉了,其实蟹壳也具有良好的药用价值。中医认为,蟹壳清热解毒、破瘀消积的功效比蟹肉更为显著。近年来研究发现,蟹壳有抗癌作用,蟹壳中所含的几丁聚糖具有抗癌抑癌活性,这引起了世界医药学界的极大关注,认为其为"生命第六要素"。日本东北药科大学等研究机构发现,几丁聚糖是免疫促进物质,而且几丁聚糖具有直接攻击癌细胞的作用。山楂具有防癌功效,其所含的黄酮类成分具有抗癌作用。

【功效】具有养阴抗癌、活血散结的功效。对中老年早期胃癌患者不仅可增强机体的抗癌能力,而且对癌瘤实体具有活血散结的疗效,可用于胃癌患者的辅助治疗。

【来源】《医药养生保健报》

肝胃不和型胃癌治疗偏方

【方药】柴胡10克,郁金10克,枳壳10克,旋覆花(包)10克,代赭石15克,半夏5克,杭白芍15克,甘草6克,焦三仙

30 克,玫瑰花 10 克。

【用法】水煎服,1 日 1 剂,连服 7 天为 1 个疗程。

【功效】健脾理气,疏肝解郁。适用肝胃不和型胃癌,症见胃脘胀满,时时作痛,串及两胁,口苦心烦,嗳气陈腐,饮食少进即呕吐反胃,舌苔薄黄或薄白,脉弦细。多因肝胃不和、胃气上逆所致。

【来源】民间验方

无花果粥有效防止胃溃疡癌变

【方药】无花果 30 克,粳米 50 克,冰糖适量。

【用法】将粳米洗净煮粥,八成熟时,放入无花果煮至粥熟,加入冰糖溶化即可。每周食用 3 ~ 4 次。

【分析】无花果中含硒丰富,硒是人体内最重要的抗过氧化酶,能保护细胞膜的结构和功能,提高人体免疫细胞的活性,防止胃黏膜细胞发生癌变。另外,无花果还含有苯甲醛、补骨酯素、佛手柑内酯等具有抑癌作用的成分。这些抑癌物质协同作用,能抑制、破坏癌细胞蛋白酶的生成,使癌细胞失去营养而死亡,但对人体健康细胞无任何副作用。

【功效】长期食用可有效防止胃溃疡癌变。

【来源】马丽平

皂刺糯米粥

【方药】皂刺 30 克,煎水适量,糯米 300 克。

【用法】共煮粥供 3 餐食用(糯米量可据个人食量增减)。30 天为 1 个疗程。

【功效】适用于胃癌治疗。

【来源】中医中药秘方网

6.6 消化不良

大麦清粥

【方药】50 克大麦,250 毫升水。

【用法】大麦放入水中,煮沸 10 分钟。盖上锅盖再慢炖 50 分钟。过滤冷却后,每天喝数次。

【功效】对胀气、排气及胃灼热等有效。

羊肉粥

【方药】新鲜精瘦羊肉 250 克,粳米适量。

【用法】新鲜精瘦羊肉切小块先煮烂,再合粳米同煮粥,每日吃 2 次。

【功效】补中益气,温胃止痛,治脾胃虚弱所致的消化不良、腹部隐痛等。

芦荟汁

【方药】新鲜芦荟汁1/4 杯。

【用法】空腹饮用,早晨起床及睡前各1 杯。

【功效】对胃灼热及其他消化道问题有益。

槟榔焦三仙

【方药】槟榔10 克,焦山楂、焦神曲、焦麦芽各15 克。

【用法】将槟榔和焦三仙加水煎汁饮服。

【功效】消食效果良好。

砂仁内金桔皮粥

【方药】鸡内金、陈皮各5 克,砂仁3 克,粳米60 克,白糖适量。

【用法】将鸡内金、砂仁、干桔皮共研成细末,待粥熬至将熟时下入,直至粥熟烂离火,调入白糖即成。每日1 剂,连用7 ~ 10 日。

【功效】消食导滞。主治小儿疳积,胃纳减少,恶心呕吐,消化不良,烦躁哭闹等症。

鸡腔汤

【方药】生鸡内金、白芍药各12 克,生姜、白术各9 克,柴胡、陈皮各6 克。

【用法】上述物品水煎服。

【功效】消积滞,健脾胃。

【来源】《医学衷中参西录》

鸡内金饮

【方药】鸡内金7 个。

【用法】将鸡内金晒干,放在瓦上烘焦,研末。将鸡内金末用热水冲服,饭前1 小时服3 克,每日2 次,分7 天服完。

【功效】消积滞,健脾胃。

普洱茶粥

【方药】陈年普洱茶12 克,大米100 克。

【用法】先将普洱茶块加清水煮取茶汁,然后将茶汁与大米同放粥锅内煮粥。

【功效】消食除胀。本粥对过食油腻、食滞不消者尤为适宜。

【来源】39 健康网

曲末粥

【方药】神曲15 克,大米50 克。

【用法】先将神曲捣碎,加水煎取药汁。然后把药汁与大米同放粥锅内煮粥,温热食用。

【功效】健脾胃,助消化。本粥对食积难消,嗳腐吞酸者尤为适宜。

【来源】39 健康网。

蛋黄油

【方药】煮熟的鸡蛋。

【用法】将煮熟的鸡蛋去白留黄,研碎,置铜锅内加热,熬出蛋黄油。每天5 ~ 10 毫升,分2 次服,4 ~ 5 天为1 个疗程。

【分析】"鸡子黄补脾精而益胃液,止泄

利而断呕吐。""温润淳浓,滋脾胃之精液,泽中脘之枯槁,降浊阴而止呕吐,生清阳而断泄利,补中之良药也。"消化不良多因脾胃虚弱所致,蛋黄油善补脾胃,故能生清降浊,恢复消化功能。

【功效】生清降浊,恢复消化功能。

山楂麦芽茶

【方药】山楂 15 克,熟麦芽 30 克,太子参 15 克,竹叶芯 10 克。

【用法】将山楂、麦芽、太子参、淡竹叶洗净,用水煮沸,浸泡 15 分钟即成。代茶饮,随意饮用。

【分析】麦芽,甘,平。归脾、胃、肝经。药用部分为成熟果实经发芽干燥而得。麦芽中富含淀粉酶、转化糖酶、维生素 B、脂肪、磷脂、糊精、麦芽糖、葡萄糖等,主治食积不消,脘腹胀痛,脾虚食少,乳汁郁积,乳房胀痛,妇女断乳。本方中炒麦芽为净麦芽,用文火炒至微黄入药者,偏于消食;另外麦芽长于健胃,通乳,用于脾虚食少,消化不良,乳房胀满,乳汁郁积。

【功效】益气清心,健脾消滞。

麦芽神曲治消化不良

【方药】大麦芽、神曲各 20 克。

【用法】将大麦芽、神曲烘干,研末。用适量热黄酒冲服。每日早晚各 2 次。

【功效】治疗消化不良。

木瓜黑豆雪莲

【方药】有机黑豆 50 克,雪莲、百合、黑枣皆适量,青木瓜 1/2 个,带皮甘蔗半斤(切成段)。

【用法】黑豆泡水 6 小时,雪莲、百合、黑枣泡水 30 分钟,青木瓜削皮去子,切成小丁块备用。甘蔗洗干净氽烫,泡入水中再清洗干净,一段甘蔗分别切为 4 片,放入装水的锅中和黑豆一起煮 40 分钟。之后入黑枣、雪莲、百合再煮 30 分钟。放入木瓜丁,煮 10 分钟即可。

【分析】木瓜,性味平、微寒,味甘,入肝、脾经。药用部分为蔷薇科木瓜属植物木瓜所结的果实。木瓜中含有维生素 B、C、E、蛋白质、胡萝卜素等,它特有的木瓜酵素能清心润肺,还可以帮助消化,治胃病,它独有的木瓜碱具有抗肿瘤功效,对淋巴性白血病细胞具有强烈抗癌活性。

【功效】可治胃疾,助消化。

神曲丸

【方药】神曲 300 克,麦蘖(炒)150 克,干姜(炮)200 克,乌梅肉(焙)200 克。

【用法】将上述材料共研为末,加蜜调成丸子,如梧子大。每服 50 丸。米汤送下,1 天服 3 次。

【功效】主治腹胁膨胀,消化不良。

胡萝卜汁

【方药】胡萝卜500克,蜂蜜适量。

【用法】将胡萝卜放入研钵中捣烂,滤出胡萝卜汁,加适量蜂蜜饮用。

【分析】本品含蛋白质、脂肪、糖类、胡萝卜素、维生素C、矿物质、挥发油等。胡萝卜汁能缓解便秘,有促进消化的作用,如果把胡萝卜和富含膳食纤维的蔬菜搭配在一起,通便效果更好。

【功效】缓解便秘,促进消化。

胡萝卜粥

【方药】胡萝卜、粳米适量。

【用法】将胡萝卜洗净切碎,与粳米同入锅内,加清水适量,煮至米开粥稠即可。本粥味甜,易变质,需现煮现吃,不宜多煮久放。

【功效】健脾和胃,下气化滞,明目,降压利尿。

山楂丸

【方药】山楂、怀山药各250克,白糖100克。

【用法】山药、山楂晒干研末,与白糖混合,炼蜜为丸,每丸重15克,每日3次,温开水送服。

【功效】用于治疗脾胃虚弱所致的消化不良。

橘枣饮

【方药】橘皮10克(干品3克),大枣10枚。

【用法】先将红枣用锅炒焦,然后同橘皮放于杯中,以沸水冲泡约10分钟后可饮用。

【功效】调中醒胃,饭前饮可治食欲不佳,饭后可治消化不良。

荷叶饭

【方药】大米250克,鲜荷叶1张。

【用法】将大米淘洗干净,置铝锅上加适量水,荷叶绿面朝下,盖于上面,与平时焖米饭的方法相同,熟时取去荷叶即可食用。

【功效】健脾除湿,升举胃气。适用于各种原因所致的消化不良。

蒲公英外敷治消化不良

【方药】鲜蒲公英15克,炒麦芽10克,花椒5克。

【用法】共捣烂,用纱布包敷胃脘处。每日1剂,分2次敷,早晚各1次。一般使用1~2剂。对于小儿应酌减剂量,切忌直接放在胃脘皮肤处敷,须用纱布包敷,以免伤害皮肤。

【功效】适用消化不良。

【来源】民家验方

蜜炙陈皮山楂茶解肉食油腻

【方药】陈皮若干,蜂蜜适量,山楂50克。

【用法】陈皮切丝,放入蜂蜜中浸泡,泡开后捞出来沥干。先用小火炒山楂,炒到金黄时,放入陈皮,炒到不粘手为止。将炒好的山楂和陈皮放入保温杯中,用开水冲,焖20分钟后饮用。

【功效】解肉食油腻,适用肉食过多导致的消化不良。

【来源】民间验方

豆蔻蒸鲫鱼

【方药】白豆蔻6粒,鲫鱼2条(约700克),陈皮5克,盐、料酒、胡椒面、味精、葱、姜、猪肉各适量。

【用法】将鱼去鳞、鳃及内脏,洗净。白豆蔻研成细末,陈皮、姜、葱洗净,切成斜片。将豆蔻末分装入2条鱼肚内,装在大盘里,鱼底下放陈皮,上面撒胡椒粉、盐、味精、料酒、姜、葱,浇上猪油,上笼蒸约20分钟,取出,拣去姜、葱即成。本品味香色佳,四时皆宜。

【功效】健脾,益气,利湿。治脾胃虚弱所致的不思饮食、消化不良等。

【来源】民间验方

陈皮三仙饮

【方药】陈皮10克,焦山楂15克,炒麦芽、炒谷芽各10克。

【用法】沸水冲泡,闷10分钟,当茶饮,每服冲2~3次,每日1~2剂。

【分析】山楂不仅酸甜味美,还能促进消化液的分泌,可增加胃中酶类,促进脂肪食积的消化,增进食欲,帮助消化。麦芽性平,味甘,归脾、胃经。其功效擅长行气消食,健脾开胃,用于食积不消,脘腹胀痛,脾虚食少。

【功效】用于腹胀不舒,胃部不适,食欲不振,伤肉食或面食者。

【来源】民间验方

莱菔消食粥

【方药】莱菔子20~30克,粳米30~100克。

【用法】莱菔子炒至香熟备用,取粳米30~100克煮粥,待粥将成时,每次调入炒莱菔子2~6克,再煮沸即成。

【功效】消食化积。

【来源】民间验方

槟榔消食散

【方药】炒鸡金、炒谷芽、炒麦芽、焦山楂、炒槟榔、炒枳壳各等份。

【用法】上药研末。成人每次3~5克,小儿每次1~3克,每日2~3克。

【功效】此方消积下气,开胃消食之力甚强。

【来源】孙清廉

保和丸

【方药】山楂(焦)300克,六神曲(炒)

100 克,半夏(制)100 克,茯苓 100 克,陈皮 50 克,连翘 50 克,莱菔子(炒)50 克,麦芽(炒)50 克。

【用法】上药粉碎成细粉,过筛,混匀,每 100 克粉末加炼蜜 125 ~ 155 克,制成大蜜丸,即得。成人每次 2 丸,日服 2 次;小儿每次半丸至 1 丸,皆用白开水送下。

【功效】消食和胃,健脾化滞,理气消痰,适用于食积停滞,胸脘痞满,腹痛吐泻,嗳气酸腐,厌食,痰饮内停,严重消化不良等症。

【来源】元代著名医学家 朱丹溪

6.7 其他胃病

慢性胃病治疗基本方

【方药】北沙参 15 克,百合 10 克,半枝莲 15 克,海螵蛸 10 克,黄芪 15 克,白芍 15 克,乌药 10 克,甘草 3 克。

【用法】水煎服,每日 1 剂,饭后温服。2 周为 1 个疗程,连续服用2 ~ 4疗程。

【分析】方中北沙参具有清肺养阴、益胃生津的功效;百合具有养心安神的功效,起"心静脾胃舒"的作用,《本经》记载,百合"主邪气腹胀,心痛,利大小便,补中益气",其中"心痛"就是胃脘痛;半枝莲具有清热解毒的功效,现代医学研究证实其对幽门螺杆菌感染相关胃病比较有效;海螵蛸具有收敛止血、制酸止痛等功效,《现代实用中药》标注"为制酸药";黄芪具有补气升阳等功效,《珍珠囊》中有"黄芪甘温纯阳,其用有五:补诸虚不足,一也;益元气,二也……去肌热,四也;排脓止痛,活血止血,内托阴疽,为疮家圣药,五也"的记载;白芍具有养血敛阴、柔肝止痛等功效,《本经》谓其"止痛,利小便,益气"。《本草备要》有"补血、泻肝、益脾"的记载;乌药具有行气止痛、温胃散寒等功效,《本草拾遗》中有"主中恶心腹痛,蛊毒……"的记载;加上甘草益气温中,调和诸药,本方共奏健脾益胃、养阴和血、止酸解毒、养胃止痛等功效。

【功效】适用各种慢性胃病。

【来源】民间验方

粉光参鱼汤

【方药】虱目鱼 1 条,白术 10 克,茯苓 10

克,枸杞子6克,生姜5片,米酒10毫升。

【用法】虱目鱼洗净、切小块,放锅里,再把所有食材洗净后放入锅里,加2000毫升水,置入电饭锅中煮熟。

【功效】能改善吃不下饭、消化不良、腹部胀气、大便溏泻等情况,适合经常肠胃胀气不舒服者食用。

【来源】民间验方

陈皮猪肉粥

【方药】瘦猪肉50克,陈皮6克,皮蛋1颗,葱1根,白米1杯,少许食用油,少量盐。

【用法】煮好白饭,锅里放少许食用油,加入瘦肉、葱段后炒,加入适量水,等沸后加入陈皮约煮2分钟,再加入白饭、瘦肉丝、皮蛋、葱段等一起煮成粥,熟后加盐调味即可。

【功效】可改善肠胃胀气、打饱嗝、胃口差、消化不良等症状,适合肠胃胀气或不舒服者食用。

【来源】民间验方

鸡蛋壳制酸止痛

【方药】鸡蛋壳适量。

【用法】将鸡蛋壳洗净打碎,放入铁锅内用文火炒黄(不能炒焦),然后研成粉,越细越好。每天1个鸡蛋壳的量,分2次在饭前或饭后用温开水送服。

【分析】胃酸可以帮助消化,但如果分泌过多会出现反酸、烧心、吐酸水等现象,甚至造成胃溃疡或十二指肠溃疡等疾病。鸡蛋壳是一味中药,具有制酸止痛、收敛止血的功效。现代研究发现,鸡蛋壳的主要成分是碳酸钙,约占93%,有抑酸作用,研成粉末覆盖在炎症或溃疡的表面,可降低胃酸浓度,起到保护胃黏膜的作用。另外,鸡蛋壳的内膜对溃疡性疾病有很好的治疗效果,被称为"凤凰衣",专做治疗胃病药方里的药引,能起到辅助鸡蛋壳保护胃黏膜的作用。

【功效】降低胃酸浓度,保护胃黏膜。

【来源】天津中医药大学讲师,著名中医养生专家 田栓磊

鲫鱼椒姜汤

【方药】鲫鱼500克,豆豉、胡椒、干姜、陈皮适量。

【用法】鲫鱼洗净切片,水煮沸,加入豆豉、胡椒、干姜、陈皮,空腹食之。

【功效】适用于不能下食,虚弱无力,胃部饱满,遇寒则发,喜温喜按,形寒肢冷者。

【来源】民间验方

椒姜粥

【方药】胡椒面1克,大米或小米50克。

【用法】将上料煮粥服。

【功效】适于胃凉暴痛,遇冷痛甚,口淡乏味,泛吐清水。

【来源】民间验方

人参煨猪肚

【方药】猪肚1个,人参15克,干姜6克,葱白7根,糯米150克。

【用法】将猪肚洗净,葱折去须切段,糯米洗净,一起放入猪肚内,用线缝合。砂锅内加水,将猪肚放入锅内,先用大火烧沸,撇去汤面上的浮泡,改用小火煮至极烂熟后,温食。

【功效】治疗胃虚寒症,胃脘冷痛,食欲不振,大便泻泄。

【来源】济南市第五人民医院 张洪军

中药敷肚脐内助养胃

【方药】炒莱菔子、炒鸡内金、山楂、党参、炒山药、炒白术各6克。

【用法】分别研成细末,混匀后装瓶备用。每次取药末6克,加入黄酒少许,调成稠糊状,敷于肚脐内,用纱布覆盖,用脱敏胶布固定,保留12小时后洗去,每日2次,连续用5天。

【分析】中医敷脐疗法是将药物制成适宜的剂型,敷于患者的肚脐,使药性循经直达病灶部位,以起到预防和治疗疾病的作用,尤其适用于有胃肠、肝脏疾病的患者,可起到养胃和胃之功效。肚脐处为神阙穴所在,是任脉上的一个重要穴位,此处的皮肤较薄,药物敷于肚脐,可通过皮肤吸收进入人体经络,起到调理胃肠功能的作用。

【功效】适用于治疗胃肠功能紊乱,常表现为泛酸、嗳气、恶心、呕吐、食后饱胀、排气增多、胃脘部烧灼感或疼痛、便秘或腹泻等症状。

【宜忌】在治疗期间应忌食生冷、辛辣、刺激的食物,保证进食规律。若有皮肤过敏,则不适用此法,应该去掉药物,清洗肚脐。

【来源】孔繁昕

瑞香汤

【方药】山药120克,乌梅30克,甘草5克,陈皮、木香各3克。

【用法】将以上诸药为末,每次取适量做汤服食,每日2次。

【功效】主治肝脾不和,胃脘胀痛,大便溏薄等。

【来源】济南市第五人民医院 张洪军

黄芪姜茶

【方药】黄芪15克,桂枝10克,大枣30克,白芍10克,生姜10克,饴糖30克。

【用法】先把黄芪、桂枝、生姜、白芍、大枣等中药材用热水煮熟,然后放入饴糖融化后即可饮用。

【功效】对补脾益气、温中祛寒、缓急止痛有帮助。

【来源】民间验方

丹参元胡治胃黏膜脱落

【方药】丹参 30 克，元胡 15 克，砂仁 10 克，檀香 6 克。

【用法】水煎，分 3 次服用，每日 1 剂。

【功效】适用于治疗胃黏膜脱垂症气滞血瘀型患者。

【宜忌】患者禁烟酒，吃清淡饮食。

【来源】民间验方

五辣暖胃酱

【方药】鲜蚕豆酱 20 克，醋 5 毫升，白糖 10 克，花椒 4 粒，胡椒 4 粒，生姜 3 片，大蒜 1 ~ 2 瓣（切碎）。

【用法】先在炒锅内放入花生油少许，待油热后放入花椒、胡椒、姜、蒜煸炒出香味，加入酱、醋、糖，翻炒几下装盘。

【功效】平时用以佐餐食用，有开胃止痛之功，适合胃溃疡、慢性胃炎伴有胃痛、胃寒、肢冷者。

【来源】民间验方

姜枣桂圆汤

【方药】干姜片 10 克，红枣 30 克，桂圆 30 克，红糖 20 克。

【用法】加水 500 毫升后煎煮 15 分钟，早晚服用。连续吃一段时间。

【功效】有温胃调补之功，适用于治疗慢性胃炎、胃神经官能症等。

【来源】民间验方

蜂蜜水治胃泛酸

【方药】蜂蜜适量。

【用法】每次取蜂蜜 15 克，水冲服。胃酸分泌过多者，应在饭前一个半小时服用蜂蜜水，这样可减少胃酸的分泌。另外，服用蜂蜜水的温度应以温热为宜（一般用 60℃ 的水冲，放置到 40℃ 左右服用），温热的蜂蜜水可使胃酸浓度降低。

【分析】蜂蜜味甘，性平，归肺、脾、大肠经。《本经》记载，蜂蜜能"安五脏诸不足，益气补中，止痛，解毒，除众病，和百药"，可以用于多种疾病的辅助治疗。胃病患者喝了蜂蜜水后，可以在胃黏膜形成一层保护膜，对胃病的恢复有很大帮助。

【功效】合理饮用，对胃酸分泌过多有积极的治疗作用。

【来源】李麓

胡椒猪肚汤

【方药】胡椒 3 克，猪肚半个，猪碎骨 150 克，生姜 3 片，腐竹 60 克，白果 12 个。

【用法】猪肚反转后彻底冲洗干净内壁滑腻污物，再用生粉或盐搓揉一遍，冲洗后与所有食材一同放入瓦煲，加入 2500 毫升水（约 10 碗），武火煮沸后改文火煲

2 个半小时,下盐即可。

【功效】驱寒祛湿,补气健脾,主治胃冷痛。

【来源】廖伟哲

胃气虚失血治疗偏方

【方药】生地 30 克,黄芪、大黄各 15 克,黄连 9 克,生甘草 6 克。

【用法】上药共为粗末,每次取 30 克,水煎服,每日 1 剂。

【功效】益气补虚,清热止血。适用胃气虚失血,症见胃病日久,胃脘隐痛绵绵,时而痛甚,饮食减少,神疲乏力,面色苍白,常排柏油样便,舌质淡,舌苔薄,脉弱。

【来源】民间验方

紫菜南瓜汤

【方药】虾皮、南瓜块、紫菜各适量。

【用法】虾皮、南瓜块同煮 30 分钟后,放紫菜、搅好的鸡蛋液,煮开加入佐料即成。

【分析】南瓜所含果胶可以保护胃肠道黏膜,免受粗糙食品刺激,促进溃疡面愈合,适宜于胃病患者。南瓜所含成分能促进胆汁分泌,加强胃肠蠕动,有助食物消化。

【功效】养胃护肝补肾。

【来源】民间验方

6.8 胰腺炎

砂仁薏苡仁粥

【方药】春砂仁 5 克,粳米 100 克,薏苡仁 30 克。

【用法】先用纱布将春砂仁包好;粳米淘净后,加适量水,与薏苡仁一起煮成稀粥;然后加入砂仁药袋再煮 5 分钟,去药袋调味即可饮服。

【功效】理气燥湿,止痛,主治老年人慢性胰腺炎,症见腹部隐痛,口淡不渴,食

欲不振。

【来源】39 健康网

山药茯苓粥

【方药】淮山药 30 克,茯苓 20 克,粳米 100 克。

【用法】上药洗净后,加适量水,一起煮成稀粥,即可饮服。

【功效】益气健脾,主治慢性胰腺炎之脾气虚弱,症见脘腹部疼痛,食少,消瘦,疲

倦乏力,便稀。

【来源】39 健康网

少腹逐瘀汤加减

【方药】小茴香(炒)7 粒,干姜(炒)0.6 克,延胡索 3 克,没药(研)6 克,当归 9 克,川芎 6 克,官桂 3 克,赤芍 6 克,蒲黄 9 克,五灵脂(炒)6 克。

【用法】水煎服。

【功效】活血化瘀,理气止痛。适用瘀血内结慢性胰腺炎,症见脘腹疼痛加剧,部位固定不移,脘腹或左胁下痞块,X 线片或 B 超发现胰腺有钙化或囊肿形成。

【来源】民间验方

清炖鲫鱼

【方药】鲫鱼 1 条(约 300 克),橘皮 10 克,春砂仁 3 克,精盐 3 克,葱白、植物油适量。

【用法】将鲫鱼 1 条(约 300 克)去鳞及内脏,洗净;橘皮、春砂仁用纱布包好,精盐 3 克,葱白、植物油适量。将上述诸物加适量水,一起炖至烂熟后,去药包即可食用。

【功效】行气,利水,燥湿,主治老年人慢性胰腺炎,症见腹部胀痛,食少。

【来源】民间验方

柴胡龙胆汤

【方药】柴胡 6 克,龙胆草 9 克,炙鳖甲 15 克,地骨皮 12 克,象贝 12 克,炒白术 12 克,地龙 6 克,海藻 12 克,昆布 12 克,生牡蛎 24 克,夏枯草 24 克,鹿衔草 15 克,凤尾草 15 克。

【用法】水煎服。

【分析】瘀血内阻加丹参、桃仁、红花、水红花子、七叶一枝花等;阴虚加鳖甲、知母、地骨皮、银柴胡、西洋参、蛇莓等;气虚加党参、白术、黄芪、陈皮、甘草;胀痛加郁金、香附、八月扎、枳壳、枯叶、枸桔李等;胃肠道出血加大黄、白及、参三七、血余炭、墨旱莲、生地榆、侧柏炭。

【功效】清热解毒,活血化瘀。主治胰腺癌。

【来源】上海市嘉定县中医院 杨炳奎

豆蔻粥

【方药】肉豆蔻 10 克,生姜 10 克,粳米 50 克。

【用法】先将粳米煮粥,待煮沸后,加入肉豆蔻末及生姜,熬成粥后服。

【功效】可理气止痛,散寒,治疗急性胰腺炎有寒象者。

【来源】民间验方

乌梅茶

【方药】乌梅 2 颗。

【用法】去核捣碎,开水冲泡,加盖闷15 ~ 20 分钟后饮用,每天 1 次,连用 3 周。

【分析】高血脂性胰腺炎多伴有胆道疾病（胆结石、胆囊炎等），胆总管的阻塞常导致胆汁反流，激活胰蛋白酶原，引起胰腺炎。乌梅中含有丰富的柠檬酸及齐墩果酸，能够降低血脂，促进胆囊收缩，利于胆汁的引流，可减少和防止胰腺损伤。

【功效】能有效保护胰腺，防止胰腺炎。

【来源】于海军

肝胆湿热型胰腺炎治疗偏方

【方药】柴胡、龙胆草、山栀、大黄（后下）各8克，黄连3克，黄芩9克，元胡、白芍各12克。

【用法】水煎，分3次服用，每日1剂。

【功效】清肝胆，利湿热。适用肝胆湿热型胰腺炎，症见患者胁脘疼痛，发热，黄疸，身重倦怠，恶心呕吐，苔黄腻，脉弦滑。

【来源】民间验方

重型出血坏死型胰腺炎治疗偏方

【方药】人参、附子、当归、桃仁、赤芍、延胡索、香附各15克，川芎、红花、干姜各6克，甘草5克，五灵脂20克。

【用法】水煎服。

【功效】回阳救逆，化瘀止痛。适用于重型出血坏死型胰腺炎，症见腹痛范围广泛，肌紧张，腹痛如刀割，出冷汗，面色苍白，皮肤青紫，四肢厥冷，血压下降，体温不升，脉象细弱数，舌质紫暗。

【来源】民间验方

气滞食积型胰腺炎治疗偏方

【方药】柴胡、黄芩、川厚朴、元胡、山楂各10克，胡黄连3克，白芍15克，木香9克，神曲12克。

【用法】水煎，分3次服用，每日1剂。

【功效】理气疏肝，清热消食。适用气滞食积型胰腺炎，症见胁腹胀痛，嗳气频作，或干呕，甚则大便秘结。

【来源】民间验方

平胃散加减治胰腺炎

【方药】苍术、厚朴、藿香、佩兰、姜半夏各10克，鸡内金15克，黄连3克，黄柏6克，薏苡仁50克，冬瓜仁、刀豆壳、玉米须各30克，草豆蔻5克，带皮茯苓、代赭石各20克。

【用法】每日1剂，水煎服。

【分析】方中草豆蔻、藿香、佩兰、厚朴、苍术化湿祛浊，半夏、代赭石、刀豆壳和胃降逆，黄连、黄柏清化湿热，薏苡仁、冬瓜仁、带皮茯苓、玉米须、鸡内金健脾利湿。

【功效】化湿泄浊，佐以清热，和降胃气。适用于治疗胰腺炎。

【来源】民间验方

消胰饮

【方药】柴胡6克,黄芩6克,黄连6克,半夏6克,木香6克,枳壳6克,金铃子9克,神曲9克,厚朴5克。

【用法】水煎服。

【分析】疏肝理气药(柴胡、木香、枳壳、郁金)能显著减少胃液分泌及游离盐酸,使胰腺的分泌减少,且有利胆作用,使俄狄氏括约肌松弛,有利于消除胰管梗阻和减轻其压力;清热解毒药(黄连、黄芩、银花、连翘)有明显的广谱抗菌作用;通里攻下药(大黄、玄明粉)能增强肠蠕动和降低毛细血管的通透性,从而消除肠麻痹和瘀滞状态。

【功效】疏肝理气,消滞和中,清热解毒,通里攻下。主治急性胰腺炎。

【来源】福建省人民医院 王文赛等

泻胰方

【方药】柴胡15克,生白芍15克,金铃子15克,黄芩10克,黄连10克,木香10克,元明粉(冲)10克,延胡索12克。吐蛔者可加乌梅10克,槟榔10克。

【用法】上药用冷水浸半小时,煎2汁。生大黄则另用温开水浸半小时以上,并不时用筷子拌动,以加快有效成分的浸出。药汁可顿服或分2次服。

【功效】清热通腑,理气止痛。主治急性胰腺炎。

【来源】浙江省温州医学院附属第一医院 翁国荣

第7章

肝胆科

7.1 乙肝

舒肝解毒汤

【方药】白芍 15 克,当归 12 克,柴胡、茯苓、板蓝根、败酱草各 15 克,茵陈 30 克,川楝子 3～10 克,金银花、蒲公英各 15 克,甘草 6 克,生姜 10 克,红枣 5 枚。

【用法】每日 1 剂,水煎服,每日服 2 次。

【功效】疏肝健脾,清热解毒。主治乙型肝炎。

【来源】民间验方

脾虚湿困型慢性乙型肝炎治疗偏方

【方药】茵陈 25 克,金钱草 15 克,炒白术、鸡内金、苍术各 12 克,厚朴、陈皮、茯苓、麦芽、川楝子各 10 克,藿香 8 克。

【用法】水煎,分 3 次服用,每日 1 剂。

【功效】燥湿健脾,调中和胃。用于治疗慢性乙型肝炎,中医辨证属脾虚湿困型。症见乏力倦怠,脘腹胀满,厌食油腻,食后恶心。

【来源】李光复

肝郁血瘀型慢性乙型肝炎治疗偏方

【方药】丹参 18 克,赤芍、白芍各 12 克,当归、五灵脂、桃仁、红花、元胡、柴胡各 10 克,鳖甲(先煎)、白茅根各 15 克,生甘草 5 克,川芎 8 克。

【用法】水煎分 3 次服,每日 1 剂。

【功效】疏肝健脾,化瘀通络。用于治疗慢性乙型肝炎,中医辨证属肝郁血瘀型。症见胁肋胀痛或刺痛,面色晦暗,腹满食少,肝脾肿大。

【来源】李光复

扶正解毒散治乙肝

【方药】党参 15 克,苍白术各 15 克,茯苓 15 克,猪苓 15 克,田基黄 30 克,豨莶草 30 克,黄芩 10 克,虎杖 15 克,板蓝根 15 克,当归 15 克,丹参 15 克,刺蒺藜 12 克,白芍 12 克,五味子 15 克,补骨脂 15 克,生甘草 5 克。

【用法】上药研末,每次服 5 克,每日 3 次,3 个月为 1 个疗程,一般需服 3～4 个疗程。

【分析】方中党参、白术、茯苓、五味子、补骨脂健脾补气益肾;苍术、田基黄、豨莶草、黄芩、虎杖、板蓝根清热燥湿解毒,尤其是苍术一药,擅长燥湿、解郁、辟恶,历代医家推崇备至,如金代刘守真谓:"苍术一味,学者最宜注意",元代朱丹溪谓:"苍术治湿,上中下皆有可用,又能总解诸郁,气味辛烈,强胃健脾,发谷之气,能径入诸药,疏泄阳明之湿"。《本事方》亦谓:"脾土也,恶湿,而水则流湿,莫若燥脾以胜湿,崇土以填科臼,则疾当去矣。"苍术健脾燥湿之功,由此可见;猪苓利水护肝,现代医学研究亦证实,该药有较好的调节免疫力的作用;当归、白芍养血柔肝;丹参活血化瘀,防肝纤维化;刺蒺藜疏肝解郁;甘草益气解毒,调和诸药。当然,上述药物,有的也一药多用,如苍术可解郁,虎杖、当归可活血化瘀,丹参亦可养血,"一味丹参,功同四物也"等。

【功效】适用于治疗乙肝。

【来源】贵州名医 石恩骏

中药方治乙肝病毒携带者

【方药】虎杖、平地木、半枝莲各15克,土茯苓、垂盆草各20克,赤芍、姜黄各10克,黑料豆10克,生甘草3克。

【用法】将上药放砂罐内,加冷水浸泡过药面,泡20分钟即行煎煮。沸后改用小火煎15分钟,滤取药液温服。每日1剂,煎服2次,上下午各1次,食后2小时服。连服2个月为1个疗程。一般应服用2~3个疗程。

【分析】本方治疗重在清化湿热,化解肝毒,凉血化瘀。药用虎杖、平地木、半枝莲为主,辅以土茯苓、垂盆草相互协同而奏清热化湿解毒、凉血活血之效。佐以黑料豆、甘草,调养肝脾而解毒,取赤芍、姜黄入肝为使,增强凉肝活血作用。

【功效】清解泄化肝脏湿热瘀毒。主治慢性迁延性乙型肝炎及乙肝病毒携带者,表现以湿热瘀阻为主证者。

【来源】南京中医院教授,兼任卫生部药品审评委委员 周仲瑛

清肝方治急慢性乙型肝炎

【方药】郁金12克,香附12克,佛手12克,生地10克,丹参20克,虎杖15克,半枝莲10克。

【用法】按其量加倍研细粉制成胶囊,每日服3次,每次3~4粒。乙肝病毒携带者,可单服胶囊,第1年连服6个月,第2年后每年服3个月。急慢性乙型肝炎患者,水煎服,每日1剂,同时服用胶囊,肝功能正常后再单服胶囊6个月。

【分析】对乙肝病毒引起的疾病主要应从3个方面认识:一为血热,二为肝郁,三为血滞。所以本方以大剂量的生地清热凉血,兼养肝阴;虎杖、半枝莲清肝解毒,兼以凉血;香附、佛手疏肝理气兼调

气血;丹参、郁金配合,一能改善肝脏气血运行以促肝用,二可减缓肝纤维化的进展。诸药合用,凉血解毒不伤肝用,疏肝活络不伤肝体。

【功效】凉血解毒,疏肝活络。主治急慢性乙型肝炎。

【来源】民间验方

茵陈粥

【方药】茵陈 8 克,大枣 10 克,粳米 30 克,食糖适量。

【用法】将茵陈和白矾一起入锅,加水煎煮 25 分钟,滤去药渣,与淘洗干净的粳米、大枣一同煮粥,加食糖调味。

【功效】每日 1 剂,分早、晚两次食用,连服 7 日。

【来源】民间验方

谷糠灵芝粉

【方药】谷糠(微炒)、山楂(干品)、灵芝各 100 克。

【用法】共研细末,每次 6 克,每日 1 ~ 2 次。

【功效】可治疗由乙型肝炎引起的多种消化系统不适症状,症见食欲不振、恶心呕吐、乏力等,有的患者还会出现黄疸、肝区疼痛、上腹胀满、肝肿大等。亦可用于肝炎的恢复期。

【来源】谢钟琪

7.2 脂肪肝

丹参山楂蜜饮

【方药】丹参、山楂各 15 克,檀香 9 克,炙甘草 3 克,蜂蜜 30 毫升。

【用法】丹参、山楂各 15 克,檀香 9 克,炙甘草 3 克加水煎,去渣取汁加蜂蜜,再煎几沸,每日 2 次。

【功效】活血化瘀,疏肝健脾。适用于瘀血阻络型脂肪肝。

丹参陈皮膏

【方药】丹参 15 克,陈皮 30 克,蜂蜜 100 毫升。

【用法】丹参、陈皮加水煎,去渣取浓汁加蜂蜜收膏。每次 20 毫升,每日 2 次。

【分析】丹参,味苦,微寒,无毒,入心、肝经。药用部分为丹参植株的干燥根及根茎。丹参在临床上广泛用于治疗慢性肝病、慢性肾功能不全、小儿病毒性心肌炎、脉管炎、硬皮病、流行性出血热、过敏性紫癜、精神分裂症、肺炎、血管性头痛、鼻炎等。

【功效】活血化瘀,行气祛痰。适用于气滞血瘀型脂肪肝。

【来源】民间验方

佛手香橼汤

【方药】佛手、香橼各6克,白糖适量。

【用法】佛手、香橼加水煎,去渣取汁加白糖调匀,每日2次。

【分析】香橼,性味辛、苦、酸、温,入肝、肺、脾经。药用部分为香橼植株的成熟果实干制品。该品辛能行散,苦能疏泄,入肝经而能疏理肝气而止痛。治肝郁胸胁胀痛,常配柴胡、郁金、佛手等同用。该品功同佛手,但效力较逊。

【功效】疏肝解郁,理气化痰。适用于肝郁气滞型脂肪肝。

陈皮二红饮

【方药】陈皮、红花各6克,红枣5枚。

【用法】水煎,取汁代茶饮。

【分析】红花,味辛、性温,入心、肝经。气香行散,入血分,具有活血通经、祛瘀止痛的功效。

【功效】活血化瘀,行气化痰。适用于气滞血瘀型脂肪肝。

【来源】民间验方

赤小豆鲤鱼汤

【方药】赤小豆150克,鲤鱼1条(约500克),玫瑰花6克。

【用法】将鲤鱼活杀去肠杂,与余2味加水适量,共煮至烂熟。去花调味,分2~3次服食。

【功效】适用于治疗营养不良型脂肪肝。

菠菜蛋汤

【方药】菠菜200克,鸡蛋2只。

【用法】将菠菜洗净,入锅内煸炒,加水适量,煮沸后,打入鸡蛋,加盐、味精调味,佐餐。

【功效】适用于脂肪肝。

【来源】民间验方

灵芝河蚌煮冰糖

【方药】灵芝20克,蚌肉250克,冰糖60克。

【用法】将河蚌去壳取肉,用清水洗净待用。灵芝入砂锅加水煎煮约1小时,取浓汁加入蚌肉再煮,放入冰糖,待溶化即成,饮汤吃肉。

【功效】适用于脂肪肝。

兔肉煨山药

【方药】兔肉500克,怀山药50克,盐少许。

【用法】将兔肉洗净切块,与怀山药共煮,

沸后改用文火煨,直至烂熟,饮汤吃肉。

【功效】适用于治疗脂肪肝。

【来源】民间验方

红花山楂橘皮茶

【方药】红花 10 克,山楂 50 克,橘皮 12 克。

【用法】水煎取汁,每日 1 剂,分数次当茶饮。

【功效】适用于治疗脂肪肝。

【来源】民间验方

金归楂橘茶

【方药】郁金、当归各 12 克,山楂、橘皮各 25 克。

【用法】将原料混合,加水同煎取汁代茶饮,每日 1 剂,分 2 ~ 3 次内服。

【功效】适用于治疗脂肪肝。

【来源】民间验方

三花茶

【方药】玫瑰花、代代花、茉莉花各 20 克。

【用法】三花加水煎取药汁,或沸水冲泡代茶饮,每日 1 剂。

【功效】适用于治疗脂肪肝。

脊骨海带汤

【方药】海带丝、动物脊骨各适量,调料少许。

【用法】将海带丝洗净,先蒸一下;将动物脊骨炖汤,汤开后去浮沫,投入海带丝炖烂,加盐、醋、味精、胡椒粉等调料即

可。食海带,饮汤。

【分析】海带含有丰富的牛磺酸,可降压降脂、防治胆结石、预防动脉粥样硬化,能很好地保护肝脏、动脉血管。海带不含脂肪,对高脂血症、肥胖症、脂肪肝等具有一定的疗效和预防作用。

【功效】对脂肪肝有一定的食疗作用。

【来源】39 健康网

玉米须煮赤豆汤

【方药】玉米须 60 克,冬葵子 15 克,赤小豆 100 克,白糖适量。

【用法】将玉米须、冬葵子煎水取汁,入赤小豆煮成汤,加白糖调味。分 2 次饮服,吃豆,饮汤。

【功效】泄热通淋,平肝利胆。

【来源】39 健康网

白术枣

【方药】白术、车前草、郁金各 12 克,大枣 120 克。

【用法】将白术、车前草、郁金用纱布包好,加水与枣共煮,尽可能使枣吸干药液,去渣食枣。

【功效】适用于治疗脂肪肝。

【来源】39 健康网

黄芪郁金灵芝饮

【方药】黄芪 30 克,灵芝、茯苓各 15 克,郁金 10 克,茶叶 6 克。

【用法】将以上各味加水煎煮,取汁。分2~3次饮服。

【功效】适用于治疗脂肪肝。

【分析】黄芪,性味甘、微温。归肺、脾、肝、肾经。药用部分为豆科草本植物蒙古黄芪、膜荚黄芪的根干制品,具有补气固表、利水退肿、托毒排脓、生肌等功效。黄芪的药用迄今已有 2000 多年的历史,其有增强机体免疫功能、保肝、利尿、抗衰老、抗应激、降压和较广泛的抗菌作用。在中医五行理论中,春季对应的是肝脏,因此,调养肝气对于春季的养生至关重要。黄芪作为补气佳品,在春季生发的季节能够起到一定的补气作用。黄芪熬粥汤,具有益血补气之功效。

【来源】39 健康网

金香茶

【方药】郁金、香橘皮、木香各 10 克。

【用法】在上述药品中加水适量,煎取药汁代茶饮,每日 1 剂,分早、中、晚 3 次服。

【功效】适用于治疗脂肪肝。

【来源】39 健康网

酸奶大蒜

【方药】糖醋大蒜 1 个,脱脂酸奶 100 毫升,蜂蜜 10 毫升。

【用法】将糖醋蒜去皮膜后剁成糜糊状,与脱脂酸奶和蜂蜜混合均匀,每天早晨服用。

【分析】大蒜性味辛、温,具有行滞气、健脾胃、促消化的作用,大蒜经糖醋腌制后大大提高其消脂及健脾益肝的功效,加上酸奶及蜂蜜后则更具有下气、消食及降脂作用。

【功效】消食降脂。

乌梅粥

【方药】乌梅 20 克,粳米 150 克。

【用法】将乌梅放水中煮沸 15 分钟,取汁,将粳米放入乌梅汁中,先用旺火烧沸,再改用小火熬煮成粥,加入冰糖食用,每周 2 次。

【分析】乌梅中含有丰富的齐墩果酸和熊果酸,可修复肝脏组织,降低谷丙转氨酶,提高肝胆转运能力,排出堆积的脂肪颗粒。

【功效】适用于脂肪肝。

芹菜黄豆汤

【方药】新鲜芹菜 100 克,黄豆 20 克。

【用法】先将黄豆预先浸泡,洗净芹菜切成片状,往锅里加入适量的清水,将黄豆和芹菜一起煮熟即可,每天 1 次,连续使用 3 个月。

【分析】芹菜,性凉,甘辛。有水芹、旱芹两种,功能相近,药用以旱芹全植株为佳。旱芹香气较浓,又名"香芹"。芹菜

富含蛋白质、碳水化合物、胡萝卜素、B
族维生素、钙、磷、铁、钠等,叶茎中还含
有药效成分的芹菜苷、佛手苷内酯和挥
发油,具有降血压、降血脂、防治动脉粥
样硬化的作用。同时,具有平肝清热、祛
风利湿、除烦消肿、凉血止血、解毒宣肺、
健胃利血、清肠利便、润肺止咳、降低血
压、健脑镇静的功效。

【功效】清热平肝。

【来源】民间验方

海带汤

【方药】海带 50 克,绞股蓝 50 克,泽泻 20
克,草决明 20 克,生山楂 30 克。

【用法】将所有材料放在一起加水煎煮
即可,每天 1 剂,连续服用 3～6 个月。

【功效】适用于治疗脂肪肝。

降脂益肝汤

【方药】泽泻 20～30 克,草决明 15～20
克,丹参 15～20 克,生山楂 30 克,黄精
15～20 克,虎杖 12～15 克,大荷叶

15 克。

【用法】水煎服,每日 1 剂,早晚分服。

【功效】适用于治疗肥胖性脂肪肝。

【来源】民间验方

鱼脑粉

【方药】鱼脑(或鱼子)适量。

【用法】将鱼脑或鱼子焙黄研细末。温
开水冲服,每次服 3～5 克。

【功效】对脂肪肝有一定的食疗功效。

枸杞菊花茶

【方药】枸杞 10 克,菊花 5 克,绿茶 5 克。

【用法】将 3 种材料同置壶中,以沸水冲
泡,代茶饮用。

【分析】茶中的茶多酚、儿茶素、叶绿素、
咖啡碱、氨基酸、维生素等营养成分,对
防衰老、防癌、抗癌、杀菌、消炎等具有特
殊效果。适宜高血压、高血脂、冠心病、
动脉硬化、糖尿病、油腻食品食用过
多者。

【功效】适用于脂肪肝患者饮用。

7.3 肝硬化

主治肝硬化腹水、慢性肝病方

【方药】天然牛黄 2 克,金银花 15 克,玉

竹 10 克,川楝子 10 克,丹参 30 克,当归
10 克,炒白芍 10 克,桃仁 10 克,赤芍 10

克,地龙 10 克,苏梗 10 克,太子参 15
克,白花蛇舌草 15 克。

【用法】每剂用清水浸泡 30 分钟后,煎煮
2 次,共 600 毫升,口服 1 剂,分早晚 2 次
温服。

【分析】本方以天然牛黄、金银花、白花
蛇舌草为君,清热解毒,利湿泄浊;丹参、
当归、炒白芍活血养血,据文献报导:"大
量应用丹参后,可使肿大的肝脾缩小变
软,个别肝硬化病人在应用活血化瘀方
药后,肝穿刺对比,发现治疗后可使肝内
增生的结缔组织大量消失。"辅以玉竹、
川楝子抗肝损伤恢复肝功能,滋养肝阴;
桃仁、赤芍活血祛瘀;佐以苏梗和太子
参,一则补脾益气,一则理气宽中。因气
为血帅,益气理气亦有助于祛瘀生新;地
龙通经活络,利水为使。本方是通中有
补,不寒不燥,有活血化瘀、清热解毒泄
浊之功,而无偏胜之弊,可以长期服用,
能疏通门脉循环瘀阻,清除肝炎病毒,以
恢复肝脏条达疏泄功能。

【功效】清热解毒,疏肝解郁,理气活血。
主治乙肝大、小三阳,肝硬化腹水,慢性
肝病。

【宜忌】治疗过程中注意调畅情志,忌肥
腻、甘酸、辛辣燥热发物(如雄鸡、鲤鱼、
韭菜等)之品,少吃高胆固醇食物,多食
富含维生素的新鲜蔬菜、水果及富含蛋
白质的新鲜鱼类、豆制品。

【来源】湖北省武穴市第一人民医院中
医科主任医师 周容华

桃仁红花粥

【方药】桃仁(去皮尖)15 克,红花 6 克,
粳米 50 克。

【用法】将上述药物一起入锅,加 500 毫
升清水熬煮至粳米熟烂即成,可随意
服用。

【功效】此方具有活血化瘀的功效。适
用于肝炎合并早期肝硬化的患者,症见
早期肝硬化或脾肿大。

【来源】民间验方

山药桂圆炖甲鱼

【方药】山药 30 克,桂圆肉 20 克,甲鱼 1
只(约重 500 克)。

【用法】先将甲鱼宰杀,洗净去内脏,连
甲带肉加适量水,与山药片、桂圆肉清
炖,至炖熟。食用时,吃肉喝汤。

【功效】滋阴潜阳,散结消,补阴虚,清血
热,适用于肝硬化、慢性肝炎、肝脾肿大
患者。

【来源】民间验方

运脾活血汤

【方药】山药 30 克,扁豆 30 克,及仁 30
克,神曲 10 克,谷芽 10 克,麦芽 10 克,

三棱 15～30 克,蒙术 15～30 克,生蒲黄 10 克,丹参 30 克,赤芍 30 克。气虚加黄芪 30 克,党参 10 克;血虚加熟地 10 克,当归 10 克;阴虚加南沙参 10 克,麦冬 10 克;阳虚加熟附片 10 克,干姜 3 克;肝区痛加金铃子 10 克,延胡索 10 克,恶心或呕吐加代赭石 30 克,旋覆花 10 克;鼻衄或齿衄加仙鹤草 30 克,血见愁 10 克。

【用法】水煎服。

【功效】运脾活血。主治肝炎后肝硬化(肝功能代偿期)。

【来源】江苏省南通市肿瘤医院 刘浩江

肝硬化验方

【方药】大枣 30 克,党参 30 克,白术 30 克,郁金 12 克。

【用法】水煎服。

【分析】本方 4 味药均有增加血清白蛋白的作用。

【功效】对肝硬化蛋白倒置的患者,非常适宜。

【来源】民间验方

花茶调理肝硬化影响性功能

【方药】素馨花 6 克,绞股蓝、玫瑰花各 10 克。

【用法】先用开水烫洗一下,再以沸水 300 毫升冲泡,加红糖 15 克,每日 1 剂,分多次饮用。

【分析】当肝炎患者发展为肝硬化时,此时由于肝脏对雌激素的灭活能力下降,而雄激素转化为雌激素能力增加,使血中雌激素水平升高,往往会直接影响到男性的性能力。

【功效】本方可疏肝行滞,对肝硬化引起的阳痿、乳房增大有一定治疗作用。

【来源】北京中医药大学东直门医院男科医师 王彬

金钱草砂仁鱼

【方药】金钱草、车前草各 15 克,砂仁 10 克,鲤鱼 1 条(约 500 克),精盐、味精、姜各适量。

【用法】鲤鱼去鳞、鳃及内脏,洗净,同上述 3 味加水入锅,上火煮;武火沸开,移用文火;至鲤鱼熟烂后加入精盐、味精、姜片调好,调匀即成。食鲤鱼肉,饮汤。分 2～3 次食。

【功效】利胆除湿,补脾利水。适用于治疗水湿停滞型肝硬化。

【来源】民间验方

黑鱼赤豆汤

【方药】黑鱼 1 条(约 500 克),赤小豆 100 克,葱花、姜末、精盐、料酒、味精各适量。

【用法】赤小豆洗净,放入温开水中浸泡 1 小时;黑鱼除鳞、鳃及内脏,洗净,入锅,加水足量,先用武火煮沸,烹入料酒,加葱花、姜末,缓缓加入浸泡的赤小豆,改用文火煮1个半小时;待黑鱼肉、赤小豆熟烂时,加少许精盐、味精,拌和均匀即成。佐餐当菜,随意服食,当日吃完。

【功效】补益肝肾,健脾益气。适用于各型肝硬化。

【来源】民间验方

健脾软肝汤

【方药】柴胡15克,白术15克,五灵脂15克,茯苓15克,地龙15克,丹参15克,青皮12克,枳壳12克,蒲黄12克,茜草10克,炙鳖甲15克,鸡内金8克,白茅根15克,甘草5克。

【用法】水煎服。

【分析】腹胀少食者加砂仁10克,山楂15克,麦芽15克,谷芽15克;脾肝肿大者加土鳖虫10克,桂枝10克,射干12克,鼠妇10克。

【功效】健脾疏肝,养血活血。主治血吸虫病肝硬化。

【来源】湖北省沙市第三人民医院 朱明烈

桃红四物汤合五苓散加减

【方药】柴胡、当归、桃仁、五灵脂、炮山甲、炙地鳖虫各10克,丹参、白茅根、大腹皮各20克,茯苓、白术各15克。

【用法】水煎服,每日1剂。

【功效】祛瘀通络,活血利水。主治瘀血阻络型肝硬化。

【来源】《民族医药报》

健脾分消汤

【方药】黄芪20克,山药20克,丹参20克,薏苡仁30克,车前子(包煎)30克,大腹皮30克,党参15克,茯苓15克,白术15克,仙灵脾15克,鳖甲15克,泽泻12克,郁金12克,青皮12克,陈皮12克,附子6克,甘草6克。

【用法】水煎服。

【功效】健脾温肾,化气行水。主治肝硬化腹水。

【来源】河南省夏邑县中医院 吕云钊

胃苓汤加减

【方药】茯苓、苍术、猪苓各12克,泽泻、厚朴、陈皮各8克,白术7克,桂枝6克,甘草3克。

【用法】水煎服,每日1剂。

【功效】运脾利湿,理气行水。主治水湿内阻型肝硬化,属肝硬化失代偿期腹水轻症,症见腹胀如鼓,按之坚满,或如蛙腹,两胁胀痛,胸闷纳呆。

【来源】民间验方

7.4 其他肝炎

急性病毒性肝炎治疗偏方

【方药】茵陈 15 克,草河车 15 克,金钱草 15 克,杏仁 10 克,金银花 30 克,六一散 10 克,橘红 10 克,赤芍 10 克,泽兰 10 克,藿香 10 克,蒲公英 10 克,生甘草 6 克。

【用法】水煎服。

【分析】方中茵陈、金钱草、六一散清利肝胆湿热;公英、草河车清热解毒;藿香芳化利湿;赤芍、泽兰凉血活血;杏仁、橘红行气开胃化痰;甘草调和诸药,以防苦寒伤胃,又可解毒。

【功效】主治急性病毒性肝炎。

【来源】关幼波

清热解毒理气治疗肝炎

【方药】鸡骨草、板蓝根、岗梅根各 20 克,茵陈、山楂、丹参各 12 克,夏枯草、茜草根各 9 克,郁金、栀子各 6 克。

【用法】每日 1 剂,水煎,分 3 次服。

【功效】清热解毒,理气活血。主治急、慢性肝炎,转氨酶升高,中医辨证属肝经热毒型,症见胁痛口苦,舌红苔黄,脉弦数。

【来源】谢凤勤

甘露清毒丹加减

【方药】茵陈 30 克,滑石 20 克,通草 6 克,石菖蒲、黄芩、栀子、藿香、白蔻仁、枳壳各 10 克,土茯苓、白花蛇舌草、板蓝根各 25 克,甘草 8 克。

【用法】每日 1 剂,水煎温服,并配合西医支持疗法。

【功效】清热解毒,利湿退黄。

【来源】民间验方

花生赤小豆泥鳅汤

【方药】泥鳅适量,花生仁 50 克,赤小豆 25 克。

【用法】将泥鳅用细盐搓擦,再用热水烫洗干净。然后烧热油锅,将泥鳅煎至微黄,取出。再将花生仁用水浸透,留衣,洗净。把赤小豆和陈皮用水浸透,洗净。最后将材料全部放入瓦煲内,加入水,煲至水沸腾,用中火煲约 3 小时。出锅后加入细盐调味,即可食用。

【功效】这道食疗菜不仅味道鲜美,而且

对养肝护肝也有非常好的效果。

【来源】民间验方

保肝护肝经验

【方药】五味子 15 克。

【用法】加水 150 毫升,旺火煮沸后改用小火煎煮 20~30 分钟取汁,加入冰糖融化后服用,每次 20 毫升,每天 3 次。

【分析】五味子中的五味子乙素对降低转氨酶作用明显,可减少肝细胞变性,减轻肝细胞的损伤。

【功效】主治肝功能损害。

【来源】林云涛

甘草茶

【方药】甘草 3~5 克。

【用法】兑水 1 升左右,用开水浸泡。

【分析】甘草里含有甘草酸等有效成分,有保肝作用,并通过改变细胞膜通透性阻止病毒进入肝细胞,达到抗病毒的作用。

【功效】既能当作日常解暑的饮料,又能养肝护肝。

【来源】民间验方

疏肝化瘀汤治疗肝病

【方药】柴胡 9 克,茵陈 20 克,板蓝根 15 克,当归 9 克,丹参 20 克,莪术 9 克,党参 9 克,炒白术 9 克,黄芪 20 克,女贞子 20 克,五味子 15 克,茯苓 9 克。

【用法】水煎 2 次,混合药液,分早、中、晚 3 次服,每日 1 剂;也可共碾为末蜜炼为丸,每丸重 9 克,每日服 3 丸。

【分析】有湿热征候或胆汁瘀阻现象的,方中茵陈可重用 40~60 克,以利于清利湿热,再加赤芍、栀子,祛瘀利胆;虚羸不足严重的,偏于阳虚酌加淫羊藿、仙茅、肉桂以温补肾阳,偏于阴虚酌加生地、枸杞以滋补肾阴;对于肝硬化代偿失调,血脉瘀滞,阳虚不化所出现的腹水,在重用补益脾肾和活血祛瘀之品的基础上,尚需酌加理气利水之品,如大腹皮、茯苓皮、泽泻、白茅根等,以标本兼治利于腹水消除,恢复肝脏代偿功能。

【功效】此方具舒肝解郁、活血化瘀、清热祛邪、培补脾胃之功效。适用于治疗各种急慢性病毒肝炎,早期肝硬化,肝脾肿大,肝功能异常等。

【来源】星辰

竹龙散治消渴

【方药】五灵脂、黑豆(生,去皮)各 15 克。

【用法】研粉。每服 6 克,用冬瓜汤送服,每日 2 次。

【功效】主治黄疸。

【来源】民间验方

豆腐滚鱼鳅

【方药】鲜豆腐数块,泥鳅 250 克,生姜

2 片。

【用法】将泥鳅用少许盐洗去黏液,除去内脏,慢火煎黄,加水入姜煮成浓汤后下豆腐滚熟即可,喝汤吃豆腐和泥鳅肉。

【分析】泥鳅肉中含蛋白质、脂肪、维生素 A、维生素 B、烟酰、铁、磷、钙等,具有消肿、退黄疸、保肝作用,还有提高血清白蛋白的功效,对治疗肝炎有一定效果。

【功效】调中益气,祛湿解毒,滋阴清热。有消肿保肝的作用。

【来源】江苏吴县 薛雪

茵陈栀子仁粥

【方药】茵陈 15 克,栀子仁 3 克,粳米 60 克,白糖少许。

【用法】将上述药物一起入锅,加适量清水熬煮至粳米熟烂,去药渣,调入白糖即成,可随意服用。

【功效】此方具有清热解毒的功效。主治急性肝炎出现的黄疸。

【来源】民间验方

山楂神仙粥

【方药】山楂粉 20 克,神曲 15 克,粳米 50 克,木糖醇适量。

【用法】将上述前 3 种材料一起入锅,加适量清水熬煮至粳米熟烂,调入木糖醇即成,可随意服用。

【功效】此方具有疏肝理气、活血化瘀、

降血脂的功效。适用于肝炎合并脂肪肝的患者。

【来源】民间验方

垂盆草粥

【方药】垂盆草 15 克,粳米 60 克。

【用法】将垂盆草、粳米入锅,加适量清水熬煮至粳米熟烂即成,可随意服用。

【功效】此方具有清热解毒、降酶、利湿的功效。适用于慢性肝炎患者和乙肝、丙肝病毒携带者。慢性肝炎患者和乙肝、丙肝病毒携带者若出现病情反复发作,逐渐加重的情况也可选用此方。

【来源】民间验方

栀子粥

【方药】栀子仁 3 ~ 5 克,粳米 50 ~ 100 克。

【用法】将栀子仁碾成细末,同时煮粳米为稀粥。待粥将成时,调入栀子末稍煮即成。每日 2 次, 2 ~ 3 天为 1 个疗程。

【功效】清热泻火,适用于黄疸型肝炎、胆囊炎以及目赤肿痛、急性结膜炎等。

【宜忌】不宜久服多食,平素大便泄泻者忌用。

【来源】民间验方

蒲公英粥

【方药】蒲公英 40 ~ 60 克(鲜品 60 ~ 90 克),粳米 50 ~ 100 克。

【用法】取干蒲公英或鲜蒲公英(带根)

洗净、切碎,煎取药汁、去渣,入粳米同煮为稀粥,以稀薄为好。每日 2 ~ 3 次,稍温服,3 ~ 5 天为 1 个疗程。

【功效】清热解毒,消肿散结,适用于肝炎、胆囊炎及急性乳腺炎、急性扁桃体炎、尿路感染、急性结膜炎等。

【来源】民间验方

7.5 肝癌

苦瓜子仁对防治肝癌有明显作用

【方药】成熟变黄的苦瓜 1 根。

【用法】将苦瓜子去壳炒熟磨成粉,用水送服,每次 30 克左右(或 2 茶匙),每周 2 次。

【分析】研究发现,苦瓜子富含核糖体失活蛋白、苦瓜子蛋白,通过作用于核糖体核糖核酸,干扰肝癌细胞蛋白质合成,抑制肿瘤生长。

【功效】对防治肝癌有明显作用。

【来源】硕士 张艳

枸杞甲鱼

【方药】枸杞 30 克,甲鱼 150 克。

【用法】将枸杞、甲鱼共蒸至熟烂即可,枸杞与甲鱼汤均可食用。每周 1 次,不宜多食,尤其是消化不良、失眠者不宜食。

【功效】具有滋阴、清热、散结、凉血、提高机体免疫力的功能。

【宜忌】忌饮白酒、辣椒、母猪肉、韭菜、肥肉、油煎炸、坚硬的食物及刺激性调味品。

【来源】民间验方

天仙腾治肝癌偏方

【方药】天仙藤 30 克,乳香、没药、醋元胡、吴萸、干姜各 6 克,小茴香 15 克。

【用法】共研细末,每次服 9 克,以好酒服。

【功效】散寒,活血止痛,适用于肝癌及腹腔肝瘤。

【来源】《本草汇言》

制鳖甲治肝癌

【方药】制鳖甲 15 克,炮山甲、桃仁、广木香、青皮、郁金、白芍各 12 克,红花 6 克。

【用法】每日 1 剂,水煎服。

【功效】活血化瘀,软坚散结,适用于治疗肝癌。

【来源】《抗癌中草药制剂》

肝癌治疗偏方 2

【方药】接骨木 15 克,半边莲、金丝线各 15 克,三棱、莪术各 10 克,青陈皮、车前子各 9 克,三七 0.6 克。

【用法】每日 1 剂,水煎服。

【功效】清热解毒,理气化瘀,适用于治疗肝癌。

【来源】《湖南中草药单方验方选编》

肝癌治疗偏方 3

【方药】龙葵、白英、遍地香各 15 克,蛇莓 25 克,半枝莲 15 克,徐长卿 10 克。

【用法】每日 1 剂,水煎服。

【功效】清热解毒,活血化浊。适用于治疗肝癌。

【来源】上海市群力草药店

肝癌化疗治疗验方

【方药】白芍、扁豆、薏苡仁各 30 克,白术 15 克,防风、陈皮各 10 克,柴胡、川芎、香附各 6 克,甘草、川芎各 9 克。

【用法】每日 1 剂,水煎服。

【功效】调和肝脾,理气化浊,适用于缓解肝癌化疗后的胃肠道反应。

【来源】《天津中医》1983 年第 5 期

蟾蜍天龙片剂治疗肝癌

【方药】蟾蜍、天龙、儿茶、龙葵、藤梨根、山豆根、夏枯草各等份。

【用法】各药共研细末,加入辅料后,压制成片剂,口服,每日 3 次。

【功效】清热解毒,活血散结。

【来源】上海市启东县肿瘤防治小组

肝癌晚期治疗方

【方药】白花蛇舌草 10 克,仙鹤草 20 克,苦参 30 克,虎杖 20 克,莪术、郁金各 5 克,天冬 16 克,半夏、五味子、甘草、女贞子、玄参各 10 克。转移的患者可加桔梗 12 克。

【用法】1 服药可分 3 天用,每天服 3 次,1 个月为 1 个疗程。

【分析】白花蛇舌草能清热解毒,利尿消肿,活血止痛,所含豆甾醇可抑制肝癌细胞生长;仙鹤草清热解毒,止血,止痛,有明显抗癌及止癌痛作用。白花蛇草和仙鹤草是方中主药。苦参清热燥湿,利尿散结,苦参碱有显著抑制肝癌细胞增殖、促进其凋亡的作用;五味子能宁心安神,益气生津,还有护肝保肝、增强抗癌药疗效的作用;莪术可行气破血,消积止痛,其中所含的挥发油能抑制肝癌细胞生长;郁金疏肝理气,凉血破瘀;玄参、天冬均有生津养阴、解毒的功效,而天冬对癌细胞也有抑制作用;半夏和胃止呕,消积软坚;甘草则解毒,调和诸药。

【功效】解毒活血,疏肝止痛,养阴,有助

于提高机体抵抗力和抑制癌细胞生长,可缓解阴虚型肝癌患者的症状。

【宜忌】服用时忌烟酒和辛辣饮食。

【来源】民间验方

蟾蜍酒治疗肝癌

【方药】活蟾蜍 3 只,黄酒 1 斤。

【用法】将蟾蜍用黄酒共煮沸后半小时,去蟾蜍取酒,贮藏备用,每日 3 次,每次 10 毫升,连服 30 天,休息 30 天后再服,3 个月为 1 个疗程。

【功效】清热解毒,化瘀消积,适用于肝癌。

【来源】《中医杂志》1980 年第 7 期

没药人参治肝癌

【方药】麝香、牛黄各 3 克,乳香、没药各 30 克,熊胆 3 克,三七粉、人参各 15 克。

【用法】共研细末,黄米浆为丸,绿豆大,每次 1 克,每日 3 次。

【功效】行气豁痰,化瘀散结,适用于肝癌。

【来源】《肿瘤病》

蟾蜍外涂治肝癌

【方药】活癞蛤蟆 1 只(去内脏),雄黄 30 克。

【用法】将雄黄放入蛤蟆腹内,加温水少许捣成糊状,敷在肝区最痛处,夏天敷 6 ~ 8 小时换 1 次,冬天可 24 小时换 1 次。

【功效】解毒化瘀,散结止痛,适用于肝癌疼痛。

【来源】《新中医》1980 年第 3 期

川石斛治肝癌

【方药】川石斛、竹茹、佛手各 9 克,绿萼梅 6 克,生熟谷芽、北沙参各 12 克,芦根 30 克。

【用法】每日 1 剂,水煎服。

【功效】育阴和胃,降逆止呕,适用于肝癌,阴虚呕逆。

【来源】《浙江中医杂志》1986 年第 4 期

肝癌治疗偏方 4

【方药】黄芪、龟板、鳖甲各 15 克,泽泻、党参、白术、茯苓各 10 克,当归 20 克,白花蛇舌草 15 克,半枝莲 15 克。

【用法】水煎服,每日 1 剂。

【功效】益气养阴,清热活血,适用于原发性肝癌。

【来源】《肿瘤要略》

肝癌治疗偏方 5

【方药】丹参 10 ~ 30 克,赤芍15 ~ 30 克,三棱、莪术、桃仁、地鳖虫、广郁金各 10 克,车前子 8 克,泽泻、半边莲各 30 克,茯苓 15 克。

【用法】水煎服,每日 1 剂。

【功效】活血行瘀,利水化浊,适用于原发性肝癌合并腹水。

【来源】《中医药研究》1988 年第 6 期

茵陈白花蛇舌草治疗肝癌

【方药】茵陈 30 克,黄柏、栀子各 10 克,猪苓 30 克,泽泻 12 克,水红花子、丹参各 30 克,莪术 10 克,白花蛇舌草 30 克。

【用法】每日 1 剂,水煎服。

【功效】清热化湿,解毒化瘀,适用于湿热瘀毒型肝癌。

【来源】《中西医结合治疗癌症》

木鳖子外敷治肝癌疼痛

【方药】木鳖子去壳 3 克,独头蒜、雄黄各 1.5 克。

【用法】杵为膏,入醋少许,蜡纸贴患处。

【功效】散血清热,除痛消痞,适用于肝癌疼痛。

【来源】《普济方》

7.6 胆囊炎

茵陈赤豆粥

【方药】茵陈 20 克,赤小豆 30 克,薏苡仁 10 克。

【用法】茵陈水煎去渣取药液备用,赤小豆加水煮烂,加入薏苡仁及茵陈药液,至薏苡仁烂熟即成。食用时可加入少许白糖。

【分析】茵陈,性味苦、辛,微寒,归脾、胃、肝、胆经。其中茵陈色原酮为主要利胆成分,能促进胆汁排泄。对羟基苯乙酮对大鼠有明显的利胆作用,能增加胆汁分泌,亦能增加胆汁中固体物、胆酸和胆红素的排出量,对四氯化碳引起的肝损伤亦有同样作用。

【功效】消炎利胆。

【来源】民间验方

金钱败酱陈皮茶

【方药】金钱草 15 克,败酱草 15 克,陈皮 15 克。

【用法】上 3 味水煎至 500 毫升去渣,加白糖适量代茶饮用。

【分析】金钱草甘咸微寒,入肝、胆、肾、膀胱经,功能利胆排石,清热解毒;败酱草辛苦微寒,能清热解毒消炎,配茵陈消炎利胆。此茶有排石利胆消炎的作用,经临床多次验证,效果良好。

【功效】须多服方见疗效,慢性胆囊炎患者可经常用之。

【来源】39 健康网

滑石粥

【方药】滑石 30 克, 瞿麦 10 克, 粳米 100 克。

【用法】先用纱布包扎滑石, 与瞿麦同入砂锅, 加水煎取药液, 再与粳米共煮为粥。4 天为 1 个疗程。

【宜忌】恐本法堕胎, 故孕妇禁用。

【来源】39 健康网

疏肝利胆汤

【方药】柴胡 12 克, 白芍 20 克, 枳壳 10 克, 木香 10 克, 元胡 12 克, 川楝子 15 克, 茵陈 30 克, 大黄 6 克(后下), 金钱草 30 克, 麦芽 30 克, 甘草 6 克。

【用法】水煎服, 每日 2 剂, 每日服 2 次。

【功效】疏肝利胆, 理气除湿。

【来源】民间验方

猪苦胆江米粥

【方药】猪苦胆 1 个, 江米 150 克。

【用法】将江米炒黄后与猪苦胆汁混合在一起, 备用。每日早、晚各服 10 克, 用面汤或温开水冲服。

【分析】猪苦胆, 味苦, 性寒, 归肝、胆、肺、大肠经。药用部分一般是有苦味的有色液汁, 中医认为具有宣通上下、利水消肿、清热解毒的作用, 是极好的药材。更多的是放在通风干燥处, 就像南方风干腊肉那样, 用绳子拴好, 挂起晾干, 或在半干时稍稍压扁, 再干燥之。必要时还需要用阴阳瓦微火焙干, 使用时研末冲服。用猪胆, 取其寒能胜热, 滑能润燥, 苦能入心, 又能去肝胆之火也。

茵陈栀子剂

【方药】茵陈 30 克, 山栀子 15 克, 郁金 15 克。

【用法】水煎去渣, 每日2 ~ 3 次分服。

【功效】清热解郁, 利胆。治慢性胆囊炎及胃脘不适或隐痛。

【来源】《小偏方王》

消炎利胆茶

【方药】玉米须、蒲公英、茵陈各 30 克。

【用法】加水 100 毫升煎, 去渣, 加白糖适量, 温服。每日 3 次, 每次 250 毫升。

【分析】玉米须甘平, 能利尿利胆, 清热消炎; 蒲公英甘苦性平, 能健胃利胆, 抗菌消炎; 茵陈甘苦微寒, 有扩张胆管, 利胆清热及促进肝细胞再生作用。此茶对胆囊炎、胆结石发热疼痛期有显著疗效。但必须大量饮用。

【功效】利胆清热, 对治疗胆囊炎有疗效。

小麦秆饮

【方药】鲜嫩小麦秆 100 克(采取春天已灌浆, 尚未成熟的小麦), 白糖少许。

【用法】麦秆加水煮半小时, 加白糖使之微甜代茶饮, 每次半小碗, 每日 3 次。

【功效】消炎利胆, 适用于治疗胆囊炎。

第 8 章

肛肠科

8.1 肠 炎

疏肝解郁健脾治肠易激综合征

【方药】陈皮 10 克,白术 30 克,白芍 30 克,防风 10 克,藿香 10 克,木香 10 克,柴胡 10 克,沉香 10 克,枳壳 10 克,干姜 10 克,甘草 5 克。

【用法】7 剂,水煎服,煎 600 毫升,分早、中、晚 3 次饭后温服。

【分析】方中白术苦甘而温,补脾燥湿以治土虚,是为君药。白芍为臣,酸敛肝气,以制其疏泄太过,既为白术止泻之助,更能柔肝缓急止痛,为治腹痛之要药。陈皮辛苦而温,理气燥湿,醒脾和胃,为佐药。配伍少量防风,其升散之性,与术、芍相伍,辛能散肝郁,香能舒脾气,且有胜湿以助止泻之功,又为脾经引经之药,故兼具佐使之用。藿香芳香化湿醒脾,木香、柴胡、沉香、枳壳疏肝解郁,干姜温中,甘草调和诸药,诸药合用,可以补脾胜湿而止泻,柔肝理气而止痛,使脾健肝和,痛泻自止。

【功效】抑木扶土,祛湿止泻。

【来源】陈宝贵

槟榔治疗慢性肠炎

【方药】槟榔适量。

【用法】研成粉末,每次服 5 克,温开水送下,每日 3 次。

【功效】适用于治疗慢性肠炎,症见面色苍白,消瘦,腹冷,黎明腹泻,舌淡苔薄,脉细弱,属脾肾阳虚型。

【来源】包自强

慢性肠梗阻验方

【方药】薤白、杏仁、桔梗、木香、枳壳、白芍各 12 克,前胡、黄芪、紫菀、延胡索各 10 克,党参 8 克,川贝母 5 克,厚朴 18 克。

【用法】7 剂,每日 1 剂,水煎,分 3 次服用。

【分析】薤白,味苦辛,温,滑,无毒,辛温通畅,善散壅滞。方中主以薤白,薤白味辛则散,散则能使在上寒滞立消;味苦则降,降则能使在下寒滞立下;气温则散,散则能使在中寒滞立除;体滑则通,通则能使久痼寒滞立解。川贝母涤痰散结;桔梗开泄肺闭;木香、枳壳、厚朴宽中行气,化痰消痞;杏仁、前胡、紫菀润肺而通便;党参、黄芪扶正补中;延胡索、白芷行气止痛;白芍补肺滋阴。

【功效】温开宣降,肃肺通便。适用于治疗慢性肠梗阻。

【来源】王衡

大黄外敷脐部治疗肠梗阻

【方药】大黄粉 30 克,蜂蜜或 75% 乙醇 25 毫升。

【用法】大黄粉加蜂蜜或 75% 乙醇调匀外敷脐部及其周围皮肤,用胶布固定,持续敷 10～12 小时,每日换药 1 次。

【分析】生大黄味苦寒泻下,可以荡涤肠胃,通利水谷,它所含结合性大黄酸类物质,能刺激大肠壁引起肠管收缩,分泌增加,使大肠内容物容易排出,从而达到泻下通便的作用。

【功效】通络活血,行腹部气机,消除腹胀。适用于治疗肠梗阻。

【来源】民间验方

葛根荷叶田鸡汤

【方药】田鸡 250 克,鲜葛根 30 克,鲜荷叶 15 克。

【用法】将田鸡活杀,去皮、内脏及头爪,洗净;葛根去皮,洗净,切块;荷叶洗净。把全部用料一齐放入锅内,加清水适量,武火煮沸,文火煮 1 小时,调味即可。随量饮汤食肉。

【功效】解暑清热,止湿止泻。适用于急

慢性肠炎属湿热内蕴者。症见身热烦渴,小便不利,大便泄泻,泻下秽臭,肠鸣腹痛。

【来源】民间验方

儿童急性肠炎验方

【方药】新鲜土茯苓、马齿苋各 15 克,或干品各 20 克。

【用法】加适量清水,熬煮 30 分钟,取出药渣,再加入少量米,继续熬成粥,加食盐调味,分 2～3 次食用。治疗期间忌生冷腥辣食物,一般 2～3 天可痊愈(以上为 3～5 岁小儿药量,可随年龄酌情加减)。

【分析】此方能清热解毒,祛湿止泻。马齿苋性味酸、寒,有清热解毒凉血、滑利大肠之功效,为解毒治痢常用要药;土茯苓性味甘、淡、平,能利湿解毒。民间多用马齿苋或土茯苓单味治疗湿热泄泻,现两者同用,起加强作用,取粥养胃气,不失为治疗肠炎的一个简单有效的好方法。

【功效】适用儿童急性肠炎。

【来源】浙江金华 刘美娟

荆芥连翘汤

【方药】荆芥 10 克,防风 10 克,桔梗 10 克,白芷 10 克,柴胡 12 克,连翘 15 克,薄荷 10 克,川芎 10 克,黄连 5 克,黄芩

10 克,栀子 10 克,生地 10 克,当归 15 克,白芍 10 克,枳壳 10 克,甘草 3 克。

【用法】7 剂,水煎服。

【功效】祛湿泻火,疏肝理气,凉血活血养血,适用于慢性肠炎。

【来源】经方专家 黄煌教授

清利肠道方

【方药】桃仁、杏仁各 10 克,黄芩、赤芍各 15 克,生薏苡仁、冬瓜仁(打)、马齿苋、败酱草各 30 克。

【用法】水煎服。

【分析】本方重用败酱草、马齿苋的清热解毒,特别是马齿苋一药,民间用治菌痢,常以此一味煎汤服之辄愈。

【功效】清理肠道。主治大肠疾病湿热停滞型,适用于治疗细菌性痢疾,阿米巴肠病,急、慢性结肠炎,溃疡性结肠炎等;主要症状为大便不爽,1 日数次,腹部隐痛,肠鸣后重,舌质红,舌苔黄腻,脉弦细者。

【来源】《医药星期三》

地锦草治急性肠道炎

【方药】地锦草 30 克,炒山楂、炒黄芩、车前子、藿香各 15 克,木香 10 克,炙甘草 3 克。

【用法】每日 1 剂,水煎,分 3 次服用,连服 2 日。

【功效】适用于治疗急性肠道炎。

【来源】《医药星期三》

老枣树皮治疗肠炎

【方药】老枣树皮适量。

【用法】洗净晒干,研成细粉,装瓶密封备用。每次温开水冲服 0.9 克,每日 3 次,儿童酌减。

【分析】药理研究表明,枣树皮粉不仅有收敛止泻作用,还有类似消炎药或抗生素的功能。现在,已有药厂将枣树皮提炼制成片剂成药,更便于患者服用。

【功效】适用于肠炎的治疗。

【来源】副主任中药师 韩德承

芦根石斛汤

【方药】鲜芦根 12 克,鲜石斛 6 克,猪苓 6 克,泽泻 2 克,采曲 6 克,川木香 4.5 克,木通 6 克,茯苓 6 克,甘草 1.5 克。热重者加龙胆草 4.5 克;严重呕吐者加藿香 3 克,厚朴 6 克,腹胀者加莱菔子 6 克;体质虚者加党参、炒白术各 6 克。

【用法】水煎 2 次,分 4 次服。

【分析】本方药性平和,以芦根、石斛清热养阴生津,猪苓、泽泻、木通、茯苓健脾除湿;木香和胃理气;采曲消食导滞。诸药伍之有升清降浊、调和肠胃之功效。对急慢性肠胃炎的治疗,可作通用之方,且本方药味无大寒、大温、大苦,小儿宜于服用。

【功效】清热理湿,调和肠胃,主治外感湿热和伤食引起的急慢性肠胃炎。

【来源】湖南省汉寿县医药科学研究所李恢振

痛泻要方

【方药】防风、白术、陈皮各 12 克,白芍 15 克(此为成人量,小儿宜酌减)。

【用法】上方水煎,取汁 400 毫升,分 2 次温服。

【分析】上方白术健脾祛湿;防风祛肝邪以助脾土;白芍泻肝,缓急止痛;陈皮行气醒脾,消胀止痛,故用之,可抑肝健脾,使肝脾调和而获愈。

【功效】适用治疗急性肠炎。

【来源】《医方集解》

参苓白术散加减

【方药】太子参 10 克,炒白术 10 克,炒山

药 15 克,炒薏苡仁 15 克,云茯苓 12 克,炒建曲 12 克,煨葛根 10 克。

【用法】水煎服。

【分析】方中太子参、炒白术、炒山药为君,益气健脾,扶正固本。炒薏苡仁、云茯苓、炒建曲为臣,燥湿运脾止泻,使补而不滞;《内经》云:"清气在下则生飧泄",煨葛根为使,使清气升而浊气降。药用炒过之品,补气健运脾胃、燥湿止泻之力优增,使脾气充足而其功可用,湿气去而泄泻自止。

【功效】益气健脾,化湿止泻。适用于治疗炎症性肠病属于脾虚湿盛证。也可用于治疗慢性结肠炎、肠易激综合征、胆囊术后综合征等属于脾虚湿盛型病症。

【来源】中华中医药学会脾胃病专业分会名誉主任,全国第一批老中医药专家学术经验继承人 单兆伟

8.2 腹泻

生姜大枣粥治胃寒腹泻

【方药】鲜生姜10~15 克(切片),大枣 5 枚,粳米 50 克。

【用法】一起放入锅中,加水适量煮粥,

空腹趁热食用,每日 2 次,早晚服用。一般食 1 次即可止痛,食2~3 次后止泻。

【功效】对治疗胃痛、胃胀、腹痛腹泻、泛酸食少、呕吐清水等症效果极佳。

【来源】民间验方

马齿苋单味鲜用治疗下痢脓血

【方药】鲜马齿苋适量。

【用法】鲜马齿苋去根洗净,切碎捣烂取汁,每次口服 20 ~ 30 毫升,每日 3 次。

【分析】马齿苋为马齿苋科植物马齿苋的全草,其味酸寒,归大肠、肝、脾经,有清热解毒、凉血止血的功效。

【功效】治疗下痢脓血、里急后重有较好疗效。

【来源】民间验方

米汤补充体液治腹泻

【方药】炒米粉 25 克,食盐 2 克。

【用法】炒米粉 25 克,加水 500 毫升,煮沸 7 ~ 10 分钟,冷却后加食盐 2 克而成,也可以在煮大米饭时用滤过米汤 500 毫升加食盐 2 克。米汤电解质溶液与口服补液盐的根本不同点是前者用 50 克炒米粉代替了后者配方中 20 克葡萄糖。经测定 50 克大米粉含蛋白质 4.35 克,水解后产生 35 克葡萄糖,超过了口服补液盐中 20 克葡萄糖所提供的营养物质。

【分析】米汤为低渗性溶液,可减少发生渗透性腹泻的危险。所以,用米汤电解质溶液治脱水比口服补液盐更佳。米汤电解质溶液的具体用量是根据小儿脱水程度和体重来计算的。一般轻、中度脱水,每公斤体重应补充 50 ~ 100 毫升,开始时每次喝 5 ~ 10 毫升为宜,每隔 3 ~ 5 分钟喂 1 次,每次少量口服可防止呕吐。倘若病儿发生呕吐,父母也不必紧张,应继续给病儿服用,力争在 6 ~ 8 小时内服完。以后根据腹泻程度继续服用,直到脱水完全纠正为止。预防小儿脱水,应于腹泻开始时补充米汤电解质溶液,每公斤体重按 20 ~ 40 毫升计算,在 6 ~ 8 小时内服完。

【功效】对防止因腹泻而导致的脱水有很好的疗效。

【来源】民间验方

连梅散治急性热痢及休息久痢

【方药】黄连、乌梅各等份。

【用法】焙干研末,每次服 3 克,每日服 3 ~ 4 次,常取佳效。

【功效】对治疗急性热痢及休息久痢有很好的作用。

【来源】民间验方

治痢经验方

【方药】白头翁 10 克,大黄炭 10 克,秦皮 10 克,黄芩 10 克,生地炭 10 克,白芍 15 克,当归 10 克,香附 10 克,丹皮 10 克,焦槟榔 10 克,阿胶珠 10 克,白茅根 30 克,木香 6 克。

【用法】水煎服,1 日 1 剂,分 2 次服用。

【分析】白头翁清热解毒凉血；秦皮清热涩肠止泻；大黄炭荡涤肠胃积滞，且可止血；黄芩、茅根清热利湿；生地炭、丹皮、阿胶珠、白芍、当归为血分药，凉血活血，养血和血，兼以止血；木香、香附、焦槟榔为气分药，行气醒脾，消食导滞。热势较盛加蒲公英、马齿苋、赤芍以解毒和营；热毒深入营血，见高热神昏可加紫雪散开窍醒神，清营凉血；湿重身重纳呆、苔白腻加藿香、薏苡仁以健脾利湿。

【功效】对痢疾有很好的治疗效果。

【来源】关幼波教授

石榴皮水治轻微拉肚子

【方药】吃完石榴剩下的石榴皮。

【用法】把石榴皮放入锅中干炒，至石榴皮焦黄，放入适量的水，再煮 5 分钟后，把水倒出服用。

【功效】针对炎症轻微的腹泻患者，比如肛门胀痛不明显、腹痛不严重的情况，效果不错。

【来源】桂林市人民医院象山社区卫生服务中心副主任、中医师 唐义泽

金银花治湿热腹泻

【方药】金银花（炒炭）30 克。

【用法】金银花（炒炭）30 克，研为细粉，每次服 6 克，每日 3 次，温开水送下。

【功效】适用湿热型腹泻，症见腹痛肠鸣，腹痛即泻，泻势急迫，粪色黄褐而臭，肛门灼热，心烦口渴，小便短赤，舌苔黄腻，脉滑数。治宜清热利湿。

【来源】易健华

花椒艾绒桂圆贴

【方药】桂圆肉 1 个，花椒 6 ~ 7 粒。

【用法】桂圆肉、花椒加上艾绒适量共捣烂，每晚睡前取药团填放在肚脐里，以纱布覆盖，胶布固定即可。贴敷后若配合热熨，则效果更好；此方宜在睡前贴用，次日早晨取出，以免因久用刺激，引起肚脐发炎。

【功效】该法不仅可治疗一般的肠胃病（如胃脘不适、胃寒痛、腹泻、寒性便秘等），而且对失眠、痛经、手足冰凉、风寒感冒等疾病也有一定疗效。

【宜忌】脐部感染者禁用此法。

【来源】山东莱州市慢性病防治院 郭旭光

莲薏粥

【方药】白莲肉 30 克，薏苡仁 30 克，粳米 50 克。

【用法】白莲肉泡去皮，与另 2 味加水煮作粥。分数次温食。

【功效】健脾祛湿。用治脾虚泄泻。

【来源】民间验方

鲫鱼羹

【方药】荜拔 10 克，缩砂仁 10 克，陈皮 10

克,大鲫鱼 1000 克,大蒜 2 头,胡椒 10 克,泡辣椒 10 克,葱、盐、酱油各适量。

【用法】将鲫鱼去鳞和内脏,洗净,在鱼腹内装入陈皮、砂仁、荜拔、蒜、胡椒、泡辣椒、葱、盐、酱油备用。锅内放入油烧热,将鲫鱼放锅内煎,再加水适量,炖煮成羹即成。空腹食之。

【功效】温中祛寒。用治脾胃虚寒之慢性腹泻。

【来源】民间验方

山药蛋黄治慢性腹泻

【方药】山药 30 克,熟鸡蛋黄 2 枚。

【用法】将山药切块,捣成碎末,用凉开水调成山药浆,然后再将山药浆倒入锅内,置小火上,不断用筷子搅拌,煮 2~3 沸,加入鸡蛋黄,继续煮熟即成。每日 1 剂,分早、晚 2 次空腹温热服食。

【功效】此方可健脾止泻,适用于脾虚久泻、大便清稀、水谷不化者。

【来源】民间验方

猪肾汤

【方药】猪腰子 2 个,骨碎补 20 克,食盐等调味品适量。

【用法】先将猪腰子剖开,剔除白筋膜,切片洗净,加水 1000 克与骨碎补共煮至熟。将骨碎补捞出,下调味品。饮汤食猪腰子。隔日服用 1 次。

【功效】疗虚补肾,强身止泄。用治老年人肾虚不固、时常腹泻且经久不愈。

【来源】民间验方

葛花解酒汤加减治疗酒后腹泻

【方药】葛花 15 克,茯苓 30 克,泽泻 20 克,砂仁 15 克,神曲 15 克,陈皮 15 克,木香 10 克,炙甘草 3 克,白豆蔻 10 克。

【用法】7 剂,每日 1 剂,水煎服。

【分析】汪昂《医方集解》:"葛花独入阳明,令湿热从肌肉而解;豆蔻、砂仁皆辛散解酒,故以为君。神曲解酒而化食。木香、干姜调气而温中。青皮、陈皮除痰而疏滞。二苓、泽泻能驱湿热从小便出。乃内外分消之剂。"认为葛花、肉蔻和砂仁为君药。

【功效】适用酒后腹泻,症见腹微痛,夜寐欠佳,舌淡红,苔白,微腻,脉缓。

【来源】黑龙江中医药大学 段富津教授

山药大枣粥茯苓

【方药】茯苓、山药各 20 克,大枣 10 克,粳米 50 克,红糖适量。

【用法】大枣去核,与茯苓、山药、粳米同煮成粥,加适量红糖调味即可。分 3 次佐餐食用。可经常食用。

【功效】用于脾胃气虚、食少便溏、体倦乏力者。

【来源】民间验方

8.3 阑尾炎

石膏苡仁汤治慢性阑尾炎

【方药】生石膏、薏苡仁、蒲公英、金银花各 25 克,大黄、败酱草、牡丹皮、桃仁各 15 克,元胡、川楝子各 12 克。

【用法】水煎服。每日 1 剂。

【功效】治慢性阑尾炎。

【来源】民间验方

赤芍汤治慢性阑尾炎

【方药】赤芍 15 克,泽泻 15 克,白术、茯苓各 12 克,当归、川芎各 10 克,败酱草 30 克。

【用法】水煎服。每日 1 剂。

【功效】治慢性阑尾炎。

【来源】民间验方

白红草汤治慢性阑尾炎

【方药】白毛夏枯草、红藤各 15 克,枳壳、木香各 15 克。

【用法】水煎服。每日 1 剂。

【功效】治慢性阑尾炎。

【来源】民间验方

香附汤治慢性阑尾炎

【方药】香附 15 克,栀子、枳实、桃仁、麦芽、山楂、木香、鸡内金各 10 克,远志、神曲、枳壳、甘草各 5 克。

【用法】水煎服。每日 1 剂。

【功效】治慢性阑尾炎。

【来源】民间验方

凤仙花汤治慢性阑尾炎

【方药】凤仙花全草 1000 克。

【用法】加水煎,分数次服。每日 1 剂。

【功效】治慢性阑尾炎。

【来源】民间验方

大田螺治慢性阑尾炎

【方药】大田螺 30 个。

【用法】将肉捣烂用荞麦粉拌和,再捣之,摊于布上,贴敷于阑尾部位。

【功效】治慢性阑尾炎。

【来源】民间验方

金银花蒲公英治慢性阑尾炎

【方药】金银花 12 克,蒲公英、紫花地丁各 15 克,白花蛇舌草、大黄各 10 克,川楝子、丹皮各 9 克,赤芍 10 克,虎杖 15 克。

【用法】水煎服,每日1剂。

【功效】清热解毒,化瘀消痛,适用于热毒内蕴所致的慢性阑尾炎,腹痛拒按,右下腹压痛较明显,有反跳痛,腹皮挛急,或可扪及包块,伴身热口渴,食少脘痞,恶心呕吐,大便秘结或便溏不爽。

【来源】民间验方

桃仁治慢性阑尾炎

【方药】桃仁、红花、紫荆皮、当归、赤勺、乳香、没药、白芷、石菖蒲各10克。

【用法】上药研为末,醋调敷。

【功效】治慢性阑尾炎,毒热型,高热不退,腹胀痛拒按,右下腹剧痛,乃至全身疼痛。

【来源】民间验方

木香汤治慢性阑尾炎

【方药】木香、金银花、蒲公英各25克,牡丹皮、川楝子、大黄各12克。

【用法】加水煎沸15分钟,滤出药液,再加水煎20分钟,去渣,2煎所得药液兑匀。分服。每日1~2剂。

【功效】治慢性阑尾炎。

【来源】民间验方

大田螺荞麦治阑尾炎

【方药】大田螺、荞麦面各适量。

【用法】大田螺捣碎,去壳,将其肉捣成烂泥,用荞麦面拌成糊,再捣和。摊于布上贴在腹上阑尾部,每日换药2次。

【功效】清热解毒。用于治疗阑尾炎。

【来源】民间验方

鲜姜芋头泥治急性阑尾炎

【方药】鲜姜、鲜芋头、面粉各适量。

【用法】先将姜和芋头去粗皮,洗净,捣烂为泥,再加适量面粉调匀。外敷患处,每日换1次药,每次敷3小时。

【功效】散瘀定痛。用于治疗急性阑尾炎及痛。

【来源】民间验方

千里光治化脓性阑尾炎

【方药】千里光15克,白花蛇舌草15克,鬼针草15克,败酱草15克。

【用法】每日1剂,水煎2次服,连服数剂。鲜黄蜀葵根适量捣烂敷患处。

【功效】主治化脓性阑尾炎。

【来源】民间验方

大茴香丁香治急慢性阑尾炎

【方药】大茴香1粒,丁香10粒,大山茶1个。

【用法】共研细末,和膏药脂内摊成膏药,贴患处。如病势较重的膏药面上加白洋樟1.5克。

【功效】用于急、慢性阑尾炎。

【来源】民间验方

8.4 痔疮

鳖头骨治疗痔疮

【方药】鳖头骨 1 个,陈醋适量。

【用法】用鳖头骨磨醋,取汁抹于肛门患处,1~2 次即愈。

【功效】消肿止痛。用治痔疮肿痛。

【来源】民间验方

马钱子治疗痔疮

【方药】生马钱子数枚,醋适量。

【用法】将生马钱子去皮放在瓦上用醋磨成汁,敷于患处,每日1~3 次。

【功效】散结消肿,通络止痛。适用于外痔。

【来源】民间验方

生地苦参汤治痔核出血

【方药】生地、苦参各 30 克,生大黄、槐花各 9 克。

【用法】水煎服。

【功效】治痔核出血。

【来源】民间验方

鲜案板草治外痔

【方药】鲜案板草 2000 克,干品 500 克。

【用法】上药为 1 次药量,加水煎开 10 分钟后倒入盆中,待温时,坐浴 30 分钟,再将药渣敷于患处 30 分钟,每天 3 次,4 天为 1 个疗程。

【功效】治外痔。

【来源】民间验方

地榆汤治痔核出血

【方药】地榆 30 克,红鸡冠花 30 克,生大黄 15 克。

【用法】水煎服。

【功效】治痔核出血。

【来源】民间验方

香蕉蔬菜粥

【方药】香蕉、绿色蔬菜各 100 克,粳米 70 克,食盐适量。

【用法】香蕉去皮捣为泥,蔬菜切成丝。粳米煮粥至熟时,加入香蕉泥和蔬菜。煮沸后,加入食盐。每天早餐服食。

【功效】适用于痔疮的治疗。

【来源】民间验方

木耳治疗痔疮

【方药】黑木耳 30 克。

【用法】将木耳摘去污物,洗净。加水少

许,文火煮成羹,服食。

【功效】益气,凉血,止血。适用于内外痔疮患者。

【来源】民间验方

丝瓜叶治内外痔

【方药】丝瓜叶 10 克,马齿苋 10 克,桑枝 15 克。

【用法】水煎服,每日 2 次。

【功效】治内外痔。

丝瓜治疗痔疮

【方药】丝瓜适量。

【用法】烧存性,研末,酒服 6 克。每日 1 剂。

【功效】主治肛门久痔。

【来源】民间验方

蚯蚓蝌蚪治疗痔疮

【方药】蚯蚓、蝌蚪各等份。

【用法】用瓦焙干,共为细面,每次服 1 克,1 日 2 次。

【功效】适于内痔、痔核。

【宜忌】服药期间忌鱼、羊肉。

【来源】民间验方

香菜外洗治疗痔疮

【方药】香菜 250 克。

【用法】洗净香菜,趁热水煎熏洗患处。

【功效】治疗痔疮。

【来源】民间验方

南瓜子治疗痔疮

【方药】南瓜子 100 克。

【用法】加水煎煮,趁热熏肛门,每日最少 2 次。

【功效】对内痔有效,连熏数天即愈。

【宜忌】熏药期间禁食鱼类发物。

【来源】民间验方

茄子治疗痔疮

【方药】茄子适量。

【用法】将其切片,烧成炭,研成细末。每日服 3 次,每次 10 克,连服 10 天。

【功效】清热止血。适用于内痔。

【来源】民间验方

炒槐角治痔瘘肿痛

【方药】炒槐角 24 克,生地 24 克,大黄 15 克,炒枳壳 12 克,当归 18 克,白芷 12 克,焦地榆 12 克,黄连 12 克,黄芩 12 克,炒二丑 12 克,栀子 12 克,甘草 12 克。

【用法】将药物共碾为细末,蜜炼后制成梧桐子大丸。每日服 1～2 次,饭前开水送下,每次 20～30 粒;以大便通利为适度。服药后大便仍干燥者,可增至 50 粒;大便稀泻者,须停服或减量。

【功效】清热利便,止血止痛。用治痔疾肿痛,大便干燥,肛门破裂,疼痛下血。

止痛如神汤治痔疮疼痛肿胀

【方药】秦艽 6 克,核仁 6 克,皂刺 10 克,苍术 10 克,防风 6 克,黄柏 10 克,当归尾 10 克,泽泻 10 克,槟榔 10 克,制大黄 10 克,槐花 10 克。

【用法】水煎服,每日 1 剂。

【功效】清热祛风,行气化湿,活血止痛。用治诸痔疼痛、肿胀者。

【来源】民间验方

蕹菜蜜膏

【方药】蕹菜 2000 克,蜂蜜 250 毫升。

【用法】将蕹菜洗净,切碎,捣汁,放锅内,先以武火,后以文火加热煎煮浓缩,至较稠时加入蜂蜜,再煎至稠黏时停火,待冷装瓶备用,每次以沸水冲化饮用 1 汤匙,每日 2 次。

【功效】有清热解毒、利尿、止血的功效,适用于外痔。

【来源】民间验方

金针菜红糖治内外痔

【方药】金针菜 100 克,红糖 100 克。

【用法】用水 1 碗煮熟吃。

【功效】治内外痔。

【来源】民间验方

绿豆猪大肠治内外痔

【方药】绿豆 200 克,猪大肠 1 节。

【用法】将绿豆放入猪大肠内,两头扎紧,炖熟吃。

【功效】治内外痔。

8.5 便秘

冰糖炖香蕉

【方药】香蕉 2 只,冰糖适量。

【用法】将香蕉去皮,加冰糖适量,隔水蒸。每日服 2 次,连服数日。

【分析】香蕉是淀粉质丰富的有益水果,味甘性寒,可清热润肠,促进肠胃蠕动,另外香蕉含有许多纤维,可刺激肠胃蠕动,帮助排便。

【功效】清热润燥,解毒滑肠,补中和胃。适用于虚弱病人的便秘。

【宜忌】脾胃虚寒、便溏腹泻者不宜多食、生食,急慢性肾炎及肾功能不全者忌食。

西梅汁

【方药】鲜西梅若干。

【用法】将西梅切开,榨汁去渣,口服汁液。

【分析】天然西梅汁中含有丰富的水溶性的天然果胶纤维和不溶性的植物纤维,这两种纤维的组合可以有效增加肠道的运动能力,增加排便次数。同时西梅汁可以在体内合成天然木糖醇和山梨糖醇,木糖醇加速胃的清空,并减少肠的蠕动时间,山梨糖醇有放松舒缓肠胃的作用,并对肠内菌群产生调节作用,而且帮助软化肠道内的排泄物。因此,西梅汁中这些天然物质的组合使它具有了快速缓解便秘的特殊功效。

【功效】调节肠胃。

胖大海

【方药】胖大海 5 枚,蜂蜜适量。

【用法】放在茶杯或碗里,用沸水约 150 毫升冲泡 15 分钟,待其发大后,少量分次频频饮服,并且将涨大的胖大海也慢慢吃下,胖大海的核仁勿吃,一般饮服 1 天,大便即可通畅。

【分析】胖大海,味甘,淡,性凉,归肺、大肠经。药用部分为梧桐科植物胖大海的干燥成熟种子。胖大海为寒凉之品,又归于大肠经,具有清肠通便的作用,故可用于大肠热积引起的便秘、排便不畅。但胖大海的通便之力不强,只适用于轻症,且须配伍其余泻下药同用。

【功效】大肠热积引起的便秘、排便不畅。

【宜忌】脾胃虚寒者慎用胖大海。另外,女性经期也当慎用。

冬瓜瓢

【方药】冬瓜瓢 500 克,麻油 15 毫升。

【用法】冬瓜瓢水煎取汁 300 毫升,冲麻油服之。

【功效】主治便秘及老年性便秘。

生甘草

【方药】生甘草 2 克。

【用法】取生甘草 2 克,用 15~20 毫升开水冲泡服用。每日 1 剂。

【分析】甘草生用主治咽喉肿痛,痈疽疮疡,胃肠道溃疡以及解药毒、食物中毒等;蜜炙主治脾胃功能减退,大便溏薄,乏力发热以及咳嗽、心悸等。

【功效】补脾益气,清热解毒。

牛奶蛋花

【方药】牛奶 250 毫升,鸡蛋 1 个,蜂蜜适量。

【用法】将鸡蛋打入牛奶中,煮沸后待温,调入适量蜂蜜,顿服,每日早晨服 1 次。

【功效】适用于习惯性便秘者。

【来源】《便秘偏方》

白萝卜

【方药】白萝卜 250 克。

【用法】白萝卜洗净去皮,切块,加水煮烂后食用。

【分析】白萝卜中的膳食纤维含量非常丰富，尤其是叶子中含有的植物纤维更是丰富。这些植物纤维可以促进肠胃蠕动，消除便秘，起到排毒的作用，从而改善皮肤粗糙、粉刺等情况。

【功效】适用于习惯性便秘。

【来源】《便秘偏方》

麻油蜜

【方药】蜂蜜 50 克，麻油 25 克。

【用法】先将麻油倒入蜂蜜中拌匀，接着边搅拌边加入温开水，将其稀释成均匀的液体后即可服用。

【分析】麻油即芝麻油，一般黑芝麻食用，白芝麻榨油，它是从胡科植物芝麻成熟种子榨取的脂肪油。医学认为本品性味甘、凉，具有润肠通便、解毒生肌之功效。据《本草纲目》上记载："有润燥、解毒、止痛、消肿之功。"《别录》说："利大肠，胞衣不落。生者摩疔肿，生秃发。"

【功效】适用于肠燥便秘、大便干结者。

【来源】民间验方

麻油菠菜

【方药】菠菜 100 克，麻油适量。

【用法】将菠菜用开水烫熟，捞出，加入麻油拌匀后食用。

【分析】麻油具有润肠通便、解毒生肌之功效，菠菜含有大量的植物粗纤维，具有

促进肠道蠕动的作用，利于排便，且能促进胰腺分泌胰岛素，帮助消化。两者结合对治疗便秘有很好的效果。

【功效】适用于大便不畅者。

【来源】民间验方

紫苏子粥

【方药】紫苏子 12 克，麻仁 12 克，粳米 100 克。

【用法】将紫苏子、麻仁捣烂如泥，加水慢研，滤汁去渣，同粳米煮为稀粥食用。

【功效】润肠通便。适用于老人、产妇、病后及体弱等大便不通、燥结难解者。

【来源】《便秘偏方》

无花果粥

【方药】无花果 30 克，大米 50 克，蜂蜜适量。

【用法】先用大米熬粥，至粥沸后放入无花果，食用时加适量蜂蜜即可。

【分析】无花果能清肠润燥，善疗痔疮，蜂蜜亦有良好的滋补润肠功效。

【功效】用于老人便秘而兼痔疮者。

【来源】民间验方

土豆汁

【方药】成熟、新鲜、个大的土豆若干。

【用法】将土豆用冷开水洗净，然后用洁净的器具捣碎，用干净的纱布拧出汁，便可服用。每天早饭和午饭前各服半

茶杯。

【分析】马铃薯含有丰富的膳食纤维,有助于促进胃肠蠕动,疏通肠道。马铃薯能健脾和胃,益气调中,缓急止痛,通利大便,对脾胃虚弱、消化不良、肠胃不和、脘腹作痛、大便不畅的患者效果显著。现代研究证明,马铃薯对调解消化不良有特效,是胃病和心脏病患者的良药及优质保健品。

【来源】民间验方

橘皮蜜

【方药】橘皮、白糖、蜂蜜适量。

【用法】将橘皮洗净,切细丝,加白糖、蜂蜜适量,煮沸,冷却,每次1汤匙,每日服3次。

【功效】适用于老年便秘者。

香油土豆丝

【方药】成熟、新鲜土豆若干。

【用法】将土豆切丝,用白水煮熟后捞起,把土豆丝、盐、味精、香油同放碗中,拌匀即可。代替晚餐,如果饥饿,可以搭配白粥。

【功效】具有很好的通便排毒的作用。

芍药甘草汤

【方药】生白芍24~40克,生甘草5克。

【用法】水煎服,一般不需加减,2~4剂可畅排软便。

【功效】对燥热、气滞、阻止虚之肠燥便秘尤宜。

黑芝麻粉

【方药】黑芝麻60克,大黄10克,好茶叶15克。

【用法】研成细末,每次用10克,开水冲服。

【功效】适用于治疗大便秘结不解。

麻酱拌茄子

【方药】茄子4个,芝麻酱适量。

【用法】把茄子蒸熟,用芝麻酱拌匀,芝麻酱不要用盐水和,直接拌匀,食用即可。

决明子茶

【方药】决明子20~30克。

【用法】决明子加入700毫升的水,熬到汤收到1半时关火。代茶温服。

【分析】决明子,性味甘、苦、咸、微寒,归肝、大肠经。药用部分为豆科1年生草本植物决明或小决明的干燥成熟种子。决明子含有多种维生素和丰富的氨基酸、脂肪、碳水化合物等,决明子茶润肠通便的功能也能解决现代人肠胃及便秘的问题,可以治疗大便燥结,帮助顺利排便。

【功效】温和的通便剂,还具有治疗高血压和醒酒的功效。

【来源】《治疗便秘偏方集锦》

芦荟茶

【方药】芦荟若干。

【用法】洗净的芦荟切成 8 毫米厚的薄片,放入锅中加入水,没过芦荟即可。用小火煮熟后滤出芦荟饮用。

【分析】芦荟所含的蒽醌类化合物衍生物在肠管中释放出芦荟大黄素,能有效地刺激大肠蠕动,发挥刺激性泻下作用。

【功效】调理肠胃和导泻的作用。

【来源】《治疗便秘偏方集锦》

韭菜籽粉

【方药】韭菜籽适量。

【用法】韭菜籽炒出香味,研末,每次用开水冲服 3 克,每日 3 次。

【功效】适用于老年人肠麻痹无力的便秘。

【来源】《治疗便秘偏方集锦》

奶蜜葱汁

【方药】牛奶 250 毫升,蜂蜜 100 毫升,葱白 100 克。

【用法】先将葱白洗净,捣烂取汁;牛奶与蜂蜜共煮,开锅下葱汁再煮即成。每早空腹服用。

【功效】补虚,除热,通便。治老人习惯性便秘。

【来源】《治疗便秘偏方集锦》

菊花决明子粥

【方药】菊花 10 克,决明子 10~15 克,粳米 50 克,冰糖适量。

【用法】先把决明子放入砂锅内炒至微有香气,取出,待冷后与菊花煎汁,去渣取汁,放入粳米煮粥,粥将熟时,加入冰糖,再煮 1~2 沸即可食用。每日 1 次,5~7 日为 1 个疗程。

【功效】清肝明目,降压通便。适用于高血压、高血脂症以及习惯性便秘等。

【宜忌】大便泄泻者忌服。

胡萝卜治大便干燥

【方药】鲜胡萝卜若干。

【用法】鲜胡萝卜煮熟后蘸蜂蜜吃下,每次吃 150 克左右,每天 2~3 次。

【功效】治老年便秘及大便干燥特别有效。

【来源】民间验方

蜂蜜苹果汁

【方药】苹果 250 克,洋槐花蜂蜜适量。

【用法】苹果去皮,洗净,切小块,把苹果放入搅拌机,放适量纯净水,搅拌 40 秒,把苹果汁过滤出来,加适量蜂蜜搅拌均匀即可。

【分析】苹果含有丰富的水溶性食物纤维——果胶。果胶有保护肠壁、活化肠内有用细菌、调节胃肠功能的作用,能够有效清理肠道,预防便秘。同时,苹果中的纤维能使大便变得松软,便于排泄。

另外苹果中的有机酸,能刺激肠道蠕动,有助于排便。

【功效】清理肠道,有助排便。

【来源】民间验方

红薯大枣治便秘

【方药】红薯 300 克,大枣 50 克,蜂蜜 25 毫升。

【用法】将红薯去皮切碎,同大枣一起用水 500 毫升武火煮至约 300 毫升加入蜂蜜,再用文火煮 5～10 分钟,待凉后早晚服用,连汤带渣同时吃,每日 1 剂,服 3～4 天见效。

【功效】除热通便。

【来源】民间验方

8.6 结 肠 炎

乌梅酒治结肠炎

【方药】乌梅 500 克。

【用法】洗净去核后泡入 500 毫升白酒中,密封放于阴凉处保存。治疗时取乌梅 20 克加酒 5～10 毫升口服,早晚各 1 次。

【分析】乌梅为蔷薇科植物梅的未成熟果实经烘焙而成。其味酸,性温,有敛肺、涩肠、生津、驱蛔之功效。现代药理研究证实,乌梅对多种致病菌有抑制作用,如痢疾杆菌、大肠杆菌、伤寒杆菌、结核杆菌、百日咳杆菌、脑膜炎双球菌等,对免疫功能有增强作用。

【功效】乌梅酒辅助治疗结肠炎,有较好效果。

【来源】民间验方

茯苓扁豆山药糊

【方药】白茯苓、白扁豆、淮山药,3 味中药分量同等。

【用法】研成细末,放锅中焙炒成黄色,勿使变焦。每次取上药 50 克,每日早晚 2 次口服,用开水调成稀糊状,空腹时加糖服。一般服药 1～2 个月可获显效或痊愈。

【功效】健脾祛湿,和中止泻。适用于治疗结肠炎。

【来源】民间验方

大肠湿热型溃疡性结肠炎治疗偏方

【方药】白芍 20 克,黄连、木香(后下)、槟榔片各 8 克,当归 10 克,黄芩 12 克,红藤各 15 克。大便脓血较多加紫珠草、地榆、马齿苋凉血解毒；大便白冻，黏液较多加苍术、薏苡仁健脾燥湿；腹痛较重加延胡索、乌药行气止痛；发热加葛根、金银花解肌退热。

【用法】水煎，分 3 次服用，每日 1 剂。

【功效】清热化湿，调气行血。用于治疗溃疡性结肠炎，中医辨证属大肠湿热型。临床症见腹泻，黏液脓血便，里急后重。

【来源】民间验方

仙桔汤治疗结肠炎

【方药】仙鹤草 10 克，桔梗 8 克，乌梅炭、广木香、甘草各 4.5 克，白槿花、炒白术、白芍各 9 克，炒槟榔 1.2 克。

【用法】水煎服。

【分析】方中以仙鹤草、桔梗两味为主药，仙鹤草味辛而涩，有止血、活血、止泻作用，别名脱力草，此方用之，取其强壮、止泻之功；桔梗一味，医圣张仲景以其与甘草相伍治肺痈，足证具有升提肺气和排脓之功，移治滞下厚重，是此药之活用；白槿花擅治痢疾，此方取其能泄化肠间湿热；桔梗伍槟榔，升清降浊；槟榔伍乌梅炭，通塞互用；木香伍白芍，气营兼调。

【功效】用于治疗结肠炎。

【来源】朱良春

牛奶燕麦粥

【方药】燕麦片 50 克，牛奶 250 毫升。

【用法】燕麦片加入沸水中煮熟，再加牛奶煮至微沸即可，每天食用 1 次。

【分析】牛奶中含有的丁酸，可起到保护结肠黏膜、抑制炎症的效果；燕麦中含丰富的谷氨酰胺和膳食纤维，在肠道中被双歧杆菌及真菌转化成乳酸、醋酸和丁酸，可以调节结肠运动，减轻腹泻症状。这两种食物同时食用还可预防结肠炎恶变为结肠癌。

【功效】用于治疗老年人结肠炎反复发作，主要表现为排便次数增多、大便呈糊状、便中带有黏液或脓血，常伴有腹痛、腹胀及里急后重感等。

【宜忌】中老年人不可食用过量。

【来源】侯柳明

慢性结肠炎治疗验方

【方药】丹皮、白术、苍术、元胡、地榆、枳壳各 12 克，党参 20 克，茯苓 18 克，白及 8 克，赤芍 10 克，黄连 3 克。

【用法】每日 1 剂，水煎，分 3 次服用。10 天为 1 个疗程。

【分析】腹痛明显者加白芍、槟榔各 15 克；泻下有白色黏液者加薏苡仁 20 克，白芍、槟榔各 15 克；大便干结者加大黄 4 克，鸡内金、槟榔各 15 克；黏液血便者加黄柏、牛膝各 10 克,薏苡仁 20 克。

【功效】主治慢性结肠炎。

【来源】黄诚

香附白芍外敷治结肠炎

【方药】香附、白芍、厚朴、沉香、丁香按 2:2:1:1:1 的比例取药。

【用法】上药研成细末。每次用药约 3 ~ 5 克,以麻油调成膏状。脐部用 75% 酒精消毒后将药填敷脐中,外盖胶纸固定。每天换药 1 次,5 次为 1 个疗程,间隔 2 天后行第 2 疗程。2 个疗程后改隔天敷药 1 次,并逐渐延长间隔天数至停药。

【功效】适用治疗结肠炎,症见腹部痉挛、下痢、一直排泄,粪便带血。

【来源】民间验方

藿香正气水

【方药】丁香、黑胡椒各等份,藿香正气水适量。

【用法】将丁香、黑胡椒共研细末,装瓶备用。使用时每次取药末适量,用藿香正气水调匀,外敷于肚脐孔处,敷料包扎,胶布固定,每日换 1 次药,连续 3 天。

【功效】可芳香化湿,理气止痛。用于治疗结肠炎。

【来源】民间验方

附子葱白治结肠炎

【方药】附子末 5 克,葱白头(连须)2 寸。

【用法】捣泥外敷脐部,先以塑料纸覆盖,再外敷纱布,胶布固定。每日换药 1 次,7 天为 1 个疗程,直至痊愈。

【分析】方中葱白头具有较强的通阳、解毒、活血消肿作用。附子性辛,大热,通行十二经,逐在里之寒湿,治脘腹冷痛之泻,功效卓著。二药捣泥敷脐,具有较强的局部刺激作用,能使血液循环加速,周围血管扩张,并循经感传,温通阳气,抑菌消炎。通过神经反射,调整胃肠功能,从而达到止泻的目的。

【功效】适用治疗结肠炎。

【来源】湖北武汉 田炜忠

土豆麦仁粥

【方药】大麦仁 100 克,土豆 300 克,精盐、葱花、植物油适量。

【用法】土豆去皮,切小丁。大麦仁去杂,洗净。锅上火,放油烧热,放葱花煸香,加水,放入大麦仁烧至沸,加土豆丁煮成粥,加盐。每天早、晚分食。

【功效】对溃疡性结肠炎有疗效。

【来源】民间验方

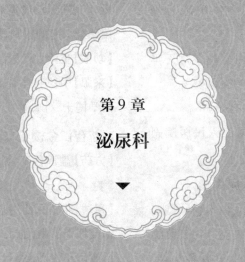

第 9 章

泌尿科

▼

9.1 尿频

香菇炖红枣减少老人夜尿多

【方药】上等陈香菇、红枣各 40 克,冰糖 20 克,鸡蛋 2 个。

【用法】一同放入容器内蒸熟。每天早上吃 1 次,连吃 7 天,即可见效。

【功效】对老年人夜尿多有效。

【来源】湖南省郴州市第三人民医院副主任医师 王小衡

黄芪治老年人尿失禁

【方药】黄芪 20 克,党参、白术、补骨脂、覆盆子各 15 克,陈皮 12 克,当归、桑螵蛸、益智仁各 10 克,柴胡、升麻各 9 克,桂枝、甘草各 3 克。

【用法】水煎,分 3 次服用,每日 1 剂。

【功效】对老年人尿失禁有效。

【来源】民间验方

鱼腥草外洗治疗尿频

【方药】干品 10～30 克(鲜品加倍)。

【用法】煎水坐浴。因鱼腥草含有挥发油,所以不宜久煎,水开即可。这个方子只适用于女士。

【分析】鱼腥草因其叶中有一股浓烈的鱼腥气味而得名,它具有良好的清热解毒、广谱抗菌、消炎利湿的作用,对由细菌感染引起的尿频、尿痛等有一定疗效。

【功效】主治女性尿频。

【来源】中医科学院广安门医院肿瘤科医学博士 刘永衡

益智仁金樱子乌药茶治老年尿频

【方药】益智仁 9 克,金樱子 6 克,乌药 5 克。

【用法】将 3 味药用水冲净、沥干,放入砂锅或搪瓷锅中,加水 400 毫升,大火煮沸后改用小火煎煮,过滤取药汁 100 毫升左右即成。每日 1 剂,不拘时温服。

【功效】此茶具有温肾散寒缩尿的功效。

【来源】胡海

陶氏柴葛解肌汤加减

【方药】柴胡 10 克,葛根 10 克,黄芩 10 克,白芍 10 克,桔梗 5 克,羌活 10 克,生石膏(先煎)30 克,甘草 5 克。

【用法】1 日 1 剂,水煎服。

【分析】方中葛根为阳明经之表药,既可升发脾胃清阳,又能散邪解肌,柴胡尤善解肌透少阳之邪热,二药合用,解肌透热,共为君药。羌活散太阳风寒,为臣药。黄芩石膏清泄里热,其中葛根配石膏,清透阳明之邪热;柴胡配黄芩,透解少阳之邪热,如此配合,三阳兼治,并治阳明为主;桔梗宣畅肺气以利解表;白芍敛阴养血,麦冬养阴生津,防止疏散太过而伤阴;患者反复出现同一症状,说明正气偏弱,加山药固护胃气,胃气生则生;小通草清热利尿;共为佐药。甘草调和诸药而为使药。

【功效】辛凉解肌,清泄里热。

【来源】湖南中医药大学一附院 黄娟 何泽云 蔡亚宏

芡实治夜尿频多

【方药】芡实、金樱子各 15 克,山茱萸 10 克。

【用法】水煎 2 次合并药液,分 2 次服用,每日 1 剂。

【分析】芡实系睡莲科植物芡的成熟种仁,性味甘、涩、平,归脾、肾经。能补脾止泻,固肾涩精,用麦麸炒制可增强其健脾作用。现代医学研究发现,本品含蛋白质、脂肪、碳水化合物、钙、磷、铁、核黄素、维生素 C 等营养成分,在治疗夜尿频多上有良好效果。

【功效】主治夜尿频多。

【来源】民间验方

韭菜粥

【方药】新鲜韭菜 60 克,大米 100 克。

【用法】韭菜洗净切段备用。先用适量水将大米 100 克煮成粥,然后放入切成段的韭菜、熟油、精盐同煮,熟后温热服食,每日 2 ~ 3 次。

【功效】有温补肾阳、固精之功效,可治疗肾阳虚,遗尿和尿频。

【来源】民间验方

葱白五味子泥

【方药】五味子 15 克,2 寸长连须葱白 3 段。

【用法】五味子用 200 毫升黄酒拌匀,置罐内,密闭,隔水蒸之,待酒吸尽取出。连须葱白与五味子共捣成泥,纱布包裹,每晚敷肚脐,用胶布固定 8 ~ 10 小时后去掉,次日换新药泥,7 天 1 个疗程。

【功效】主治尿失禁。

【来源】何康生

三妙丸加味

【方药】苍术、黄柏、牛膝、茯苓、瞿麦、金银花各 10 克,扁蓄、益母草、白芷、车前子各 15 克,金钱草、白茅根各 30 克。伴体虚乏力,加黄芪 15 克、白术 10 克以益气健脾;伴尿血加小蓟、侧柏叶、仙鹤草各 15 克以凉血止血;伴水肿,加丹参 15

克以活血消肿。

【用法】水煎服。

【分析】方中苍术燥湿健脾;黄柏、白芷清热燥湿;金银花清热解毒;茯苓利水渗湿;车前子、扁蓄、瞿麦、金钱草利尿通淋;牛膝活血祛瘀,利水通淋,兼补肝肾;益母草活血化瘀,利水消肿;白茅根清热利尿,凉血止血。全方既清热燥湿,利尿通淋,使湿热从小便而去,又酌配活血祛瘀之品,使血脉通畅,防瘀热互结,此为方中配伍亮点。另外现代药理学研究表明,牛膝具有抗炎、镇痛、提高机体免疫功能的作用,益母草有改善肾功能的作用。

【功效】清热利湿通淋。

【来源】鄂州名老中医 许德甫主任医师

莲子芡实粥

【方药】莲子、芡实、枸杞子各30克,桂圆20克,小米100克。

【用法】将莲子、芡实捣碎,桂圆去壳和小米同放锅内,加水适量,文火煮粥,代早餐食。

【功效】对尿频有效。

【来源】民间验方

吴茱萸热敷治疗老人尿频

【方药】吴茱萸15克。

【用法】研成细粉,装入密致的纱布袋中,封口。将纱布袋放置于锅中,隔水略蒸5~10分钟后取出,待温度适宜,敷于腰部两侧肾区部位。每次15分钟,每日1次。每剂药可加温后重复使用3~5日。如药包温度较高时,可以在腰部先铺上一条毛巾,然后再行热敷。

【分析】吴茱萸性热,有散寒止痛、温阳补肾的功效。

【功效】对老人肾阳虚所致的夜尿频繁有良效。

【来源】福建福州 潘伟

嚼食栗子治肾虚尿频

【方药】风干栗子适量。

【用法】每天早晚各嚼1~2粒。服用时要细细嚼碎,以口中浆液慢慢吞咽,切忌生吞活剥。因其含有较多淀粉,一次不宜食用过多,以免难以消化。

【分析】栗子为干果之王,中医认为其有健脾养胃、补肾强筋、活血止血、祛风除湿的作用。栗子对肾虚的补益作用尤其明显,有"肾之果"的美誉。

【功效】对治疗肾虚尿频有良效。

【来源】民间验方

红枣姜汤

【方药】红枣30个洗净,干姜3片。

【用法】加适量水放入锅内用文火把枣姜煮烂,加入红糖15克,1次服完。每日或隔日服 1 次,连服 10 次。

【功效】对尿频有较好疗效。

【来源】民间验方

夜尿多食茶树菇红枣

【方药】干茶树菇 20 克,红枣 5 个。

【用法】干茶树菇温盐水泡发后洗净,红枣 5 个,加水煮后食用。隔天 1 次,连食 2 周。

【分析】茶树菇中含有的茶树菇多糖,红枣中含有的芦丁,都能够软化肾脏小动脉血管。另外,茶树菇中的多种活性提取物还能修复肾小管基底膜损伤,增加肾小管对尿液的重吸收能力。

【功效】主治夜尿多。

【来源】姜峰

食龟肉鱼鳔汤治疗尿频尿急尿不尽

【方药】龟肉 150 克,鱼鳔 30 克。

【用法】将龟肉切块与鱼鳔同煮,加少量盐调味,喝汤吃肉。

【分析】中医认为,龟肉、鱼鳔均有养阴补血、益肾填精的功效,此方对肾气不固(表现为遗精早泄,尿频或遗尿,面色苍白,听力减退,腰膝酸软等)引起的尿频有效。

【功效】可辅助治疗尿频。

【宜忌】畏寒肢冷、食少痰多、舌苔厚腻者忌食。

【来源】山东 方纯怡

莲豆山药粥

【方药】莲子 20 克,扁豆 20 克,大米 50 克,山药片 20 克。

【用法】洗净后一同煮粥,快熟时加入山药片 20 克,至山药熟即可。此为 1 日量,可分 2 次吃完。

【功效】适宜于老年人尿频、尿急、遗尿等。

【来源】民间验方

9.2 尿潴留

指压法治疗产后尿潴留

【用法】让产妇蹲坐于便器上,操作者用左手扶在产妇的腰部,右手用拇指按压产妇关元穴(脐下 10 厘米处),向后向下按压,由轻到重,同时嘱产妇将下腹部放松,屏气,用力解小便,直至小便解完后放松按压。

【功效】适用产后尿潴留。

【来源】民间验方

调理气机治尿潴留

【方药】香附 20 克,柴胡 20 克,青皮 20 克,木香 15 克,厚朴 15 克,莱菔子 20 克,白术 40 克,茯苓 30 克,大黄 8 克,丹皮 10 克,泽泻 15 克。

【用法】水煎服。本方药中含有挥发物质的药占 8 味,故先把药加水泡 1 小时,头煎药煎 10 分钟即可。二煎药煎 30 分钟以上,两煎合并,分 2 次服。

【分析】药用疏肝理气的香附、柴胡、青皮,以疏厥阴经脉,白芍护肝阴、平肝气,白术、茯苓健脾升清气,木香、厚朴、大黄、莱菔子通腑降浊气,以利三焦气机升降,茯苓、泽泻、丹皮是六味地黄中的“三开”药,与疏泄气机药配伍开泄肾与膀胱的滞气,促使开阖平衡,癃闭自畅。

【功效】适用于尿潴留的治疗。

【来源】民间验方

益肾化瘀通淋法治疗老年癃淋症

【方药】附子 5 克,淫羊藿 30 克,黄芪 30 克,制附片 15 克,桂枝 10 克,赤芍 15 克,金钱草 30 克,石苇 15 克,茯苓 15 克,琥珀 3 克(冲服),甘草梢 5 克,白术 30 克,香附 12 克,陈皮 5 克。

【用法】水煎服。

【分析】年老者肾气多虚衰,因此用淫羊藿、黄芪、制附片扶阳补肾,固本培元,湿热内蕴,易郁遏气机而致气滞血瘀,故用桂枝、赤芍、琥珀温经活血化瘀,用香附、陈皮理气机,金钱草、石苇、茯苓、甘草梢合琥珀通淋化湿。

【功效】适用于治疗老年尿潴留。

【来源】民间验方

妇女产后尿潴留治疗经验方

【方药】黄芪 30 克,茯苓、炒白芍、桂枝、当归、桔梗、通草各 10 克,炙甘草 5 克,生姜 6 克。气虚加党参 20 克;阳虚有寒者桂枝用至 15 克,加高良姜 10 克;低热、恶露腥臭者加黄柏、车前子各 10 克;大便秘结不通者加大黄 4 克。

【用法】水煎,分 3 次服用,每日 1 剂。

【功效】适用于治疗产后尿潴留。

【来源】民间验方

通尿贴

【方药】蒜 3～4 瓣,栀子(栀子属卫生部颁布的第 1 批药食两用资源)3 枚。

【用法】将上药加盐少许捣烂,摊在一张白纸上,弄为直径约 3 厘米大的圆形,厚度约 2 毫米,贴脐部,用胶布固定,1 天 1 贴。一般 1～2 贴即可通小便,不通可再在脐部敷 1 贴。

＾

＾

【功效】适于小便排出困难的老年人。

【宜忌】如果患者的皮肤较为敏感,可在皮肤上先盖几层纱布,再将通尿贴敷上。

【来源】民间验方

热敷腰骶治排尿不畅

【方药】小茴香和大粒粗盐各100克。

【用法】在锅内炒至80℃,装入布袋趁热敷贴于腰骶部。每次20分钟。用时需注意,要在布袋外包层毛巾,以免烫伤皮肤。

【分析】腰骶部被古人视为精气会聚之处,可壮精补气,培补下元。中医认为,热敷腰骶部可以通经络,调气血,温煦下焦。小茴香及粗盐入肾经,有理气散寒的功效。

【功效】对前列腺增生症引起的尿等待、尿滴沥、尿线细有效。

【来源】民间验方

益智仁山药粥

【方药】益智仁10克,粳米80克,莲子肉20克。

【用法】益智仁水煎取其清汁,加入糯米和莲子肉,共煮粥,粥将熟时,加入鲜山药20克,再煎数沸。食粥,每日1剂。

【分析】智仁、山药和莲子益脾,强肾,缩小便。

【功效】治疗老人夜尿增多有良效。

【来源】民间验方

9.3 尿路感染

中药外洗内服治疗淋菌性尿道炎

【方药】内服方药:金银花15克,连翘12克,野菊花15克,板蓝根20克,瞿麦、扁蓄各15克,白及12克,当归15克,川芎12克,甘草10克,大枣6克。

外洗方药:苦参30克,地肤子15克,白鲜皮12克,蛇床子12克,连翘15克,黄柏12克,艾叶10克,冰片10克,硫黄10克,雄黄12克。

【用法】内服用法:将上述药物倒入药罐,加水800毫升浸泡30分钟,水煎2次,去渣,取汁600毫升,分2次服完,每天1剂,连用7天。

外洗用法:将前7味药煎煮,去渣后,加水至1000毫升,再把冰片、硫黄、雄黄加入药液中熔化,待水温在40℃左右时外洗。1 天 2 次,每次15～30 分钟,2 天 1 剂。

【功效】主治淋菌性尿道炎。

【来源】民间验方

生荠菜茶治乳糜尿

【方药】生荠菜 250 克。

【用法】水煎代茶频饮,每日 1 剂。

【功效】有清热利湿、分清降浊的功效。适用于治疗尿路感染。

【来源】张清荷

人参茶

【方药】人参 3～5 克。

【用法】人参切薄片,放入保温杯中,沸水冲泡,盖焖 30 分钟,代茶频饮。

【分析】人参有大补元气、补益肺脾、宁心益智之效。现代药理研究表明,人参既能提高人体的免疫力,又能抗疲劳,兴奋神经,降低血糖,促进蛋白质和核酸的合成,还能加强心肌收缩力,抑制癌细胞生长。此方适宜于气虚兼尿路感染者。

【功效】适用于防治尿路感染。

【来源】民间验方

治单纯性血尿验方

【方药】白茅根、黄芪各 30 克,龙骨、海螵蛸各 20 克,白术、党参、续断、桑寄生、大蓟、小蓟各 12 克,升麻、茜草、棕榈炭、血余炭、乌梅炭各 9 克,三七粉(冲服)、琥珀粉(冲服)各 5 克。

【用法】每日 1 剂,水煎,分 3 次服用。

【分析】方中用黄芪、升麻、白术、党参补气健脾;三七、琥珀活血止血;白茅根、茜草、大蓟、小蓟凉血止血;棕榈炭、血余炭、乌梅炭收涩止血;续断、桑寄生补肾益气;海螵蛸、龙骨收涩止汗止血。

【功效】活血止血,补气升提。适用于治疗单纯性血尿。

【来源】陈炳凡

鱼腥草配合知柏地黄汤加减

【方药】鱼腥草 15 克,知母 10 克,黄柏 10 克,生地黄 20 克,山药 20 克,山萸肉 12 克,茯苓 15 克,泽泻 10 克,石韦 20 克,小蓟 20 克,蒲黄 10 克(包煎),琥珀 5 克(分冲),生大黄 9 克,白茅根 30 克。

【用法】水煎服,每日 1 剂。共服药 7 剂。

【分析】鱼腥草,别名蕺菜,始见于《名医别录》,属药食两用之列,可炒食或凉拌,采集广泛,为黔人餐桌上必不可少之品。该品辛、微寒,归肺、肾、膀胱三经,功效为清热解毒,排脓利尿。现代医学研究证实,该药具有良好的抗菌消炎、利尿消肿的作用,对尿路感染一疾疗效显著。

【功效】滋阴补肾,清利湿热,凉血止血。

【来源】贵州名医 石恩骏

豆芽汁

【方药】绿豆芽 500 克,白糖适量。

【用法】将绿豆芽洗净,捣烂,用纱布压挤取汁,加白糖代茶饮服。

【功效】可治泌尿系感染、尿赤、尿频、淋浊等症。

【来源】民间验方

马齿苋水煎

【方药】马齿苋(干品)25 克(鲜品 300 克),红糖 90 克。

【用法】若鲜品则洗净切碎和红糖一起,煎煮半小时后,去渣取汁约 400 毫升,趁热服下,服完药睡觉,盖被出汗。干品则加水浸泡 2 小时后再服。每日 3 次,每次 1 剂。

【分析】马齿苋是一种常见的野菜,也是一味中药。中医认为,马齿苋具有清热利湿、解毒消炎、止渴利尿的作用。用鲜马齿苋煎水服用,可以治疗细菌性尿道炎。

【功效】食疗可用于治疗泌尿系统感染。

【宜忌】糖尿病患者不宜服。

【来源】民间验方

脾肾两亏型泌尿系统感染治疗偏方

【方药】生黄芪、炒白术、女贞子、旱莲草、仙灵脾、淮山、赤芍、丹参各 30 克,猪苓、泽泻、滑石、粉草薢、败酱草各 15 克,甘草 6 克。

【用法】每日 1 剂,水煎,分 3 次服用,1

个月为 1 个疗程。

【功效】主治泌尿系统感染。

【来源】民间验方

尿路感染经验方

【方药】柴胡、石韦、白花蛇舌草、苦参、生地各 10 克,半枝莲 12 克,猪苓、赤小豆各 8 克,甘草 5 克。尿涩痛加黄柏 6 克,车前子 12 克,腰痛加川断、牛膝各 10 克,血尿明显加大蓟、小蓟各 10 克,小腹坠胀加青皮 6 克,川楝子 10 克。

【用法】每日 1 剂,水煎,分 3 次服用。

【功效】对治疗尿路感染有效。

【来源】《医药星期三》

冬瓜绿豆汤

【方药】新鲜冬瓜 500 克,绿豆 50 克,白糖适量。

【用法】煮汤饮服。

【功效】既能清热利尿,又能防暑降温,是防治泌尿系感染的最佳饮料。

【来源】民间验方

非淋菌性尿道炎治疗方

【方药】狗脊、杜仲、黄柏、知母、小茴香、贯众、柳枝、续断、丹参各 20 克,草薢 15 克,大蓟 30 克,红花 12 克,甘草 5 克。

【用法】2 日 4 剂,服 5 剂后前症显著减轻。

【分析】非淋菌性尿道炎,其致病微生物

较多,中医治疗首当清热解毒杀虫,以贯众、柳枝、大蓟等效佳,同时配合通关丸使用,助阳化气,增强解毒之力,慢性反复发作者,须大剂重用,并输以补肾益气活血之品扶正,脾浊清毒净,气旺肾强,则邪不复侵。

【功效】清热解毒,养阴利湿,滋肾活血。

【来源】民间验方

大葱外敷治尿道炎

【方药】大葱(连须)一把。

【用法】捣烂,纱布包裹敷肚脐,覆盖纱布,外用胶布固定。如葱干了则洒些温水,使之保持湿润。

【功效】用于治疗尿道炎。

【来源】民间验方

急性泌尿系统感染方

【方药】白花蛇舌草 30 克,马鞭草 30 克,车前草 30 克,白茅根 30 克,肉桂 3 克,黄柏 10 克,甘草梢 5 克。

【用法】水煎服,每日 1 剂,以愈为度。

【功效】清热利湿,通淋止痛,治急性泌尿系感染,腰痛,发热,尿频,尿急,尿痛,尿检有大量白细胞或脓细胞者。

【来源】民间验方

葡萄藕汁治泌尿系统感染

【方药】新鲜葡萄 250 克,鲜嫩藕(最好白花藕)500 克。

【用法】捣烂取汁,空腹饮用,每次 100 毫升,每日 2~3 次,连服 1 周。

【分析】葡萄性平味甘,有滋肝肾、生津液、通利小便的作用;莲藕生用性寒,有清热凉血作用。

【功效】二者并用对治疗泌尿系感染效果良好。

【来源】主治医师 罗旭

绿豆粥

【方药】绿豆 50 克,粳米 50 克,白糖适量。

【用法】将绿豆和粳米分别淘洗干净,锅内加适量水,先把绿豆下锅煮 15 分钟,再加入粳米继续熬煮至烂,食用时加入白糖即可。此为 1 日量,分早晚 2 次服完。天热时可置于冰箱当冷饮频食,当日喝完。

【功效】对尿路感染引起的尿频、尿痛、尿急有一定的预防和治疗作用。

【来源】民间验方

玉米须车前饮

【方药】玉米须 50 克,车前子 15 克,生甘草 5 克。

【用法】车前子用纱布包好,与玉米须、生甘草一起放置于砂锅内,加适量清水煎半小时即可,此为 1 日剂量,分 3 次服用。

【功效】对急慢性尿道炎、膀胱炎及湿热引起的小便不利等症有良好的疗效。

【宜忌】需注意,孕妇忌服。

【来源】民间验方

土茯苓茅根汤治疗尿路感染

【方药】土茯苓、白茅根各 30 克,金银花、淡竹叶各 15 克。

【用法】水煎,分 3 次服用,1 日 1 剂,同时多饮水。

【分析】土茯苓性平偏凉,能利湿去热,善于搜剔湿热之蕴毒;白茅根性寒味甘,可清热利尿,导热下行,凉血止血。二味乃方中之主药。配金银花甘寒,能清热解毒,透散表邪;加淡竹叶可泻心火,除烦热,利小便,能导热邪从小便出。淡竹叶配白茅根,还能增强止尿血效果。药理研究证明,这 4 味药均有抑菌消炎作用。诸味配合,能起到较佳的清利湿热、利尿解毒的功效。

【功效】急性尿路感染出现尿急、尿频、尿痛等效果显著。

【来源】成都中医药大学副研究员 蒲昭和

银花公英车前草煎治尿路感染

【方药】金银花、蒲公英、车前草各 3 克。

【用法】煮水喝,每天 2 次。

【分析】方中金银花味甘性寒,具有清热解毒的功效,常用于治疗温病发热、热毒血痢、痈肿疔疮、喉痹等症;现代药理研究表明,金银花中的挥发油、黄酮、有机酸等活性成分及锌、铁、铜离子的络合物有很好的抗菌作用。蒲公英味苦、甘,性寒,具有清热解毒、利湿的功效;现代药理研究表明,蒲公英具有抗菌、利胆利尿、保护心肌细胞、提高免疫力等多种作用。车前草味甘性寒,具有清热利尿、凉血解毒的作用。3 味合用,对尿路感染有良效。

【功效】清热,利尿,通淋。治疗尿路感染有良效。

【来源】民间验方

治尿路感染反复方

【方药】生地 20 克,丹皮 10 克,山药 15 克,茯苓 15 克,山萸肉 10 克,泽泻 10 克,杜仲 10 克,黄柏 10 克,知母 10 克,马齿苋 15 克,蒲公英 15 克。

【用法】水煎服,每日 1 剂,10 日为 1 个疗程。

【功效】滋阴补肾,清热利湿,主治反复发作性尿路感染(多见于女性),尿急、尿频、尿痛反复发作,手足心热,口干咽燥,腰酸腿软,脉细。

【来源】《民族医药报》

水牛角治尿路感染

【方药】水牛角 20 克(挫碎),黄芩 10 克。

【用法】水煎服,每日 1 剂。

【功效】清热解毒,凉血利尿,主治尿路感染、尿频、尿急、尿痛、发热口干,舌红,脉数有力。

【来源】《民族医药报》

口服三金片治尿路感染

【方药】三金片适量。

【用法】口服,1 日 3 次。

【分析】三金片是治疗尿道炎的名牌产品,它具有清热通淋、抗菌消炎、利湿解毒、补虚益肾的作用,适用于治疗急慢性肾盂肾炎、急性膀胱炎等导致的尿路感染,尤其是对那些反复服用抗生素无效或有耐药性的病人则更加适合。

所谓"三金",主要指金刚刺、金樱根和金沙藤这 3 味中草药。其中,金刚刺是百合科植物菝葜的根茎,味苦辛、性平,可以除风湿,活血解毒;金樱根为蔷薇科植物金樱子的根或根皮,味酸涩,性平,功能为固精,涩肠;金沙藤为海金沙科多年生攀援蕨类植物,味甘性寒,能利尿通淋,清热解毒,尤擅止尿道疼痛,对多种细菌有抑制作用。

【功效】有清热解毒、利湿通淋、补虚益肾的作用,适用于治疗尿路感染。

【来源】民间验方

二鲜汁治疗尿道炎

【方药】鲜莲藕榨汁 1 杯(约 500 毫升),鲜甘蔗榨汁 1 杯(约 300 毫升)。

【用法】混合调匀。空腹,1 天分 3 次喝完。

【功效】生的莲藕汁与甘蔗汁有清热、利尿、消炎的功能,用治尿道炎导致的小便发黄及热涩淋痛效佳。

【来源】刘光泉

凉茶方治疗尿路感染

【方药】二花15 克,蒲公英15 克,石苇15克,竹叶 10 克,甘草 6 克。伴有手脚心发热的阴虚症状者,可加生地 15 克,丹皮 12 克;腰痛加杞果 15 克;尿常规检查有少量白细胞者,加黄柏 12 克,鱼腥草30 克。

【用法】每次抓一大把,放在保温杯里,开水浸泡 20 分钟后频服。需要注意的是,预防尿路感染还要多喝水(每天不少于 2000 毫升),勤排尿。

【功效】治疗尿路感染。

【来源】民间验方

9.4 泌尿结石

玉米须车前子水煎治疗泌尿结石

【方药】玉米须 50 克,车前子 10 克(布包),生甘草 5 克。

【用法】加水 500 毫升,煎后去渣温服,1日 3 次。

【功效】主治泌尿系统结石。

【来源】民间验方

威灵仙治泌尿系结石

【方药】威灵仙、白茅根各 15 克。

【用法】每日 1 剂,水煎分 3 次服。一般服药6~8 剂即能见效。

【功效】主治肾结石、输尿管结石、膀胱结石,中医辨证属下焦湿热型,症见尿色黄赤混浊,舌红,苔黄厚腻,脉滑数。

【来源】项玲园

甜胡桃仁治疗肾结石

【方药】胡桃仁 500 克,菜油 500 克,冰糖500 克。

【用法】先将菜油 500 克倒入锅内,用文火烧热,再将碎至米粒大小的核桃仁 500克与冰糖 500 克一起倒入锅内,搅拌均匀后食用。每天早晚各服 1 次,连服 3

个疗程便可治愈。

【分析】核桃性温,味甘,无毒,有健胃补血之功效。食用核桃仁对肾虚引起的肾结石或失眠有治疗作用。《海上集验方》载:"治石淋,胡桃肉一斤、细米煮浆粥一升,相和顿服。"据临床观察,对于泌尿系各部之结石,一般在服药后数小时即能一次或多次排石,结石较服药前缩小、变软,或分解于尿液中而使尿成乳白色。因此,认为本品可能有溶石作用。

【功效】对治疗肾结石有很好的效果。

【来源】民间验方

内金桃仁膏治疗泌尿系统结石

【方药】烤(或蒸)胡桃仁 500 克(轧碎),炮鸡内金 250 克(研细粉),蜂蜜 500 克。

【用法】将蜜熬开,入胡桃仁、鸡内金 2味,搅匀为膏,瓶储备用。每次 1 茶匙,饭前开水冲服,每日服 3 次。饭后多饮些温水。

【分析】鸡内金、胡桃仁均有化石之效,前者兼能开胃,后者兼益肾气,以推动结石排出。胡桃仁味甘性温,不仅能温补命门,固气涩精,而且能补气养血。在《海上集验方》中有用此单味药治石淋的记载。据近代临床报道,其对于泌尿系各部之结石,一般在服药后数天即能一次或多次排出,且较服药前变小变软,或分解于尿液中呈乳白色,因此认为本品有溶石作用。鸡内金能健脾消石化积,《医林集要》中记有用此单味药治小便淋沥,痛不可忍。蜂蜜一则通润窍道,一则缓急止痛,本证甚宜。

【功效】对治疗泌尿系统结石有很好的效果。

【来源】民间验方

三金排石汤

【方药】鸡内金 15 克,金钱草 15 克,海金沙(包煎)20 克,扁蓄 15 克,瞿麦 15 克,滑石 15 克,车前子(包煎)15 克,丹参 10 克,王不留行 10 克,赤芍 10 克,陈皮 12 克,枳壳 10 克,芒硝(冲服)10 克,牛膝 15 克,甘草 6 克。

【用法】每日 1 剂,水煎 500 毫升左右,分 2 次服,服后大量饮温开水,并适当加强活动,6 剂为 1 个疗程,每服 1 个疗程休息 3 天。如未见结石排出,可继服第 2 个疗程。

【功效】清热利尿,通淋排石,兼行气软坚,活血化瘀,适用肾结石。

【来源】卫怡然

补肾消石汤

【方药】金钱草 10 克,石苇、王不留行、鸡内金各 10 克,川断、杜仲、滑石、牛膝各 15 克,琥珀 3 克(冲服)。

【用法】水煎服,每日 1 剂,20 日为 1 个疗程。

【功效】有清热利尿、行气活血之功效。适用于有腰部酸痛、周身乏力、排尿不畅、血尿等症状的肾结石患者。

【来源】浏阳市中医院副主任医师 柳培兴

温阳利水汤

【方药】肉桂、吴茱萸各 3 克,补骨脂、川断各 9 克,泽泻、车前草各 10 克。

【用法】水煎 2 次,去渣取汁,分 2 次服用,每日 1 剂,15 天为 1 个疗程。

【功效】具温阳、利水、排石之功。适用于腰部冷痛、肢寒畏冷、排尿无力的肾结石患者。

【来源】浏阳市中医院副主任医师 柳培兴

常喝柠檬汁水预防肾结石

【方药】柠檬水适量。

【用法】每天取 120 毫升柠檬汁,以柠檬汁比水 2:1 的比例兑水饮用,效果良好。柠檬汁稀释后味道更好,尿液量也会大大增加。

【分析】柠檬酸盐不但能绑定尿液中的

钙,防止钙沉积形成结石,还能防止更多结石的形成。柠檬酸盐可以用不同方式获取,但在柠檬中含量格外丰富。对药物不耐受的患者来说,饮用柠檬汁最好。

【功效】对预防肾结石有很好的效果。

【来源】民间验方

青梅汁排结石

【方药】青梅500克。

【用法】青梅带核加少许温水,放到搅拌机中打碎,然后用布袋进行过滤。将过滤后的青梅汁倒入陶瓮(不能用金属的)再用小火熬4~5小时,将青梅汁熬成黏稠状(发黑,有点像枇杷膏的感觉,1千克大概可以熬出20克左右),熬好的青梅汁放玻璃罐内常温保存,不能用金属质的容器保存。每天取2小勺煮好的青梅汁,加1升温水稀释,取两小勺熬好的青梅汁,加1升水稀释,分4~5次喝完,连续喝10天(不要加糖);同时每天喝2升优质矿泉水或白开水,可分次饮用,不要喝纯净水。

【功效】常喝排石效果非常好。

【来源】民间验方

空心菜荸荠汁

【方药】空心菜300克,荸荠200克。

【用法】将空心菜洗净,切碎;荸荠洗净,打碎;二物共捣烂绞汁,调入蜂蜜适量

服。每日1次。

【功效】主治湿热型肾结石,症见腰痛,少腹痛,发热,尿频,尿急,尿痛,血尿或脓尿。

【来源】民间验方

鸡内金治疗泌尿系结石

【方药】鸡内金适量。

【用法】鸡内金炒黄研为细末,每次5克,每日3次,淡盐水300~400毫升送服。

【功效】主治泌尿系统结石。

【来源】霍东生

利尿排石汤

【方药】金钱草30克,海金沙、生地各18克,石苇、冬葵子、茯苓各15克,竹叶、木通、鸡内金各9克,车前子、泽泻、王不留行各12克,甘草3克。

【用法】上药加水1800毫升,水煎取汁900毫升,分3次服用。连服2剂后,停药3日,再服,如是者,可服8~32剂。病急者,宜连服5剂,方可停药。

【分析】方中金钱草、海金沙利尿排石为君;石苇、冬葵子、车前子、泽泻、木通、茯苓、竹叶清热利尿,助之为臣;鸡内金化石,王不留行活血为佐;甘草调和诸药为使。

【功效】治疗尿路结石效果满意。

【来源】民间验方

重用补肾药治尿路结石疗效好

【方药】金钱草、滑石各15克,海金沙、车前子、白芍各20克,杜仲、巴戟天各25克,郁金、冬葵子、王不留行、川牛膝各15克,广木香10克,甘草5克,琥珀3克(冲服)。

【用法】每日1剂,水煎服。10天为1个疗程。

【分析】根据尿路结石的病位在肾,重视应用补肾,尤其注重补肾气,发现疗效较一般治疗效好。方中所选杜仲,为补肾气要药,可治小便余沥,且可缓急止痛,除肾家湿热;巴戟天擅入肾经血分,功专补肾阳,兼能除风祛湿,两药常配伍用于肾虚风湿痹痛,本方选其2药一走肾经气分,一走肾经血分,虽不如附子、肉桂峻猛,但温而不燥,即使湿热明显也可使用,增大用量可提高近期疗效,故用量较一般为大。

【功效】补气滋阴。治疗泌尿系统结石效果好。

【来源】黄东新

小茴香茶助排结石

【方药】小茴香5克。

【用法】开水冲泡5分钟后饮用,每周3次,连饮1个月。

【分析】现代药理研究证明,小茴香中的柠檬烯等有效成分可溶石,对结石中的钙质产生非特异抽提和促透作用,促使钙质解晶并脱离石体,使结石溶解和松脆解体。此外,小茴香中的茴香醛等挥发油能调节尿道括约肌的紧张度,有利于较大结石排出。饮小茴香茶还能促进膀胱尿液排空,防止继发尿路感染。

【功效】适用于泌尿系统结石。

【来源】钟继涵

温肾排石汤

【方药】仙灵脾15克,巴戟天15克,金钱草20克,海金砂(包)20克,石韦15克,鸡内金15克,瞿麦20克,益母草15克,白茅根30克,威灵仙30克,牛膝15克,生甘草6克。

【用法】每日1剂,水煎,分3次服用。

【分析】结石滞遏久之,肾阳虚疲,非温阳重剂难以振奋。仙灵脾亦名淫羊藿,《本草纲目》载:"淫羊藿味甘、气香、性温不寒,能益精气,温肾阳,得酒效增。"故是方以仙灵脾、巴戟天补肾温阳培本为主,并配以大剂量通淋化瘀排石之金钱草、海金沙、石韦、瞿麦、白茅根诸药,补泻并施,使元气充盛,淋石通排畅达,遂祛邪一举外出。

【功效】温肾排石,化瘀通淋。主治泌尿系(肾、输尿管、膀胱)结石,尤对双肾合并输尿管结石属肾阳虚亏者有确切疗效。

【来源】陕西省岐山县中医医院主任医师,陕西省中医药学会文献医史与基础理论专业委员会委员 苏安

湿热蕴结型泌尿系结石治疗偏方

【方药】海金沙(包煎)、石韦、冬葵子、滑石、瞿麦、车前子(包煎)各 12 克,金钱草 20 克,鸡内金、牛膝、威灵仙、香附各 10 克。血尿甚者加白茅根、苎麻根、小蓟、藕节、生地各 12 克;伴发热、脓尿者加白花蛇舌草、马齿苋各 20 克,蒲公英、鱼腥草各 15 克,黄芩 10 克。

【用法】水煎分 3 次服,每日 1 剂。

【功效】清热利湿,化石通淋。用于治疗泌尿系结石,中医辨证属湿热蕴结型。症见腰或下腹痛,痛处觉热或兼重坠,小便浑浊黄赤,小便时常伴急迫、灼热等感觉。

【来源】王家伟

四金五草汤

【方药】金钱草、益母草、车前草、石见穿各 30 克,海金沙、鸡内金、旱莲草、金银花、滑石各 15 克,川牛膝、泽泻、元胡、丹皮、山栀、甘草各 10 克。

【用法】水煎服,每日 3 次,每次 300 毫升。

【分析】方中金钱草、益母草、车前草、金银花、山栀、甘草清热利湿;旱莲草、丹皮、川牛膝、元胡活血止痛;石见穿、海金沙、鸡内金、滑石、泽泻利尿溶石,共奏清热除湿、利尿溶石之功,可使结石溶解变小,不致于对身体产生影响。

【功效】清热除湿,活血溶石。主治泌尿系统结石。

【来源】民间验方

蚯蚓排结石民间方

【方药】红丝小蚯蚓(最好是芭蕉和竹子下的)15 条。

【用法】冷开水洗净捞出放入白糖(2 汤匙),1 小时后挑出蚯蚓,开水冲服剩下之糖液。一般服 3~5 次即可排出结石。

【功效】适用于排石。

【来源】民间验方

参苓白术散加减

【方药】党参、白术、莲子、扁豆各 10 克,茯苓、薏苡仁、怀山药各 15 克,甘草 6 克,砂仁、桔梗各 3 克,大枣 5 枚。

【用法】每日 1 剂,水煎服。

【功效】主治泌尿系统结石。

【来源】朱良春

脾肾不足型泌尿系结石治疗偏方

【方药】金钱草、黄芪各 25 克,海金沙(包煎)、车前子(包煎)、太子参、茯苓各 12 克,鸡内金、牛膝、白术、熟地、山茱萸、菟丝子、杜仲各 10 克,肉桂 3 克。脾

气虚,血尿不止加仙鹤草、槐花各 12 克,大枣 4 枚;若属中气下陷的血尿不止,则加当归 10 克,升麻、柴胡各 7 克;肾阴虚明显的可加山药、泽泻各 12 克,生地、丹皮各 10 克。

【用法】水煎,分 3 次服用,每日 1 剂。

【功效】健脾益肾,化石通淋。用于泌尿系结石,中医辨证属脾肾不足型。症见腰或下腹隐痛或灼痛或冷痛,遇劳加剧,尿后自觉空痛,余沥不尽,面色无华,腰膝酸软。

【来源】王家伟

9.5 肾炎

黄芪粥治疗老年性浮肿

【方药】生黄芪 20 克,生薏苡仁 20 克,赤小豆 15 克,鸡内金(为细末)9 克,金橘饼 2 枚,糯米 30 克。

【用法】先以水 60 毫升煮黄芪 20 分钟,捞去渣,次入薏苡仁、赤小豆煮 30 分钟,再次入鸡内金、糯米,煮熟成粥。做 1 日量,分 2 次服之,食后嚼服金橘饼 1 枚,每日 1 剂。

【分析】黄芪性微温味甘,归脾、肺经,能补益脏气,治疗虚损,健运脾胃,利水消肿,抗衰延年。经科学测定,黄芪能解毒抗菌,抗病毒,抗感染,且有抗癌、预防感冒、延年益寿三大作用。黄芪有利尿消肿作用,生薏苡仁、赤小豆能健脾渗湿,利尿消肿,鸡内金消食,金橘饼行气。诸药合用,能健脾益气,渗湿消肿。

【功效】健脾渗湿,利尿消肿。

【来源】杨吉生

糖尿病肾病治疗偏方

【方药】土茯苓 10 克,生牡蛎、黄芪各 15 克,地榆、白茅根各 15 克,茯苓、山茱萸、山药各 12 克,白僵蚕、陈皮、党参、生地、知母、车前子、连翘、益母草、蝉蜕各 9 克,泽泻 6 克。

【用法】每日 1 剂,水煎分早、午、晚、睡前温服。

【分析】方中党参、黄芪益气升阳,鼓舞气机;山茱萸、山药、生地、知母滋阴补肾;陈皮燥湿祛浊;益母草活血化瘀;土茯苓、白茅根、地榆、连翘清热解毒,化瘀止血;牡蛎固摄防精微外泄。

【功效】主治糖尿病引起的肾炎。

【来源】季会博

冬瓜皮治疗肾炎

【方药】冬瓜皮、西瓜皮、白茅根各15克,玉蜀黍蕊20克,赤小豆150克。

【用法】水煎服,每天1剂,分3次服。

【分析】冬瓜皮利小便而消肿满,清暑热而解烦渴。

【功效】本方利水作用甚佳,可以作为治疗肾炎的辅助疗法,久服自有效验。

【来源】《现代实用中药》

复方地肤子汤

【方药】地肤子20克,荆芥、苏叶各10克,连翘、桑白皮、瞿麦、黄柏、车前子各15克,蝉蜕10克。

【用法】水煎服,每日1剂,2次分服。

【分析】血尿重加重瞿麦用量;蛋白尿重加重苏叶、蝉蜕用量;尿中白细胞多加重连翘、黄柏用量;管形多加石苇。

【功效】主治急性肾炎。

【来源】广东名老中医 钟思潮

下焦湿热型小儿过敏性紫癜肾炎

【方药】石韦、土茯苓各15克,薏苡仁、蒲黄炭、小蓟、地榆各12克,苍术、黄柏、丹皮、血余炭各8克,藕节、茜草各10克。

【用法】水煎,分3次服,每日1剂。

【功效】清热利湿,凉血止血。用于治疗小儿过敏性紫癜肾炎,中医辨证属下焦湿热型。临床表现为发病急骤,尿血,尿频尿急,遍身酸楚,口渴喜饮。

【来源】辽宁名医 许晓艳 赵历军

隐匿性肾炎治疗偏方

【方药】熟地、山药、枸杞子各12克,茯苓、炒白术、怀牛膝、山萸肉各10克,泽泻、丹皮、藕节炭各8克,陈皮6克。

【用法】每日1剂,水煎,分3次服。

【功效】主治隐匿性肾炎,属肾阴不足型,症见周身乏力,尿黄而频,舌红少苔,脉沉细、镜下血尿、蛋白尿。

【来源】孙光华

肾阴不足型肾炎蛋白尿治疗偏方

【方药】生地、女贞子、旱莲草各15克,山药、山萸肉、丹皮各10克,泽泻8克,茯苓、白茅根各25克。

【用法】水煎,分3次服,每日1剂。

【功效】滋阴补肾。用于治疗肾炎蛋白尿,中医辨证属肾阴不足、扰精外溢型。症见慢性肾炎蛋白尿反复不愈,伴见面热潮红,头晕目眩,心悸失眠。

【来源】房铁生

温阳降浊汤治疗肾小球肾炎

【方药】茯苓15克,白术12克,制附片9克,白芍12克,西洋参6克,黄连5克,苏叶12克,猪苓15克,泽泻15克,生姜

12 克。

【用法】制附片加清水先煎 30 分钟,再入余药同煎 2 次,每次文火煎 30 分钟,滤汁混匀分 2 次服,每日 1 剂。病重者日服 1 剂半,分 3 次服。

【分析】方中制附片温肾扶阳,振元气;白术、茯苓、西洋参健脾制水,巩固土堤;猪苓、泽泻淡渗利水,给邪以出路;苏叶、生姜、黄连辛苦合用,开降共施,一以开阴之闭而宣肺通水道,一以降邪之浊而和中止呕。因阳虚日久,必损及阴;浊邪郁热,阴屡受戕;且诸利水淡渗及温燥之剂,也每损阴液,故用白芍配西洋参酸甘化阴,生津补正。

【功效】温肾健脾,降浊和中,宣通水道。适用于包括肾小球肾炎、肾盂肾炎等疾病所致的慢性肾功能衰竭。

【来源】全国首批老中医药专家,学术经验继承工作指导老师,陕西省名老中医杜雨茂

玉米须治慢性肾炎

【方药】干燥玉米须 50 克。

【用法】加温水 600 毫升,用文火煎煮 20 ~ 30 分钟,约得 300 ~ 400 毫升药液,过滤后内服作 1 日量代茶饮,渴即饮之,不拘次数。

【分析】玉米须,又称棒子毛、玉蜀黍蕊,含有脂肪油、挥发油、树胶样物质、树脂、皂苷、生物碱、谷甾醇、维生素 C、维生素 K 及多种有机酸等成分,具有利尿泄热、平肝利胆的功效。可增加氯化物的排出量,促进肾功能改善,使浮肿消退或减轻,尿蛋白消失或减少。

【功效】主治慢性肾炎。

【来源】民间验方

阴虚湿热型肾盂肾炎治疗偏方

【方药】知母、黄柏各 12 克,墨旱莲 20 克,白花蛇舌草 25 克,山药、茯苓、泽泻、熟地、丹皮、胡黄连各 10 克。

【用法】水煎,分 3 次服,每日 1 剂。

【功效】滋阴清热,利湿通淋。用于治疗肾盂肾炎,中医辨证属阴虚兼湿热型。多见慢性肾盂肾炎急性发作。症见尿频而急,尿道热涩疼痛,尿色黄赤,腰痛腰酸,低热,手足心热,口燥咽干。

【来源】黄兆民

参苓白术散根除尿中蛋白

【方药】莲子肉 500 克,薏苡仁 500 克,砂仁 500 克,桔梗 500 克,白扁豆 750 克,白茯苓 1000 克,人参 1000 克,甘草 1000 克,白术 1000 克,山药 1000 克。

【用法】上药研细末,每服 6 克,枣汤调下,小儿量按岁数加减。现在多按原方比例酌情加减作汤剂煎服。

【分析】尿中蛋白持久不消,实乃脾气虚所致,脾气虚则不能升清气,就不能把饮食精微上送至肺,所以饮食精微下流,自小便而出,而形成蛋白尿。因参苓白术散可益气健脾,且方中山药,《日华子本草》云其"主泄精",《本草正》亦云:"山药能健脾补虚,滋肾固精",莲子一药,《本草纲目》赞其能"厚肠胃,固精气",由此可见,二者尚兼有涩精之功,故该方疗效独特,于理也明。

【功效】主治尿中蛋白。

【来源】《太平惠民和剂局方》

益肾解毒散

【方药】虎耳草适量。

【用法】虎耳草制成粗末,30 克为 1 日量,冷水 300 毫升浸泡半小时后,煮沸离火,置温后过滤去渣服用,每日分数次服完,一般在 5 ~24 天内治愈。

【分析】虎耳草,别名金钱吊芙蓉、金丝荷叶、老虎草等,性寒、味辛、苦,有清热凉血、祛风解毒之功,在外科、皮肤科等领域应用较广,一般用于治疗疔疮、中耳炎、荨麻疹等疾病,多有效验。

【功效】主治急性肾炎。

【来源】贵州名医 石恩骏

脾肾气虚型肾炎蛋白尿治疗偏方

【方药】党参、补骨脂、枸杞子、菟丝子、薏苡仁、炒扁豆、杜仲各 15 克,茯苓 20 克,炒白术、山药、陈皮、大枣、淫羊藿、莲子各 10 克,甘草、砂仁各 6 克。

【用法】水煎,分 3 次服,每日 1 剂。

【功效】益气健脾补肾。用于治疗肾炎蛋白尿,中医辨证属脾肾气虚型。症见肾炎蛋白尿反复不愈,面目肢体浮肿,气短乏力,常易感冒,食欲不振。

【来源】房铁生

9.6 糖尿病

降糖方

【方药】生黄芪、生地各 30 克,苍术 15 克,人参 30 克,葛根 15 克,丹参 15 克。

【用法】每日 1 剂,水煎,分次服用。

【分析】方中的 6 味药物均为降糖药物,联合在一起,能增强降糖效果。

【功效】适用于治疗糖尿病。

【来源】协和医院名老中医 祝谌予

降糖偏方 1

【方药】山药、生地各 15 克,玉竹 15 克,石斛 25 克,沙苑、蒺藜各 25 克,知母 20 克,附子 6 克,肉桂 5 克,红花 10 克,猪胰子 1 个。

【用法】水煎服,每日服 2 次,早饭前、晚饭后 30 分钟温服,猪胰子切成小块生吞,服药期间停服一切与本病有关的中医药物。

【功效】治疗糖尿病临床有效。

【来源】吉林名老中医 任继学

降糖偏方 2

【方药】地锦草、地骨皮各 15 克,南沙参 12 克,麦冬 10 克,石膏 30 克(先煎),知母 10 克,生地 15 克,僵蚕 10 克,青黛 5 克(包煎),泽泻 10 克,苦参 15 克。

【用法】先将上药浸泡 30 分钟,再煎煮 30 分钟,每剂药煎 2 次,将 2 次煎出的药液混合分 2 次服用。

【功效】治疗非胰岛素依赖型糖尿病有效。

【来源】汪履秋教授

降糖偏方 3

【方药】嫩笋、酱油、盐各适量。

【用法】将嫩笋(最好是甜竹笋)削皮切成长方片,用酱油浸泡一下即捞出,锅内放入植物油烧至八成热下笋片煎炸成黄色即可。佐餐食用。

【分析】竹笋味甘、性微寒,归胃、肺经。竹笋不仅富含多种营养物质,而且有较高的药用价值。中医认为,竹笋味甘,部分微苦,性寒,在药用上具有清热化痰、益气和胃、治消渴、利水道、利膈爽胃等功效。竹笋还具有低脂肪、低糖、多纤维的特点,食用竹笋不仅能促进肠道蠕动,帮助消化,去积食,防便秘,并有预防大肠癌的功效。

【功效】适用于治疗糖尿病。

降糖偏方 4

【方药】兔肉 100 克,面粉 250 克,鸡蛋 1 个,豆粉适量,盐少许,味精、葱适量。

【用法】将兔宰杀后,剥皮,去内脏,取兔肉,将兔肉剁碎成肉末,放入豆粉、味精、葱、鸡蛋、食盐调匀。把面粉放入盆内,加水适量,揉成面团,用擀面杖擀成薄片,切成 5 厘米见方的细片。左手拿面皮,右手打馅,按常法包成馄饨。在锅内加水适量,置武火上烧开,将生馄饨放入锅内煮开后,3 分钟即成。

【分析】兔肉性味甘凉,具有补中益气、止渴健脾、凉血解毒之功效。兔肉含蛋白质达 21.2%,高于牛肉、羊肉和猪肉,为完全蛋白质食品。蘑菇有益肠胃、化痰理气等功用,合用之,则具有补中益气、健脾化痰等功效。适于中气虚弱病人食用。糖尿病及肺结核病人可做辅助饮食。健康人食之能健脾胃。

【功效】补中益气,凉血解毒,适用于消渴羸瘦之糖尿病患者。

【来源】民间验方

降糖偏方 5

【方药】活鹅 1 只,葱 150 克,盐 9 克,蜂蜜、酒、花椒末少许。

【用法】将鹅宰杀,热水煺毛,剖腹去内脏,洗净后,用盐擦鹅腹内。葱去须洗净,加花椒末塞入鹅腹中,以满为度。蜂蜜拌酒成稠汁状,涂遍鹅身,鹅盛于大容器中,密封使不透气。锅内放酒和水 1 大碗,将鹅上笼蒸之,小火慢慢蒸至肉烂,中间将鹅翻 1 次身。

【功效】补虚益气,和胃止渴,适用于糖尿病症身体虚羸瘦,气虚之气短、乏力等。

【来源】民间验方

降糖偏方 6

【方药】兔肉 300 克,蘑菇丝、冬菇丝各 80 克,蛋清 1 个,味精、精盐、酱油、白糖、肉汤、淀粉、料酒、胡椒粉、麻油、葱丝、猪油、生油适量。

【用法】兔肉洗净切成丝,盛入碗内,加蛋清、淀粉、料酒、酱油拌匀。烧热锅放入生油,油热至五成时,将兔肉丝下锅推散炸至熟,捞出沥干油。原锅内投入蘑菇、冬菇、姜煸透后,烹入料酒,加入肉汤、味精、盐、酱油、白糖、胡椒粉、麻油、兔肉,待滚烧后,用水淀粉勾稀芡,加入少许猪油推匀,撒上葱丝盛入盆内即成。

【功效】补中益气,凉血解毒,适用于消渴羸瘦之糖尿病患者。

【来源】民间验方

地骨皮粥

【方药】地骨皮 30 克,桑白皮 15 克,麦冬 15 克,面粉 100 克。

【用法】先煎 3 味药,去渣,取汁,与面粉共煮为稀粥。渴即食之,不拘时。

【分析】地骨皮味甘,性寒;归肺、肝、肾经。药用部分为茄种植物枸杞等的根皮。具有清虚热、泻肺火、凉血的功效,主治阴虚劳热,骨蒸盗汗,小儿疳积发热,消渴,肺咳喘,吐血,衄血,尿血。

【功效】清肺,生津,止渴。适用于消渴(糖尿病),多饮,身体消瘦。

【宜忌】脾胃虚寒者忌服。

【来源】《食医心镜》

枸杞子粥

【方药】枸杞子 15 ~ 20 克,粳米 50 克,白糖适量。

【用法】将上 3 味放入砂锅内,加水 500

毫升,用文火烧至沸腾,待米开花,汤稠时,停火焖5分钟即成。每日早晚温服,可长期服用。

【功效】滋补肝肾,益精明目。适用于糖尿病以及肝肾阴虚所致的头晕目眩,视力减退,腰膝酸软,阳痿,遗精等。

【来源】《本草纲目》

玉竹粥

【方药】玉竹15~20克(鲜品用30~60克),粳米100克,冰糖少许。

【用法】先将新鲜肥玉竹洗净,去掉根须,切碎煎取浓汁后去渣,或用干玉竹煎汤去渣,入粳米,加水适量煮为稀粥,粥成后放入冰糖,稍煮1~2沸即成。每日2次,5~7天为1个疗程。

【分析】玉竹,味甘,微寒,性平。归肺、胃经。药用部分为百合科植物玉竹的根茎。需秋季采挖,洗净,晒至柔软后,反复揉搓,晾晒至无硬心,晒干或蒸透后,揉至半透明,晒干,切厚片或段用。玉竹具有滋阴润肺、养胃生津的功效。主治燥咳,劳嗽,热病阴液耗伤之咽干口渴,内热消渴,阴虚外感,头昏眩晕,筋脉挛痛。

【功效】滋阴润肺,生津止渴。适用于糖尿病或高热病后的烦渴、口干舌燥、阴虚低热不退;并可用于各种类型的心脏病、心功能不全的辅助食疗。

【来源】《粥谱》

山药炖猪肚

【方药】猪肚、山药各适量。

【用法】将猪肚煮熟,再入山药同炖至烂。稍加盐调味,空腹食用,每日1次。

【功效】滋养肺肾。适用于治疗糖尿病多尿。

【来源】民间验方

竹笋米粥

【方药】鲜竹笋1个,粳米100克。

【用法】将鲜竹笋脱皮切片,与粳米同煮成粥。每日服2次。

【功效】清肺除热,兼能利湿。适用于糖尿病及久泻、久痢、脱肛等症。

【来源】民间验方

枸杞叶粥

【方药】鲜枸杞100克,糯米50克,白糖适量。

【用法】取鲜枸杞叶洗净加水300毫升,煮至200毫升时去叶,入糯米、白糖,再加水300毫升煮成稀粥。早晚餐温热食。因效力较弱,需长期服用,方可奏效。

【功效】补虚益精,清热明目。适用于糖尿病以及虚劳发热,头晕目赤,夜盲症。

【来源】《传信方》

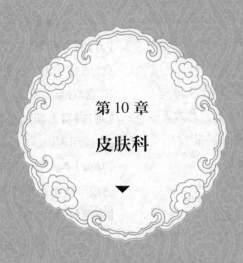

第 10 章

皮肤科

10.1 癣病

奶癣蔓延全身中药外洗方

【方药】苍耳棵 30 克,蛇床子 15 克,白鲜皮 15 克,苍术 15 克,苦参 15 克,生军 15 克,黄柏 15 克,地肤子 15 克。

【用法】水煎取滤液待温凉后洗患处。每天 1 剂,早、中、晚各洗 1 次。此为 2 ~ 3 岁患儿用量,1 岁以下患儿减量 1/3。

【功效】解毒祛湿,消疹退斑。

【来源】马亚平

治甲癣经验方

【方药】川楝子适量。

【用法】去皮,加水泡软,捣成糊状,外敷患指指头,1 个小时后取下。每日 1 次。

【功效】主治甲癣。

【来源】桑晓峰

药酒涂擦治花斑癣

【方药】陈皮 15 克,土茯苓 10 克,茯苓皮 10 克,皂刺 10 克,蛇舌草 10 克,连翘 10 克,地肤子 10 克,甘草 6 克。

【用法】将上药放入酒坛中浸泡,1 周后取汁涂擦患处,每日 2 次,连续 3 周。

【功效】主治花斑癣。

【来源】民间验方

湿敷疗法治疗体癣

【方药】百部 30 克,苦参 30 克,蛇床子 10 克,地肤子 10 克,苍耳子 10 克,半边莲 10 克,甘草 6 克。

【用法】将上药水煎敷于患处,早晚各 1 次,连用 4 周。

【功效】本方具有清热燥湿止痒的功效,适用于瘙痒剧烈的体癣。

【来源】民间验方

外敷治疗足癣

【方药】鸦胆子 20 克(打碎),生百部 30 克,白酒、醋各 500 毫升。

【用法】上药混合浸泡 10 天。此量为 1 只脚用量。将患脚插入浸药酒之容器中,每次浸泡 30 分钟,每天 2 ~ 3 次,一般用 10 余天。

【功效】主治足癣。

【来源】民间验方

竹黄汤

【方药】石膏 15 克,竹叶 15 克,水牛角 30 克(先煎),麦冬 15 克,党参 10 克,凌霄花 15 克,槐花 10 克,黄连 3 克,黄芩 10 克,栀子 10 克,黄柏 15 克,漏芦 10 克,三七 3 克,甘草 3 克。

【用法】上药除水牛角,余药浸泡后水煎煮,水牛角先煎半小时,再加入浸泡药共煎,每日 1 剂,两煎合一,分2 ~ 3 次饮尽。

【分析】方中取苦寒之水牛角清解营血分之毒热;石膏、竹叶清热泻火,清透气分之热,寓有"入营犹可透热转气"之意;三黄、栀子苦寒直折,清热解毒,清泄三焦之热邪;凌霄花、槐花凉血活血,药味取花,其性轻扬,可增透散血分热邪之力;党参、麦冬益气养阴生津;三七、漏芦活血解毒,通经脉;甘草解毒和中,调和诸药。

【功效】清热解毒,益气养阴。主治寻常型银屑病。

【宜忌】忌食辛辣等刺激性食物。

【来源】全国老中医药专家学术经验继承工作指导老师,湖南省名中医,博士研究生导师 欧阳恒

花椒水泡脚

【方药】整花椒 10 粒左右。

【用法】放入盆中,用开水冲泡。待水温降至40 摄氏度左右,即可浸泡双脚。1 周 1 次,连泡几周。

【分析】花椒在我国古代各种本草典籍中多有收录,并被归入祛寒类的中药中,有温中散寒、燥湿止痛止痒的作用。现代研究也表明,花椒有杀菌、消毒、止痛、止痒、消肿等作用,对多种细菌,特别是皮肤表面的细菌有很好的抑制作用。因此,临床上常用于治疗湿疹、皮肤瘙痒症、神经性皮炎、脚气及外阴瘙痒等皮肤科疾病。

【功效】对足癣有很好的缓解作用,对汗脚也有治疗作用。

【来源】民间验方

鲜柳叶泡脚

【方药】鲜柳树叶 250 克。

【用法】放在盆内加 1000 毫升沸水浸泡,盖上大毛巾,焖3 ~ 4 分钟,待水温降至40 摄氏度左右,把脚泡在盆中洗 10 ~ 15 分钟,2 ~ 3 天 1 次,一般洗 2 周左右可见效。

【功效】主治脚癣。

【来源】官立刚

苍耳墨鱼治头癣

【方药】墨鱼 1 条约 300 克,苍耳叶适量。

【用法】墨鱼去肠杂,用苍耳叶 20 克填鱼腹。另用苍耳叶贴锅底,置鱼于叶上,稍加水,慢火焖熟,不加油盐淡食。

【功效】对头癣长久不愈者,效果颇佳。

【来源】宋剑

萆薢渗湿汤加减

【方药】萆薢 12 克,生薏苡仁 15 克,泽泻 15 克,黄柏 15 克,土茯苓 15 克,丹皮 10 克,赤芍 10 克,白茅根 15 克,白花蛇舌草 15 克,板蓝根 15 克,连翘 12 克,荆芥 10 克,防风 10 克,甘草 5 克。

【用法】水煎服,每日 1 剂,早晚分服,连服 7 剂。

【分析】方中萆薢、泽泻、生薏苡仁健脾祛湿利浊;黄柏、土茯苓、白花蛇舌草清热解毒,利湿通淋,使邪从小便而去;丹皮、赤芍、白茅根凉血活血;板蓝根、连翘清热解毒;荆芥、防风祛风止痒,与连翘合用寓有宣散透发、达邪出表之意,给邪以外出之路。

【功效】主治银屑病。

【来源】湖南中医药大学教授 杨志波

土槿百部酒外涂治体癣

【方药】土槿皮、百部各 15 克,蛇床子、栌兰各 15 克。

【用法】用 50% 的酒精 240 毫升,浸泡 72 小时,过滤取滤液外搽患处,每日 1~2 次。

【功效】主治体癣。

【来源】民间验方

夹竹桃叶煎水治足癣

【方药】20 片左右夹竹桃叶(落下的黄叶也可)。

【用法】将锅中水烧开后,取夹竹桃叶入沸水中煮半个小时,待冷却至 50 度~60 度时,反复用其洗脚至水凉,每天早晚各 1 次,连洗数次可见效。

【分析】临床试验表明,夹竹桃叶(成分)能治疗心力衰竭、喘息咳嗽、癫痫、跌打损伤、蛇头疔、经闭、斑秃等。国外有人将夹竹桃叶作为抗菌消炎使用,称誉它为"绿色抗生素"。我国学者发现,夹竹桃叶提取物对大肠埃希氏菌、普通变形杆菌、铜绿假单孢菌、金黄色葡萄球菌等都有不同程度的抑制作用。正因夹竹桃叶有"抗菌"作用,故对治疗脚气有效。

【功效】主治脚癣。

【宜忌】夹竹桃叶、花均有毒,切忌入口。如对此物有过敏者史、孕妇,上方不宜使用。

【来源】民间验方

蚕茧煎水治牛皮癣

【方药】蚕茧 25 克。

【用法】放入约 2000~3000 毫升水中,煮沸 10 分钟后将蚕茧水一并倒入盆中。先用其蒸汽熏蒸患处,待水温降至适宜温度时,再烫洗。每晚 1 次,熏洗至药液温度下降至凉为止,20~30 天为 1 个疗程。

【分析】蚕茧能祛风止痛,熄风止痉,解毒散结,用热水熏洗可使皮肤血管扩张,促进血液循环,增加皮肤营养,清洁创面,从而达到治疗牛皮癣的目的,本法操作简单,无毒副作用。

【功效】主治牛皮癣。

【来源】欧云啸

宣木瓜治脚癣

【方药】宣木瓜 100 克。

【用法】加水 4 升,煎取 2 升,待水温降至 40℃时,泡洗患处,每日洗 2～3 次,每剂可连续用 2 天,一般 2～7 天痊愈。

【分析】中药宣木瓜具有平肝和胃、祛湿舒筋的功效,用以治疗脚癣有良好效果。

【功效】主治脚癣。

【宜忌】平时注意保持局部卫生,避免感染健康皮肤。

【来源】汪国盛

紫地榆方

【方药】100 克干紫地榆切碎。

【用法】上药置于蒸馏水 700 毫升中浸泡 30 分钟,再煎沸 1 小时,过滤出煎液,再加蒸馏水 300 毫升入煎过之药渣中,重煎 30 分钟后过滤,将两滤液混合加热,浓缩至 100 毫升,作为原液(100％)。使用时稀释成 20％的紫地榆液。一般外涂患处,早晚各 3 次,15 天为 1 个疗程。

【分析】紫地榆为蔷薇科植物的根及根茎,外用可治疗烫伤,且能显著减少创面

渗出,有收敛止血的作用。实验证明其不但对真菌有抑杀作用,而且对金黄色葡萄球菌及绿脓、伤寒、大肠杆菌等都有抑杀作用,主要与它含有鞣质和多种三萜皂甙有关。可在上方中加入按同样方法制成的心不干、飞龙掌原液各 10 毫升,能进一步提高疗效。

【功效】凉血,收敛,杀虫,解毒。主治手足癣。

【来源】云南省昆明医学院附属第一医院 许冰

丁香酒外涂可治癣症

【方药】丁香 15 克。

【用法】加入 75％的酒精至 100 毫升,浸 48 小时后去渣。每日外擦患处 3 次。一般在治疗 1 天后症状即见消退,2 日后患处有皮屑脱落,经 3～5 日即能治愈。

【分析】丁香又名公丁香、雄丁香,其味辛,性温,具有温中降逆、温肾助阳之功效。临床用以治疗癣症,有较好的疗效。

【功效】主治各种癣症。

【来源】《中国中医药报》

韭菜治手癣脚癣

【方药】韭菜 250 克。

【用法】洗净切细,放入盆中捣碎成糊状,然后倒入开水冲泡(量够浸泡手脚即可),待水温适合,将手、脚放入浸泡,搓

洗患处，每次约30分钟，每日1次。

【功效】主治手、脚癣。

【来源】单于斌

血燥型寻常型银屑病治疗偏方

【方药】当归、丹参、熟地、白芍、天冬、麦冬、红花各10克，鸡血藤、土茯苓、草河车各15克，夜交藤30克。

【用法】水煎，分3次服用，每日1剂。

【功效】凉血，滋阴，润燥。用于治疗寻常型银屑病静止期，中医辨证属血燥型。症见皮损色暗红或红褐色，覆有白色干燥鳞屑，不易脱落，自觉瘙痒。

【来源】桑旭东

黄柏苦参方

【方药】黄柏30克，苦参30克，食醋1500毫升，食盐30克，明矾60克，阿司匹林10克，苯酚20毫升。

【用法】先将黄柏、苦参加水适量煎2次，浓缩药液至300毫升待用。把其他药物加入醋中，煮沸，再加入黄柏、苦参浓缩液即可。每日泡洗1次，每次30~40分钟，12~14天为1个疗程。治疗中不需换水，每次加温至适当温度后复用。脱皮2~3次者效果更好。一般1个疗程即愈，必要时用2个疗程。

【分析】本方中食醋、明矾、苯酚具有软化角质、杀虫止痒之功效；阿司匹林遇水分解成水杨酸和醋酸而能起到抑制真菌的作用。据药理研究，黄柏、苦参(1:3)煎剂对多种皮肤真菌有抑制作用。

【功效】燥湿解毒，杀虫止痒。主治手足癣。

【来源】石油部第二石油机械厂医院 马守泽

10.2 湿疹

滋阴除湿汤

【方药】生地、地肤子各15克，元参、丹参、当归、六一散（包）、茯苓、泽泻、白鲜皮、蛇床子各9克。

【用法】水煎服。共服20余剂。

【分析】生地、玄参、当归相配，滋阴不过腻；茯苓、泽泻、白鲜皮相合，利湿不伤阴；佐丹参入血分直清心火，缘"诸痛痒疮，皆属于心"也，且《日华子本草》云其可"排脓止痛，生肌长肉……治恶疮疥癣,瘿赘肿毒、丹毒";使以蛇床子苦温除湿,止痒杀虫且防生地、玄参之阴柔助湿。

【功效】滋阴养血,除湿润燥。

【来源】中华全国中医学会第一届理事,中国中西医结合研究会顾问 朱仁康

苍术黄柏煎液治湿疹

【方药】苍术 30 克,黄柏 15 克,蛇床子 10 克。

【用法】煎水取汁,待温后用纱布蘸药汁敷于患处。每 5 分钟重复 1 次,每次 15 分钟,每日 2～3 次,连用 1 周为 1 个疗程。

【功效】主治湿疹。

【来源】青海省中医院主任医师 伏新顺

核桃皮汁治湿疹

【方药】核桃皮(老一点的好)7～8 个,60 度白酒适量。

【用法】用 1 个大口罐头瓶装核桃皮,泡 60 度白酒,酒以没过核桃为限,泡 1 周即可。取 1 支新毛笔涂患处,每天 2～3 次,坚持 2 个月即可治愈。

【功效】主治湿疹。

【来源】胡万里

大蒜酒外涂治阴囊湿疹

【方药】大蒜瓣、苦参各 100 克。

【用法】浸于 1000 毫升 75% 的酒精中(冬春季浸 1 个月,夏秋季浸 15 天),然后过滤取汁,装瓶备用。每日 2 次涂药液于患处,6 日为 1 个疗程。

【功效】适用于治疗阴囊湿疹。

【来源】民间验方

紫苏治阴囊湿疹

【方药】干紫苏叶 150 克。

【用法】取干紫苏叶 150 克,以 50 克在铁锅上炒干,研为细末,取 100 克水煎,浸洗患处。剩余部分可撒患处,每日 1～2 次。一般连用 2～3 天。

【分析】紫苏叶又名苏叶,其味辛,性温,能发表散寒,行气宽中,清热解毒,外洗可散热止痒,收敛除湿。临床用以治疗阴囊湿疹,疗效颇佳。

【功效】主治阴囊湿疹。

【来源】民间验方

苦丁菊花水煎治婴儿湿疹

【方药】苦丁 5 根,干菊花 10 朵,金银花 2～3 克。

【用法】煎水凉透后,用棉签擦洗患处。每天坚持涂 3～5 次,5 天即可见效。每天坚持用蘸后剩余的药水稀释后,为婴儿洗澡,起到预防作用。洗澡水温在 36℃～40℃。

【功效】清热利湿,疏风养血润燥。

【宜忌】洗澡水不宜洗患处。

【来源】民间验方

顽固性湿疹方

【方药】虎儿草 80 克,芦荟 150 克,木槿皮 150 克,樟脑片 10 克,花椒 20 克,米醋 800 毫升。

【用法】将药加入大广口瓶内,浸泡 10 天,备用;用时,用棉签蘸液,涂擦患处,每日擦 3 次,擦药后局部凉爽舒适,瘙痒大减,用药 2～3 天,瘙痒消失。

【功效】主治顽固性湿疹。

【来源】杨朝华

香蕉治阴囊湿疹

【方药】熟香蕉 1 根。

【用法】去皮捣烂,涂于患处,每天 1 次,通常 3 天痊愈。如有渗出的患者,治疗后阴囊表面会形成一层膜,不可用手揭去,让其自行脱落即可。

【功效】主治阴囊湿疹。

【来源】奚向海

胎毒湿热型婴儿湿疹治疗方

【方药】金银花、生地各 5 克,白鲜皮、牛蒡子、茯苓各 4 克,黄连、薄荷各 3 克,通草 2 克。

【用法】水煎 3 次合并药液,分 3～4 次服用。

【分析】多见于肥胖婴儿,皮疹潮红、红粟、水疱,抓痒溢水,严重的黄水淋漓,破溃脱皮,形成黄痂。

【功效】凉血利湿清火。主治胎毒湿热型婴儿湿疹。

【来源】民间验方

旱莲草治小儿湿疹

【方药】旱莲草 100 克。

【用法】加水约 800 毫升,文火煮沸 20 分钟,待药汁凉后用消毒纱布湿敷患处,每日 2 次。将药汁加温浓缩敷涂患处也可,每日 3 次。多数患儿用药 1 周可愈。

【功效】主治婴儿湿疹。

【宜忌】用药期间,注意不能让患儿食辛辣、鱼、虾、牛肉、羊肉等食物。

【来源】冯继承

猪胆汁治湿疹方

【方药】鲜猪胆汁 50 克,大黄、黄连各 15 克。

【用法】将大黄、黄连研细粉后倒入猪胆汁,拌匀。湿疹无渗出者可将上药拌匀成糊状后均匀地涂于患处,1 日 1 次;若有渗出,可将拌匀后的药面干燥后直接撒于患处,一般 1 日 1 次,若湿疹严重可 1 日 2 次。

【功效】消肿散结,生肌收口。主治湿疹。

【来源】宋辉佳

阴囊湿疹熏洗外用方

【方药】黄柏、地骨皮、白鲜皮各 30 克,丹皮、土槿皮各 15 克,石榴根皮 50 克。

【用法】加水 3 千克,煎取 2 千克,药液熏洗患部 30 分钟,洗毕拭干搽炉甘石洗剂。每日 2 次,10 日为 1 个疗程。

【分析】急性期加苦参 12 克;合并感染加蒲公英 10 克;慢性期加蛇床子 10 克,芒硝 12 克。

【功效】主治阴囊湿疹。

【宜忌】忌食辛辣、海鲜等食物。

【来源】民间验方

鸡蛋治尿布湿疹

【方药】1 个放置3 ~ 5 天的鸡蛋(太新鲜的鸡蛋不好剥下内膜)。

【用法】患儿每次便后用温水清洗揩干臀部皮肤,将鸡蛋打破,从蛋壳上轻轻剥下内膜,均匀地贴于皮肤破损处,每天 2 ~ 3 次。

【分析】当用鸡蛋壳内膜很均匀地贴在创面上时,其实起到了皮肤代用品的作用。鸡蛋壳内膜本身薄而轻柔,略透气,含角蛋白、氨基酸,供应了受伤部位充足的营养。膜的内面附着有黏蛋白纤维,减轻了受伤组织之间的相互摩擦,而且由于它是半透膜,使原先有渗出的暴露伤口成为一个闭合干燥的环境,保留了原有组织的有效成分,避免了细菌的侵入,使皮下组织通过此膜呼吸到空气中的氧分,进行正常的代谢,促进了局部血液循环,创面修复较快。

【功效】适用于治疗重度尿布湿疹。

【来源】欧阳长云

三叶治阴囊湿疹

【方药】桉树叶 100 克,麻柳树叶 80 克,艾叶 90 克。

【用法】将患处清洗干净后,放入砂罐内加水 500 ~ 600 毫升,煎煮 20 分钟后,弃渣取滤液,用洁净纱布蘸滤液洗患处,每日早晚各 1 次,一般 2 ~ 3 天可见效,最多 7 天可愈。每剂药可煎 3 次,无任何副作用。

【功效】主治阴囊湿疹。

【来源】民间验方

吴茱萸外治手部湿疹

【方药】吴茱萸 30 克,苦参 18 克,乌贼骨 21 克。

【用法】以上诸药共研细末,香油调敷患处,隔日换药 1 次,3 次为 1 个疗程。一般连用 1 ~ 2 个疗程即可治愈。

【功效】主治手部湿疹。

【来源】民间验方

10.3 荨麻疹

桂枝二越婢一汤加减

【方药】麻黄 10 克,桂枝 10 克,白芍 10 克,生石膏 45 克,生薏苡仁 30 克,当归 15 克,赤小豆 10 克,生白术 20 克,苍术 10 克,干姜 6 克,炙甘草 6 克,姜枣适量。

【用法】7 剂水煎服。

【功效】服药后汗出偏多,但身上舒适,身痒、鼻塞症状明显减轻。

【来源】民间验方

湿热型荨麻疹治疗偏方 1

【方药】苦参 10 克,荆芥 10 克,蝉蜕 6 克,赤芍 10 克,丹皮 10 克,地肤子 10 克,白鲜皮 10 克,防风 10 克。

【用法】水煎服。

【分析】方中以苦参为君,此药味苦性寒,有清热燥湿、杀虫作用。对于湿热蕴结所致的湿疹、风疹、皮肤湿疮等效果明显。荆芥和防风为散风之专药。荆芥长于透诊止痒,有理血作用,能清血分伏热,祛血中风邪,为风病、血病、疮病的常用药。防风以治风邪为擅长,与荆芥相伍,其祛风止痒作用更强。方中蝉蜕性味咸寒,有散热透疹之功,可防毒热内陷。用赤芍、丹皮凉血活血,凉血可清血中之毒热,活血有助于散风。中医有"治风先治血,血行风自灭"之说,故在治疗风邪所致的皮肤病时常加用活血药。其中赤芍对于热邪壅滞所引起的痈肿、疮毒,有散瘀消肿止痛之效。地肤子、白鲜皮为治疗皮肤病要药。其中地肤子苦寒降泄,清热化湿,既能通淋利小便,又可解毒除湿,对湿热皮疮、周身瘙痒之证效果显著。白鲜皮清热解毒,祛风化湿,为治热毒疥癣主品。

【功效】清热解毒,祛湿散风,活血凉血。主治荨麻疹,症见溃破处流出黄色透明状黏液,刺痒难忍,影响睡眠,甚则不能正常工作。搔之则溃破渗水,数日后结成痂皮逐渐脱落,愈后遗有片状色素沉着斑。

【来源】关幼波

风热型荨麻疹治疗偏方

【方药】金银花、连翘各 10 克,荆芥、防风各 6 克,牛蒡子(炒)、蝉蜕各 4.5 克,牡丹皮、黄芩各 3 克。

【用法】水煎 3 次合并药液,分 3 次饮服。

【功效】疏风清热,宣肺止痒。主治风热型荨麻疹,症见皮损发生在四肢,为散在性红色丘疹、风团,状如虫咬,瘙痒较重。

【来源】民间验方

湿热型荨麻疹治疗偏方 2

【方药】赤小豆、茯苓各 12 克,益母草、荆芥、防风各 10 克,炒白术、炒枳壳、苦参、赤芍各 6 克,砂仁(后下)4.5 克,蝉蜕 3 克。

【用法】水煎 3 次合并药液,分 3 次饮服。

【功效】清热化湿,疏风止痒。主治湿热型荨麻疹,症见皮损多发生在腰骶部位、丘疱疹、水疱较多,部分挠破糜烂,或染毒而结脓痂,自觉又痛又痒,或伴发热,便秘,食欲不振。

【来源】民间验方

治寒性荨麻疹偏方

【方药】米醋 100 毫升,木瓜 60 克,生姜 9 克。

【用法】共放入砂锅中煮,待醋干后,取出木瓜、生姜食用,分早晚 2 次吃完,7 天为 1 个疗程。一般连用 1~2 个疗程可愈。

【功效】主治寒性荨麻疹。

【来源】民间验方

五皮饮加减

【方药】云苓皮 20 克,陈皮 15 克,大腹皮 12 克,桑白皮 10 克,生姜皮 6 克,龙胆草 10 克,浮萍草 15 克。有热加丹皮 10 克,赤芍 9 克;遇寒发作加桂枝 6 克。

【用法】水煎空腹服,每日 1 剂。患者常服 3~5 剂后即可收效。

【分析】五皮饮加减,利湿健脾,湿去则风散。且药用皮者,均可入于肌肤之间,"以皮治皮"。对因风寒、风热、湿热致荨麻疹者,可随症加减,均可取效。

【功效】主治荨麻疹。

薄荷芦根饮

【方药】薄荷 12 克,鲜芦根 30 克,白糖 15 克。

【用法】将芦根洗净、切片,放锅中加水适量,武火烧沸,文火煎熬半小时。然后把薄荷择净,放入煎锅中,加适量水,武火急煎 3 分钟起锅过滤。合并芦根、薄荷药汁,最后将白糖倒入药汁中搅匀即可。频频饮服,每次 30~50 毫升。

【功效】清热生津,透疹外出,适用于麻疹初期,发热咳嗽,打喷嚏流鼻涕,眼红多泪,目赤畏光,烦躁不安等。

【来源】民间验方

麻黄方治荨麻疹

【方药】麻黄、干姜皮、浮萍各 5 克,杏仁、陈皮、丹皮、白僵蚕、丹参、白鲜皮各15克。

【用法】水煎服,每日1剂,2次分服。

【分析】方中用麻黄、姜皮、浮萍散寒解表,驱除风邪,使邪从汗解;用杏仁、陈皮宣肺理气,有助于驱邪外出;丹皮、丹参养血活血,使"血行风自灭";白僵蚕疏风通络,白鲜皮祛风止痒。活血、宣肺以治本,散风、止痒以治标。标本同治,疗效甚佳。

【功效】疏风解表,清热止痒。主治风寒型荨麻疹。

【来源】《赵炳南临床经验集》

楮桃叶治荨麻疹

【方药】楮桃叶0.5千克。

【用法】楮桃叶0.5千克,水5000毫升,煮沸30分钟后滤过备用,先以药液溻洗,以后加以浸浴。

【分析】楮桃叶性味甘凉,水剂浸浴适用于老年人血虚、不能濡养、皮肤干燥、遇风则痒者。

【功效】具有润肤止痒的作用。

【来源】民间验方

龙葵胆草外用治疗荨麻疹

【方药】龙葵30克,龙胆草15克,香附15克。

【用法】水煎,湿敷患处。

【分析】龙葵有清热解毒、活血消肿之功,龙胆草有清热燥湿泻火之能。正如古人所言:龙葵能治疖风疮,遍身风痒。香附煮汁熏浴,令汗出五七度,除瘾疹,止瘙痒。三味药合用,有清有散,共起泻火息风之功。

【功效】适用于荨麻疹肝胆热盛者。

【来源】民间验方

菊花饮

【方药】菊花15克,薄荷10克,蜂蜜25克。

【用法】将菊花择净,用水泡洗后放入锅内,加清水适量,武火烧沸,文火煎熬10分钟,加入薄荷,再煎5分钟,滤渣取汁。蜂蜜倒入药汁中,搅匀即成,常饮服。

【功效】清热透疹,适用于麻疹初起。

【来源】民间验方

藁本苦参煎水

【方药】藁本120克,川椒15克,苦参60克,石菖蒲30克。

【用法】水煎,外洗。

【分析】藁本辛温祛风,川椒辛温杀虫止痒。苦参杀虫燥湿止痒,石菖蒲辛苦温,杀诸虫,治恶疮疥瘙。4味药物合用,辛能祛风,温能散寒,苦能燥湿,共达消疹之目的。

【功效】主要用于风寒湿相合所引起的

荨麻疹。

【来源】民间验方

二仙汤调和阴阳

【方药】淫羊藿 10 克,仙茅 10 克,肉苁蓉 20 克,当归 10 克,黄柏 10 克,桂枝 6 克,白芍 10 克,生姜 6 克,大枣 6 克,炙甘草 6 克,五味子 10 克,(炒)莱菔子 12 克。

【用法】水煎,每日 1 剂。服药 7 剂,风团明显减少,瘙痒减轻,大便通畅。

【功效】主治荨麻疹。

【来源】民间验方

马齿苋紫草饮

【方药】马齿苋(干)、紫草根、白糖各 50 克。

【用法】二药洗净,放入锅中,加清水适量,文火煎约半小时,滤渣取汁后,把白糖加入药汁中,搅匀即成。频频饮服。

【功效】清热解毒,适用于麻疹出疹期,发热疹红,烦躁。

【来源】民间验方

乌梅丸加减

【方药】乌梅 10 克,黄连 10 克,黄柏 10 克,细辛 3 克,花椒 3 克,干姜 6 克,桂枝 6 克,党参 10 克,当归 10 克,(制)附子 3 克,白及(粉)5 克(冲服),三七(粉)6 克(冲服),炙甘草 6 克。

【用法】水煎过滤,留汁液,入蜂蜜,加温炼制成丸。

【功效】主治荨麻疹。

【来源】民间验方

10.4 带状疱疹

带状疱疹临床常见王不留行治疗

【方药】王不留行 30 克,鸡蛋 2 个。

【用法】用文火将王不留行焙干,使之呈黄褐色,以不焦为度,研成细末,鸡蛋捅 1 个小孔,倒出蛋清,将蛋清与药末调成糊状,局部涂抹,每日 3 次。一般用药 5 天即可。

【功效】主治带状疱疹。

【来源】民间验方

三七木瓜酒治带状疱疹后遗神经痛

【方药】三七 15 克,木瓜 35 克。

【用法】同时放入 500 毫升白酒中,加盖密封,浸泡 15 天即可饮用,每天少量饮用。

【分析】带状疱疹后遗症,医学上又叫"带状疱疹后遗神经痛",是由于带状疱疹病毒侵蚀破坏神经所致。

【功效】有活血通络、行瘀止痛之功效,对缓解疼痛有明显疗效。

【来源】民间验方

老茶树叶方

【方药】老茶树叶适量。

【用法】晒干研细成粉,再以浓茶汁调涂患处,每天2～3次。

【功效】有清热解毒、消肿除痂的作用。主治带状疱疹。

【来源】民间验方

肝经郁热型带状疱疹治疗偏方

【方药】龙胆草、黄芩、山栀子、板蓝根、生地黄、赤芍、牡丹皮各10克,柴胡、通草、生甘草各6克,金银花、连翘各15克。

【用法】加水1000毫升,煎取400毫升,为半日量,分2次,空腹服用。每日2剂,昼夜间隔分服。

【功效】清泻肝火,凉血解毒。主治肝经郁热型带状疱疹,症见皮损颜色鲜红,疱壁紧张,灼热刺痛,口苦咽干,烦躁易怒。

【来源】民间验方

牛黄解毒丸外治带状疱疹

【方药】牛黄解毒丸5粒。

【用法】研成细粉,放入无菌大口瓶内,加入70毫升75%的酒精浸泡20分钟左右,再用玻璃棒搅拌,使药物充分溶解,在搽药之前,先用生理盐水将患处冲洗干净,蘸干后,用消毒棉签蘸药液直接涂搽病变部位,外用无菌纱布覆盖疮面,固定,每日换药1次,一般用药3～5天即可见效或痊愈。

【来源】民间验方

气滞血瘀型带状疱疹治疗偏方

【方药】桃仁、红花、生地黄、白芍、延胡索、牡丹皮各10克,枳壳、郁金、生甘草各3克,赤芍、丹参各15克。

【用法】加水1000毫升,煎取450毫升,分早、午、晚3次,空腹服用。每日1剂。另用毛巾或纱布包药渣热敷患处,冷则加温后再敷,每次敷1小时左右。每日2～3次,直至痊愈。

【功效】理气活血止痛。主治气滞血瘀型带状疱疹,症见皮疹消退后局部疼痛不止。

【来源】民间验方

金挖耳治疗带状疱疹

【方药】金挖耳(又名野向日葵)适量(鲜者为佳)。

【用法】用口嚼烂后敷于患处,每日敷1次,5～7天显效。

【功效】主治带状疱疹。

【来源】民间验方

灯草火灸治带状疱疹

【方药】灯草 1 根,麻油适量。

【用法】取灯草 1 根蘸麻油后点燃,向着疱疹区域近距离吹灭灯草火,使带有油渍的灯草灰沾黏于皮损区,患者有热灼感。每日 1 次,连用 3 天。先疱疹簇集区,后散在区,或沿周围神经分布区由内而外火灸,每 1 灸相隔 3～5 厘米。密集嵌顿区,可重复灸。第 1 天火灸后疼痛即可缓解,第 2 天水疱变浑浊或瘪枯。很少出现神经痛后遗症。

【分析】灯草火灸治带状疱疹之法来自于民间。灯草火灸可刺激皮肤血管、淋巴管、神经和皮肤附属器及肌肉组织,改善局部循环,疏通络脉,引邪外出。同时带高热量、有油渍灯草余灰可润养皮肤,起活血、通经、镇痛的作用。

【功效】主治带状疱疹。

【来源】民间验方

马齿苋解毒汤

【方药】马齿苋 15 克,大青叶 15 克,紫草 15 克,败酱草 15 克,黄连 10 克,酸枣仁 20 克,煅牡蛎(或灵磁石)30 克(先煎)。

【用法】水煎服。

【功效】清热解毒,凉血祛湿,安神止痛。主治带状疱疹。

【来源】北京中医学院 李林

柴归止痛汤

【方药】柴胡 15 克,当归、白术、薏苡仁、防风、防己、桑枝、生地、金银花、连翘、车前子各 10 克,甘草 5 克。

【用法】水煎服,每日 1 剂。一般服用 5 天见效。

【功效】带状疱疹经治疗皮疹消退后,有些人的皮肤依然有针刺感、烧灼样的疼痛感,本方即治疗此症。

【来源】民间验方

益气化瘀汤

【方药】黄芪 15 克,丹参 15 克,党参 12 克,白术 10 克,白芍 10 克,川楝子 10 克,延胡索 10 克,制乳香 10 克,没药 10 克,当归 12 克,丝瓜络 10 克,炙甘草 6 克。

【用法】水煎服,每日 1 剂。

【功效】主治带状疱疹后遗神经痛。

【来源】民间验方

龙胆泻肝汤加减

【方药】龙胆草 9 克,柴胡、栀子、板蓝根、生地各 15 克,薏苡仁 30 克,黄芩、车前子、泽泻、当归、大枣各 12 克,甘草 3 克。

【用法】用时先以冷水 1200 毫升浸泡 15 分钟,然后用文火煎煮,取药液 600 毫升,分 2～3 次温服,每日 1 剂,以愈为度。

【功效】具有清泻肝胆、解毒除湿之功效。适用于带状疱疹急性发作期。

【来源】陈国华

10.5 瘙痒过敏

湿热蕴结阴囊瘙痒症治疗偏方

【方药】龙胆草 8 克,车前子 10 克,柴胡 10 克,木通 5 克,栀子 10 克,黄芩 10 克,当归 10 克,生地 15 克,泽泻 12 克,苦参 15 克,甘草 6 克。

【用法】水煎服。另外用马齿苋 60 克,煎水外洗,每日 2 次。

【分析】湿热蕴结阴囊瘙痒症是指阴囊皮肤瘙痒异常,初起阴部干燥痒甚,喜浴热水,甚者起疙瘩,形如赤粟,麻痒异常,搔破浸淫流水,痛如火燎。

【功效】清泻肝经湿热。

【来源】民间验方

阴虚血燥型阴囊潮湿治疗偏方

【方药】生地 15 克,熟地 20 克,当归 12 克,黄芪 15 克,天冬 10 克,麦冬 10 克,白芍 12 克,蝉衣 5 克,牛蒡子 12 克。

【用法】水煎服。

【功效】滋阴养血,润燥息风。主治阴虚血燥型阴囊潮湿,症见阴囊瘙痒,奇痒难忍,坐卧不安,阴囊皮肤粗糙变厚,搔破出血,抓痕血痂,兼见心烦口渴。

下焦寒湿型阴囊潮湿治疗偏方

【方药】麻黄 10 克,白芷 12 克,川芎 10 克,生姜 12 克,茯苓 15 克,肉桂 6 克,苍术 12 克,陈皮 10 克,甘草 6 克,荆芥 10 克,防风 10 克,地肤子 10 克。

【用法】水煎服。另外用川椒 30 克,枯矾 10 克,水煎洗,1 日 2 次。

【功效】温经散寒,除湿止痒。主治下焦寒湿型阴囊潮湿,症见阴囊潮湿,瘙痒较轻,兼见腰膝酸软,小腹坠胀,小便不利,下肢肿胀沉重。

【来源】民间验方

鬼藤煎组方

【方药】鬼箭羽 100 克,忍冬藤 150 克,均用鲜品。

【用法】煎取药液 2000 毫升。视疮之部位大小,取适量药液浸洗患处。每日 1 次,连用 7 日。

【分析】鬼箭羽性寒,味苦。能活血散瘀,杀虫。《本草述》:"鬼箭羽,如《本经》所治,似专功于女子之血分矣。又如苏颂所述古方,更似专功于恶疰及中恶气之毒以病于血者也。"忍冬藤性寒,味甘,气平,具有清热解毒之功效,可以治疗热毒肿疡、痈疽疔疮等症。用于温病发热,热毒血痢,痈肿疮疡,风湿热痹,关节红肿热痛。是方用鬼箭羽专攻中恶气之毒以病于血者也,用忍冬藤清透毒滞结于气者也。气分滞结散,血分毒气清,故获痊愈。二药均用鲜品,既取其气全味真,又简便廉验。

【功效】主治各类湿疹和一些瘙痒性皮肤病。

【宜忌】禁荤腥发物。

【来源】民间验方

陈皮预防皮肤过敏,减轻瘙痒

【方药】陈皮 6 克。

【用法】加开水 600 ~ 800 毫升,闷泡 10 分钟后饮用,喝完可续水,至味淡后嚼食陈皮。

【分析】陈皮是临床常用的一味中药,其实就是大家非常熟悉的成熟橘子的干燥果皮,由于入药以陈者良,故名陈皮。陈皮气香,味辛、苦,具有理气健脾、燥湿化痰的功效。现代药理研究发现,陈皮中主要含黄酮类、生物碱等有效成分,有抗过敏作用,能够通过抑制过敏介质释放而发挥抗过敏作用。

需要注意,陈皮虽然原料是橘子皮,但是新鲜橘子皮所含的药理成分与陈皮不同,而所起的功效也有差别,所以不能用新鲜橘皮代替陈皮。

【功效】对皮肤过敏有良效。

【来源】王怀璐

二皮藕汤治皮肤瘙痒

【方药】丹皮、白鲜皮各 15 克,鲜藕 100 克。

【用法】用纱布包好,与鲜藕 100 克(切片)加水煎煮 20 分钟,食藕喝汤,分 2 次吃完。每周 2 ~ 3 剂。

【功效】对治疗普通皮肤瘙痒以及慢性荨麻疹、湿疹等过敏性瘙痒效果较好。

【来源】王荣桂

凉血祛风汤治皮肤瘙痒过敏

【方药】生地 30 克,白鲜皮、玄参、苦参、金银花、连翘各 15 克,地肤子、牡丹皮、赤芍各 12 克,紫草、荆芥、防风各 10 克,升麻、薄荷、生甘草各 6 克,蝉蜕 3 克。

【用法】水煎服,每日 1 剂,分早晚 2 次服。药渣再加水煎汤反复擦洗患处。一般用药 2 剂后即可。

【分析】上方中生地清热凉血;白鲜皮、苦参清热燥湿止痒;玄参滋阴凉血,清热解毒;金银花、连翘清热解毒;地肤子清利湿热,利小便;牡丹皮、赤芍清热凉血,活血散瘀;紫草凉血解毒透疹;荆芥、防风祛风解表,配以升麻、薄荷加强了疏散风热、清热解毒、发表透疹的作用；蝉蜕疏散风热；生甘草清热解毒，调和药性。

【功效】具有清热凉血、祛风燥湿、透发止痒之功效，故治疗皮肤瘙痒症效果良好。

【来源】民间验方

润燥止痒汤

【方药】生地 30 克，玄参 20 克，丹皮 12 克，葛根 15 克，天花粉 12 克，黄柏 15 克，茯苓 12 克，麦冬 15 克，蛇床子 20 克，白鲜皮 20 克，地肤子 20 克，苦参 15 克，百部 15 克，蝉蜕 15 克，当归 15 克，丹参 20 克，甘草 6 克。

【用法】水煎服。

【功效】解毒祛湿，润燥止痒。对妇科外生殖器感染、外阴瘙痒有效。

【来源】民间验方

10.6 银屑病

平屑汤

【方药】生地 30 克，玄参 15 克，麦冬 12 克，黄连 9 克，黄芩 12 克，金银花 15 克，大青叶 15 克，白花蛇舌草 15 克，当归 10 克，丹参 30 克，土元 15 克，大枣 5 枚。

【用法】水煎服。1 日 1 剂，1 日 3 次服用。

【分析】生地、玄参、麦冬能对环核苷酸的双向调节发挥作用，生地有肾上腺皮质激素样作用，使表皮细胞内 DNA 的合成率亢进转化为降低；黄连、黄芩、大青叶、白花蛇舌草具有免疫调节作用，其中黄芩、黄连有抗变态反应和降低血管通透性作用，大青叶中有效成分靛玉红有干扰细胞内核酸和蛋白质代谢、抑制 DNA 合成的作用，金银花抑制炎性渗出及增生，白花蛇舌草对免疫促进和抑制呈双向调节；当归、丹参、土元可能通过激活腺苷酸环化酶的活性生成较多的 CAMP，起到抑制表皮细胞过度增生分裂作用；大枣内含大量的 CAMP 样物质，有可能对机体免疫系统和细胞的增生分裂起到有利的调节作用。

【功效】滋阴凉血，解毒化瘀。主治银屑病。

【来源】山东省聊城市北杨集卫生院 吴梦平

吴茱萸汤治疗寒性的头部银屑

【方药】吴茱萸 5 克，生姜 10 克，大枣 15

克,沙参 8 克。

【用法】水煎,分 3 次服用,每日 1 剂。

【功效】用于治疗头部银屑病。

【来源】民间验方

生元饮

【方药】生地 15 克,玄参 15 克,栀子 15 克,板蓝根 15 克,蒲公英 10 克,野菊花 10 克,桔梗 10 克,当归 10 克,赤芍 10 克,花粉 10 克,贝母 12 克,土茯苓 12 克,地丁 12 克,甘草 3 克。

【用法】水煎服。

【分析】银屑病多由血热内盛、复感风热、毒邪伏于血络、伤营化燥所致。方中生地、玄参、板蓝根、栀子凉血清热;蒲公英、地丁、野菊花清热解毒;土茯苓、贝母、桔梗解毒散结;当归、赤芍、花粉活血润燥;甘草调和诸药。

【功效】凉血解毒,清热活血。主治银屑病。

【来源】陕西省中医学院附属医院 郭仲轲

鸡血藤汤

【方药】鸡血藤 30 ~ 60 克,全当归 9 ~ 15 克,白蒺藜 15 ~ 30 克,夏枯草 9 ~ 15 克,香白芷 6 ~ 10 克。

【用法】水煎服。

【分析】本方以鸡血藤为主,以生血、补血、活血、破血、行血,通七孔走五脏,治风痛湿痹,疏经通络,并以全当归宣通气血,使气血各有所归;以白蒺藜疏肝解郁;夏枯草软坚散结,白芷通络开窍,活血散结,使药力透达皮表。本方为补泄兼施、活血祛风之剂。

【功效】开窍散结,行血通络,养血润燥,活血祛风。主治银屑病。

【来源】山西省太原市中心医院 薛志正

臭椿根外涂治银屑病

【方药】鲜臭椿根白皮适量。

【用法】鲜臭椿根白皮捣烂挤汁,佐以适量明矾末涂搽患处,每日 3 ~ 5 次,30 日为 1 个疗程。

【功效】主治银屑病。

【来源】民间验方

复发青黛丸

【方药】青黛、白芷、焦山楂、建曲、五味子、白鲜皮、乌梅、土茯苓、萆薢等份。

【用法】将上药研末泛丸,每 100 丸含生药 6 ~ 7 克,每次服 100 丸,每日 2 次,小儿酌减,30 日为 1 个疗程。一般需服 2 ~ 3 个月。

【分析】本方具有清热解毒、消斑化瘀、祛风止痒之功,宜用于血热风燥型银屑病进行期的治疗。对脓疱型患者本疗法似有一定效果。

【功效】清热解毒,消斑化瘀,祛风止痒。

主治银屑病。

【来源】陕西宝鸡市渭滨医院 谢作哲

紫连汤

【方药】紫草 15 克,连翘 9 克,秦艽 9 克,赤芍 15 克,红花 6 克,乌梅 30 克,莪术 9 克,甘草 5 克,地肤子 15 克,生牡蛎 30 克。

【用法】水煎服。2 个月为 1 个疗程。

【分析】方中连翘、甘草具有清热解毒作用;紫草、赤芍、红花具有凉血活血作用;地肤子清湿热;牡蛎、莪术、乌梅软坚;秦艽散风。上药合用具有清热解毒、活血散风软坚的功效。

【功效】清热解毒,活血散风软坚,主治银屑病。

【来源】交通部北京铁路二医院皮肤科

蚕茧熏洗治疗银屑病

【方药】蚕茧 50 克。

【用法】加水 2000 ~ 3000 毫升,煮沸 10 分钟后,将药液倒入盆中,先熏蒸患处,待水温降至适宜温度时,再泡洗,熏洗至药液温度下降至凉为止。每日 1 次,25 日为 1 个疗程。

【功效】主治银屑病。

【来源】民间验方

克银方

【方药】生地 15 克,玄参 15 克,麻仁 10

克,北豆根 10 克,苦参 10 克。

【用法】水煎服。

【功效】能滋阴养血润燥,清热解毒。主治银屑病,适用于血虚风燥型,证见皮肤干燥或皮肤皲裂,皮损基底黯褐或暗紫,层层脱屑,瘙痒较重。

【来源】北京中医研究院广安门医院 朱仁康

白癣汤

【方药】生地 30 克,当归 15 克,土茯苓 25 克,赤芍 15 克,丹参 20 克,地丁 20 克,连翘 15 克,玄参 20 克,麻仁 15 克,白鲜皮 20 克。

【用法】水煎服。

【分析】舌暗或有瘀斑加莪术、漏芦;大便秘结加苁蓉。

【功效】滋阴润燥,解毒化瘀,主治银屑病缓解期(阴虚型),证见皮损多呈斑块或蛎壳状,干燥伴皲裂,大便秘结。

【来源】辽宁省大连市第三人民医院 周鸣岐

祛风解毒汤治疗银屑病

【方药】荆芥 10 克,防风 10 克,羌活 10 克,威灵仙 15 克,当归 12 克,川芎 10 克,乌梢蛇 30 克,白鲜皮 15 克,苍术 15 克,蜈蚣 2 条,川牛膝 20 克,制附子(先煎)10 克,麻黄 6 克,甘草 3 克。

【用法】7 剂,水煎服,每日 1 剂,早晚饭后半小时温服。

【分析】荆芥祛风解表,防风祛风胜湿;羌活、独活表散风寒,祛风胜湿;苍术祛风燥湿;威灵仙祛风除湿通络;白鲜皮祛风除湿止痒,驱邪外出;乌蛇搜风通络;蜈蚣、全蝎以毒攻毒,熄风止痒;遵"治风先治血"之旨,佐当归、川芎养血活血,和营润燥;甘草解毒和中。

【功效】主治银屑病。

【来源】民间验方

平肝活血方

【方药】乌梅 30 ~ 45 克,菝葜 60 ~ 90 克,三棱 6 ~ 9 克,莪术 6 ~ 12 克,生牡蛎 30 ~ 60 克,磁石 30 克,珍珠母 15 ~ 30 克,生草 3 ~ 6 克。病情发展较快,皮损不断增多,鳞屑较薄,瘙痒,伴有怕热,口干,苔黄舌微红脉浮数,类似于急性泛发性者加麻黄 6 克,桂枝 6 克,荆芥 6 克,川芎 6 克,六月雪 15 克,生石膏 60 克,去乌梅、菝葜、生牡蛎、珍珠母、生草;病情稳定,局部可见消退现象,但皮肤干燥,皮损较厚或有苔藓样变,微痒,舌淡苔薄,脉濡者加白芍 9 克,熟地 9 克,杞子 9 克,女贞子 9 克,旱莲草 9 克,平地木 15 克,去乌梅、菝葜、珍珠母、生草。

【用法】水煎服。贝壳、矿石类药物先煎,菝葜宜先浸泡 4 ~ 6 小时再煎。

【分析】银屑病是属于细胞分裂和增殖较快的疾病,运用本方治疗银屑病,是通过改善微循环达到清除皮损、抑制过度的细胞增殖而取得疗效的。

【功效】活血祛瘀,平肝潜阳。主治银屑病。

【来源】上海医科大学中山医院 秦万章

银屑病治疗偏方

【方药】防风 15 克,苦参 15 克,草河车 15 克,威灵仙 15 克,白茅根 10 克,白鲜皮 8 克,丹皮 15 克,土茯苓 10 克,地肤子 8 克,甘草 5 克。

【用法】水煎服。

【分析】口渴心烦加花粉、栀子;脾虚湿盛加白术、滑石;咽喉肿痛加银花、山豆根;便秘加麻仁;大便秘结、舌苔黄燥加大黄。

【功效】能祛风清热,凉血解毒,主治银屑病进行期(血热型),证见皮损多呈潮红,鳞屑增多,燥灼津液,又可出现舌燥,溲赤便秘,心烦喜凉饮,舌红苔黄或薄白。

10.7 扁平疣

薏苡仁治疗扁平疣、寻常疣

【方药】生薏苡仁 500 克,白砂糖 500 克。

【用法】研细末,然后加入白砂糖 500 克,共拌和。每日服 2 ~ 3 次,每次 1 匙,服用 10 ~ 30 天可消退。

【功效】适用于治疗扁平疣。

【来源】民间验方

鲜姜醋治疗寻常疣

【方药】质优米醋 100 克,鲜姜 50 克。

【用法】将鲜姜切碎,浸泡在米醋中 10 天即可。用脱脂棉蘸醋少许,抹在瘊子局部,日擦洗 1 ~ 2 次,7 日后,瘊子(寻常疣)即见萎缩,逐渐缩小,以致消失。如能察知母瘊,即第 1 个生长出来的,个大表面粗糙,顶部开花,呈絮珠状,此为母瘊。用此醋擦之,至母瘊消失,其他瘊子也能自然消失。

【功效】主治寻常疣。

【来源】民间验方

红花炒田螺肉

【方药】红花 10 克,田螺肉 200 克,料酒 3 毫升,盐、味精各 3 克,植物油 25 毫升。

【用法】红花、田螺肉洗干净,把田螺肉切成薄片。炒锅置武火上烧热,再加入植物油,烧至六成热时,下入田螺肉、料酒,炒变色,下入红花,加入盐、味精即成。每日 1 次,每次吃田螺肉、红花 100 克。佐餐食用。

【功效】活血化瘀,凉血除疣。对治疗扁平疣有疗效。

【来源】民间验方

除疣汤

【方药】菊花 20 克,桑叶 15 克,板蓝根 10 克,白花蛇舌草 10 克,鱼腥草 10 克,凤尾草 10 克,牡蛎 10 克,代赭石 10 克,珍珠 18 克,甘草 5 克。

【用法】每日 1 剂,取汁分次温服。10 天为 1 个疗程。

【功效】本方具有散风平肝、清热解毒、止痒祛疣之功效。

【来源】民间验方

消疣冲剂方

【方药】桑叶 15 克,菊花 10 克,姜蚕 10 克,苦参 10 克,土茯苓 10 克,乌梅 10

克,薏苡仁 10 克,灵磁石(先煎)5 克,甘草 5 克。

【用法】上方为 1 日量,将 3 日量按中药冲剂的制作工艺,浓缩成 300 克冲剂,装瓶备用。每日 2 次,每次 50 克,连服 1 个月为 1 个疗程。

【功效】对扁平疣的治疗有效。

【来源】民间验方

木贼大黄汤

【方药】木贼草 20 克,生大黄 15 克,大青叶 10 克,野菊花 10 克,香附 10 克,紫草 10 克,甘草 3 克。

【用法】每日 1 剂,水煎 500 毫升,先用洁净的纱布擦洗患部,以使局部发热发红为度,每日 1～2 次。

【功效】本方有活血散风、软坚化结之功效。

【来源】民间验方

大蒜治疗扁平疣

【方药】大蒜 1 头。

【用法】大蒜剥皮,将蒜瓣切断,断端置于扁平疣的表面,来回或旋转摩擦 3～5 分钟,每日 3 次,一般用药 7～15 天后痊愈。

【分析】大蒜具有平温解毒、消肿杀虫的功效,使用安全可靠,简便灵验。

【功效】主治扁平疣。

【来源】胡佑志

南瓜汁治疗扁平疣

【方药】嫩南瓜 1 个。

【用法】用针在南瓜上刺几个孔,过一会儿即有液体从针孔流出,用干净瓶子收集备用。用时取干净棉签,蘸取药液涂擦患处,每日 3～4 次,连涂 4～7 天,扁平疣体即可脱落,且不留疤痕。

【功效】治疗扁平疣有很好的效果。

【来源】王峰

薏苡仁汤

【方药】薏苡仁 30～60 克。

【用法】水煎服,连续服用 2～4 周,或连续服用至痊愈为止。小儿剂量减半。

【功效】健胃,利尿,去疣。主治扁平疣。

【来源】山东省青岛市立医院 曲魁遵等

苦参板蓝根水煎治扁平疣

【方药】苦参、大青叶、板蓝根、鱼腥草各 10 克,桃仁、红花各 10 克。

【用法】每日 1 剂,煎汤取浓汁分 2 次治疗,用棉球蘸药汁反复敷搽患处,每次 15～20 分钟,然后取冰片、元明粉各 10 克,加水调成糊状,反复搽涂患处 20 分钟。5 日为 1 个疗程。

【功效】主治扁平疣。

【来源】民间验方

臭牡丹根炖猪皮

【方药】臭牡丹根、猪皮各 100 克,料酒 6 毫升,盐、味精各 3 克。

【用法】臭牡丹根洗净,切成薄片;猪皮洗净,切成 2 厘米宽、4 厘米长的块。臭牡丹根与猪皮同放炖锅内,加水适用,置武火上烧沸,再用文火炖 45 分钟,加入料酒再炖 5 分钟,加入盐、味精即成。每日 1 次,每次吃猪皮 100 克,喝汤。

【功效】清热解毒,除疣润肤。对扁平疣效果好。

【来源】民间验方

四季豆汁涂擦治扁平疣

【方药】新鲜四季豆数根。

【用法】洗净患处后取其汁涂擦,每日 3 次,连用 1 周,大多数患者于第 2 周疣体即自然脱落,患处全无痕迹。

【功效】主治扁平疣。

【来源】《民族医药报》

红花煮薏苡仁

【方药】红花 6 克,薏苡仁 30 克,粳米 100 克,白糖 30 克。

【用法】粳米、薏苡仁淘洗净,放入铝锅内,加水适量。铝锅置武火上烧沸,再用文火煮 30 分钟,加入红花、白糖搅匀即成。每日 1 次,吃粥 150 克。

【功效】活血化瘀,清热利湿。对扁平疣

有疗效。

【来源】民间验方

鸦胆子酊治疗扁平疣

【方药】75% 酒精 250 毫升,鸦胆子 15 克,蛇床子、大黄、薏苡仁各 10 克。

【用法】密封浸泡 1 周即成。使用时用消毒棉签蘸取汁液,外搽患处,每日 3 ~ 5 次,连用 7 ~ 10 天为 1 个疗程。

【功效】主治扁平疣。

【来源】民间验方

苍耳子柴胡液巧治扁平疣

【方药】苍耳子 10 克,柴胡注射液 20 毫升。

【用法】将苍耳子加入 50 毫升 75% 的酒精(可用白酒代替)中浸泡 7 天,去渣取液备用,柴胡注射液 20 毫升。每天用棉球蘸取两药液交替外擦患处,各擦 3 ~ 4 次。

【分析】药理研究表明,苍耳子和柴胡提取物均具有抗病毒作用。另有报道,苍耳子酊剂(是指将药物用规定浓度的酒精浸出或溶解而制成的澄清液体制剂)外擦治疗扁平疣有效,尤其是对新发的扁平疣效果较好。

【功效】对治疗扁平疣有效,尤擅于新发扁平疣。

【宜忌】对酒精过敏者谨慎使用。

【来源】《医药星期三》

木贼香附水煎

【方药】木贼、薏苡仁各 25 克,香附 20 克。

【用法】加水 1 升,浸泡后煮沸,倾出药液;药渣加水再煎取药液。两次药液混合,以药液洗擦患处并用力擦至疣破。每日 2 次,10 天为 1 个疗程。

【功效】解毒,化疣,主治扁平疣。

【来源】金三伏

10.8 脂溢性皮炎

芪白汤

【方药】黄芪 20 克,白术 15 克,防风 15 克,黄芩 10 克,僵蚕 10 克,蝉衣 10 克,牡蛎 30 克,大青叶 30 克,甘草 3 克。

【用法】水煎服,1 日 1 剂,1 日 3 次。

【分析】本方用黄芪、白术、防风益气固表,健脾化湿;用黄芩清热解毒;用僵蚕、蝉衣祛风止痒;用牡蛎重镇止痒;甘草则和诸药。

【功效】益气固表,健脾除湿,清热解毒,祛风止痒。主治脂溢性皮炎。

【来源】四川省岳池县中医 冉隆全

蛇胆膏

【方药】蝮蛇的胆汁 0.5 毫升,雪花膏 500 克。

【用法】蝮蛇的胆汁 0.5 毫升,加雪花膏 500 克混合调匀即得。每日早晚用温水洗脸,待干后擦皮损处。

【分析】蝮蛇胆性味苦,微寒,有毒,含多种氨基酸,并含有分解脂肪的脂肪酶,参与皮脂代谢功能。临床观察具有消炎、抑菌、杀虫、溶解皮脂、脱色及止痒的功效。

【功效】消炎,杀虫,止痒。主治脂溢性皮炎、痤疮。

【来源】辽宁省大连市第一人民医院 孙迅

肺胃热盛型脂溢性皮炎治疗偏方

【方药】地肤子 20 克,生地、黄芩、桑白皮、薏苡仁、生山楂各 15 克,槐花、枇杷叶各 10 克,甘草、土大黄、黄连各 6 克。

【用法】每日 1 剂,水煎 3 次合并药液,分早、中、晚 3 次服用。

【功效】主治肺胃热盛型脂溢性皮炎,临床表现为起病突然,皮损红色,并有渗出、糜烂、结痂、痒剧。

【来源】民间验方

新清胃散

【方药】黄连 5 克,黄芩 20 克,连翘 15 克,蒲公英 15 克,知母 15 克,丹皮 15 克,生地 15 克,当归 20 克,升麻 10 克,白芷 15 克,石膏 10 克,甘草 5 克。

【用法】水煎服,每日 3 次,每次服 150 毫升。一般常合外用药,取地榆 20 克,黄芩 20 克,甘草 20 克,艾叶 20 克,丹皮 20 克,连翘 20 克,水煎冷敷,每日敷 3 次,每次 30 分钟。

【分析】方中黄连、黄芩、连翘、蒲公英、石膏、知母清热泻火除湿;丹皮、生地凉血活血;当归养血和血;升麻散火解毒;配合外洗,共奏疏风清热之功。

【功效】清热除湿,疏风止痒。主治头面部脂溢性皮炎。

【来源】辽宁中医学院附属医院 姜耀武

香柏波

【方药】洗发液 200 毫升,香附、侧柏叶各 20 克的颗粒剂。

【用法】将香附和侧柏叶的颗粒剂倒入洗发液中,充分摇晃 5 分钟以上,静置 24 小时后再使用,再洗头时可以按正常使用。

【分析】通过大量研究发现香附具有非常强的抑制马拉色菌的作用,所以用它治头皮屑效果很好。侧柏叶具有良好的抗脂消炎的作用,所以这 2 味药配合起来就能标本兼治,有效对抗头皮屑和脱发。

【功效】主治头皮脂溢性皮炎。

【来源】李元文

干性型脂溢性皮炎治疗偏方

【方药】生地、生石膏、白花蛇舌草、车前草、虎杖各 15 克,玄参、麦冬、土大黄各 10 克,山楂 12 克,甘草 3 克。

【用法】水煎,分 3 次服,每日 1 剂。

【功效】养阴清热利湿。主治干性型脂溢性皮炎,以皮肤出现黄红色斑片和瘙痒为主要症状。

【来源】《医药星期三》

猪胆汁外洗方

【方药】猪胆 1 只。

【用法】将胆汁倒入半盆温水中,搅拌后洗患处,把油脂状鳞屑清除干净,再用清水清洁 1 次,每日 1 次。

【分析】本方用于湿性脂溢性皮炎。猪胆汁具有清热解毒、祛油脂、止痒利湿的作用。

【功效】清热解毒,利湿去脂。主治小儿脂溢性皮炎。

【来源】广东省中山县大冲卫生院 林华简

湿性型脂溢性皮炎治疗偏方

【方药】茵陈 15 克,生山栀 12 克,黄芩、黄柏各 10 克,薏苡仁、白花蛇舌草、车前草各 10 克,甘草 3 克。

【用法】水煎,分 3 次服用,每日 1 剂。

【功效】清热化湿。主治湿性型脂溢性皮炎,以皮肤出现油腻性鳞屑和结痂、皮肤瘙痒为主要症状。

【来源】《医药星期三》

茯苓黑豆蒲公英粥

【方药】蒲公英 60 克,茯苓、黑豆各 500 克。

【用法】装入纱布袋内,扎紧口,放入砂锅内,加水适量。待煮成糊状后渗出,去掉纱布袋及蒲公英渣。加冰糖 150 克,入锅同煮,文火收干,冷藏于冰箱内备用。饭前空腹服用,每日服 3 次,每次服 20 克。

【功效】此方适用于脂溢性皮炎、脱发、斑秃。

【来源】常磊

四味汤治脂溢性皮炎

【方药】白鲜皮、苦参、皂荚、透骨草各 30 克。

【用法】用 2000 毫升水浸泡 1 小时后,持续煮沸 30 分钟,关火过滤药液,待药液温度降至 45℃ 左右时,加入食醋 150 毫升混匀。用药液洗涤或湿敷患部,时间不少于 30 分钟,洗后晾干,每日 1 次,15 次为 1 个疗程。

【功效】主治脂溢性皮炎。

【来源】温鸿儒

10.9 神经性皮炎

绿豆百合薏苡仁粥

【方药】薏苡仁 50 克,绿豆 25 克,鲜百合 100 克。

【用法】将百合掰成瓣,去内膜,绿豆、薏苡仁加水煮至五成熟后加入百合,用文火熬粥,加白糖调味。每日 1～2 次。

【功效】养阴清热,除湿解毒。对神经性皮炎有效。

【来源】民间验方

慢性单纯苔藓外治中药方

【方药】白头翁 100 克,栀子 30 克,雄黄 5 克,白芷 30 克。

【用法】首先水煎白头翁 30 分钟后滤出药液 500 毫升,再将研为细面的栀子、雄黄、白芷兑入,充分摇匀后外搽患部。每日 3 次。

【分析】神经性皮炎又称慢性单纯苔藓,是一种局限性皮肤神经功能障碍性皮肤病。

【功效】主治神经性皮炎。

【来源】民间验方

双叶水煎

【方药】陈茶叶 25 克,艾叶 25 克,老姜 50 克,紫皮大蒜头 2 个。

【用法】将大蒜捣碎,老姜切片与茶叶、艾叶共煎 5 分钟后,加食盐少许,趁热先熏后洗患部。每日 2 次。

【功效】主治神经性皮炎。

【来源】民间验方

青蒿油

【方药】青蒿适量。

【用法】将青蒿蒸馏分离而得青蒿油。每日外搽 2 次。

【功效】清热润肤,止痒,主治神经性皮炎。

【来源】四川省富川县人民医院 冯文宇

蟾酥液外用方

【方药】蟾蜍 1 只。

【用法】自蟾蜍皮肤腺体取材,精制而成溶液。先用梅花针在皮损处捶打后再涂蟾酥液,每日 2 次。有时用药后局部红肿,停药后即消失。

【功效】解毒消肿,止痛。主治神经性皮炎。

【来源】解放军九四医院 蒋勇华

土槿皮泡醋治神经性皮炎

【方药】土槿皮 24 克,雄黄 3 克,乌梅 24 克,米醋 300 毫升。

【用法】将土槿皮、雄黄、乌梅共入米醋中浸泡 2 周后,滤醋装深色瓶中密封备用。使用时以棉签蘸药液少许外涂患部。每日 2 次。

【功效】主治神经性皮炎。

【来源】民间验方

牛奶巧治神经性皮炎

【方药】牛奶 250 毫升,菜籽油 100 毫升。

【用法】在 250 毫升牛奶中倒入 100 克菜子油(橄榄油最好),将其拌匀后倒入加有温水的浴盆中。每周浴疗 1 次,每次泡 15 分钟。

【功效】主治神经性皮炎。

【来源】民间验方

碘酒泡斑蝥

【方药】斑蝥 3 克,3% 的碘酒 100 毫升。

【用法】将斑蝥放入 100 毫升 3% 的碘酒中浸泡 10 天,过滤去渣取药液装瓶备用。将患部用 1∶5000 的高锰酸钾溶液洗净,每天擦药酒 2 次,连用 1 个月就可治愈顽固性神经性皮炎。

【功效】主治顽固性神经性皮炎。

【宜忌】斑蝥有剧毒,切忌污染饮食;涂抹时尽量不要扩大到健康皮肤,以免发生水泡。

【来源】河北 曹祖兴

血虚风燥型神经性皮炎治疗偏方

【方药】熟地黄 20 克,当归 10 克,黄芪 15克,白蒺藜 10 克,川芎 10 克,白鲜皮 12克,荆芥 10 克,防风 12 克,地肤子 10克,蝉蜕 5 克,甘草 3 克。

【用法】水煎服,每日 1 剂。

【功效】养血祛风润燥。主治血虚风燥型神经性皮炎,症见皮损处色淡或灰白,肥厚粗糙,奇痒难忍,伴头晕目眩,心悸气短,倦怠乏力,妇女可见月经量多。

【来源】民间验方

醋蛋防老年病治神经性皮炎

【方药】鸡蛋 2 个。

【用法】将鸡蛋用酒精消毒外壳后,放入洁净瓶内,加入陈醋,以淹过鸡蛋为度,盖好瓶口。浸泡 7 ~ 10 天后,取出鸡蛋,将蛋壳去掉,再放入消毒瓶内搅匀即可。治疗时,先将患部用温开水洗净,然后用棉球蘸药涂于患处,每日早晚各 1 次,每

次反复搽 1 ~ 2 分钟,一般搽药 5 次左右可见效,最多 20 次即可痊愈。

【功效】主治神经性皮炎。

【宜忌】保持患部清洁,切忌用生冷水洗。

【来源】梁伟如

斑蝥酊

【方药】斑蝥、蜈蚣各 5 克。水杨酸 30克,樟脑、薄荷脑各 10 克。

【用法】斑蝥、蜈蚣用 75% 酒精 1000 毫升,浸泡 1 周后取药液加水杨酸、樟脑、薄荷脑溶解,用棉棒蘸药液外涂皮损处,每天 1 ~ 2 次。

【功效】主治神经性皮炎。

【宜忌】治疗期间避免辛辣、酒等刺激性食物,避免局部搔抓、摩擦等刺激。解除精神紧张、焦虑,保持心情舒畅,保证充足的休息和睡眠。

【来源】民间验方

风湿内蕴型神经性皮炎治疗偏方

【方药】乌梢蛇 3 克,蝉蜕 6 克,苦参 20克,薄荷 5 克,当归 10 克,白鲜皮 12 克,荆芥 10 克,防风 12 克,赤小豆 15 克,皂刺 10 克,全蝎 3 克(研冲)。

【用法】水煎服,每日 1 剂。

【功效】祛风除湿止痒。主治风湿内蕴型神经性皮炎,症见皮损成片,呈淡褐色,粗糙肥厚,阵发性剧痒,夜间尤甚,伴

头身困重,纳呆便溏。

【来源】民间验方

狗皮膏药外敷治疗神经性皮炎

【方药】樟脑、冰片各等份,狗皮膏药若干张。

【用法】研为细末(研樟脑时加酒精少许)。取狗皮膏药加温后,迅速将樟脑冰片药末约 6 克撒在上面,贴于患处。贴后若患处渗液太多,揭去膏药,擦干后再按上法重贴,每 7 天更换 1 次。如果未愈,清洁患处后再贴,一般 1~4 次可获痊愈。

【功效】主治神经性皮炎。

【来源】民间验方

肉桂治疗神经性皮炎

【方药】肉桂 200 克。

【用法】取肉桂 200 克,研为极细末,装入瓶内密封备用。使用时,根据病损大小,取肉桂末适量,用米醋调成糊状,涂敷病

损处,2 小时后糊干即除掉。一般轻者 1 次,重者 2~3 次即可见效。

【分析】肉桂是樟科植物肉桂树的树皮,亦称桂心。其味辛、甘,性大热,归肾、脾、心、肝经。具有温补助阳、引火归源、散寒止痛、活血通经之功效,临床用肉桂研末外敷治疗神经性皮炎,疗效颇佳。

【功效】主治神经性皮炎。

【来源】湖南湘潭 陈德

花椒叶治疗神经性皮炎

【方药】鲜花椒叶适量。

【用法】取鲜花椒叶适量,放入冷水煮沸,洗敷患处,每次 30 分钟左右,水凉可加温后再洗,每日 2~3 次,至痊愈,再巩固 1~2 天防复发,整个过程大约需 4~5 天。

【功效】主治顽固性神经性皮炎。

【来源】民间验方

10.10 雀斑

胡萝卜汁治雀斑

【方药】鲜胡萝卜适量。

【用法】将鲜胡萝卜切碎挤汁,取 10~30

毫升,每日早晚洗完脸后涂抹,待干后洗净。此外,每日喝 1 杯胡萝卜汁。

【功效】可美白肌肤。

【来源】民间验方

西红柿汁

【方药】西红柿适量。

【用法】每日喝 1 杯西红柿汁或经常吃西红柿,对防治雀斑有较好的作用。

【分析】西红柿中含丰富的维生素 C,被誉为"维生素 C 的仓库"。维生素 C 可抑制皮肤内酪氨酸酶的活性,有效减少黑色素的形成,从而使皮肤白嫩,黑斑消退。

【功效】对治疗雀斑有效。

【来源】民间验方

柠檬冰糖汁

【方药】柠檬汁和冰糖适量。

【用法】将柠檬榨汁,加冰糖适量饮用。

【分析】柠檬中含有丰富的维生素 C,每 100 克柠檬汁中含维生素 C 可高达 50 毫克。此外还含有钙、磷、铁和 B 族维生素等。

【功效】常饮柠檬汁,不仅可以白嫩皮肤,防止皮肤血管老化,消除面部色素斑,而且还具有防治动脉硬化的作用。

【来源】民间验方

烦人雀斑按摩巧除

【用法】每天坚持点揉两侧血海 3 分钟,力量不宜太大,要以轻柔为原则,能感到穴位处有酸胀感即可。每天上午 9 ~ 11 点刺激血海祛斑效果最好,这个时段是脾经经气的旺时,人体阳气呈上升趋势,所以直接按揉即可。

【分析】血海穴是生血和活血化瘀的要穴,位置很好找,用掌心盖住膝盖骨五指朝上,手掌自然张开,大拇指端下面便是此穴。

【功效】适用于消除雀斑。

【来源】《医药星期三》

灵芝蜜酒祛除雀斑

【方药】灵芝 50 克,米酒 1000 毫升,蜂蜜 20 克。

【用法】将灵芝切薄片,与蜂蜜一起入酒,密封浸泡 30 天后服用。每日 2 次,每次服 20 毫升,能帮助祛除雀斑。

【分析】灵芝可促进胃肠蠕动,通便排毒;蜂蜜则具有美容养颜的功效,两者配合能活血化瘀。灵芝、蜂蜜加上能改善皮肤局部血液循环的米酒,做成灵芝蜜酒服用,有帮助体内排毒、美容润肤的功效。

【功效】主治雀斑。

【来源】王琳

鲜姜酊

【方药】鲜姜 50 克。

【用法】加入 50% 酒精 500 毫升,浸泡 15 天,外搽患处,每天 4 ~ 5 次。搽药半月后完全消退,无复发。

【功效】主治雀斑。

【来源】民间验方

桃花瓜仁蜜膏祛除雀斑

【方药】桃花、冬瓜仁各等分,蜂蜜适量。

【用法】将桃花阴干,研成细粉,冬瓜子去壳,研末,加入蜂蜜调匀,夜晚以此蜜敷面,每晨起洗净,每天1次。

【功效】本方理气活血,润养祛斑,对消除雀斑有效。

【来源】民间验方

檀香汁

【方药】白檀香、浆水适量。

【用法】将白檀香捣磨成汁,浆水制法是:将煮熟的小米浸泡在冰水中5~6天,至生出白色泡沫时,滤出备用。每晚用温浆水洗脸,毛巾擦干,然后在雀斑局部涂上檀香汁,第2天晨起擦去。

【功效】本方对雀斑有效。

【来源】民间验方

雀斑消除偏方

【方药】茵陈20克,生地榆、老紫草各15克,赤芍10克,地肤子、土茯苓各15克。

【用法】水煎服,每日1剂。

【功效】本方清热凉血,消斑美容,适用于消除雀斑。

【来源】民间偏方

苍耳子治雀斑

【方药】苍耳子若干。

【用法】将苍耳子做成粉,洗净,焙干,研成细粉,装瓶备用。每次饭后服3克,米汤送下,每日3次。

【功效】本方适用于消除因风邪袭面、气血失和所致的雀斑。

【来源】民间验方

黑牵牛祛除雀斑

【方药】黑牵牛米适量,鸡蛋清适量。

【用法】将2者调匀,备用,在临睡前将调好的黑牵牛粉涂抹在脸上,晨起洗去。

【功效】本方既可除雀斑,又能保护皮肤。

【来源】民间验方

旋复花祛除雀斑

【方药】旋复花若干。

【用法】将旋复花捡去杂物,去除梗叶,筛净泥土,研成细粉备用,用时洗脸。

【功效】本方适用于雀斑,亦可使皮肤润泽、驻颜。

【来源】民间验方

芹菜根祛除雀斑

【方药】鲜芹菜根60克。

【用法】切碎,用水浸泡24小时,过滤后取汁洗脸,每日早、晚各洗1次。

【功效】本方对消除雀斑有效。

【来源】民间验方

冬瓜藤祛除雀斑

【方药】冬瓜藤若干。

【用法】冬瓜藤熬水,用来擦脸、洗澡,可使皮肤滋润,消除雀斑。

【功效】对消除雀斑有效。

【来源】民间验方

祛除雀斑蜜丸

【方药】白附子、白芷、杜若、赤石脂、白石脂、杏仁(去皮尖)、桃花、瓜子、牛膝、鸡矢白、玉竹、远志(去心)各 10 克。

【用法】将 12 味药共捣筛为末,以人乳汁、白蜜各 100 毫升成丸,如梧桐子大小,空腹服 7 丸,每日 3 次。

【功效】本方能使面白媚好。

【来源】民间验方

黄瓜粥祛除雀斑

【方药】大米 100 克,鲜嫩黄瓜 300 克,精盐 2 克,生姜 10 克。

【用法】将黄瓜洗净,去皮去心切成薄片。大米淘洗干净,生姜洗净拍碎。锅内加水约 1000 毫升,置火上,下大米、生姜,武火烧开后,改用文火慢慢煮至米烂时下入黄瓜片,再煮至汤稠,入精盐调味即可。每日 2 次温服,可以润泽皮肤,祛斑,减肥。

【分析】现代科学研究证明,黄瓜含有丰富的钾盐和一定量的胡萝卜素、维生素

C、维生素 B_1、维生素 B_2、糖类、蛋白质以及钙、磷、铁等营养成分。经常食用黄瓜粥,能消除雀斑,增白皮肤。

【功效】能消除雀斑,增白皮肤。

【来源】《健康生活报》

西红柿油汁

【方药】西红柿若干,甘油一匙。

【用法】西红柿揉汁,加甘油一匙,用其混合液洗脸,每日 2 ~ 3 次,每次洗 10 分钟,再用清水洗净。

【功效】长期使用,雀斑逐渐变淡,以致完全消失。

【来源】民间验方

金盏花叶汁祛除雀斑

【方药】金盏花叶适量。

【用法】将金盏花叶捣烂,取汁擦涂脸部,既可消除雀斑,又能清爽和洁白皮肤。

【功效】有护肤除斑的功效。

【来源】民间验方

蒲公英祛除雀斑

【方药】蒲公英 1 把。

【用法】倒入 1 茶杯开水,冷却后过滤,然后以蒲公英花水早晚洗脸,可使面部清洁,少患皮炎。

【功效】对雀斑有效。

【来源】民间验方

10.11 祛其他斑

祛斑治疗偏方

【方药】丝瓜络 10 克,白茯苓 10 克,白僵蚕 10 克,白菊花 10 克,珍珠母 10 克,玫瑰花 3 克,红枣 10 克。

【用法】先急火后文火煎煮,内服。

【功效】主治祛斑。

【来源】民间验方

莲蓬祛除老年斑

【方药】莲蓬 1 个。

【用法】将 1 个莲蓬取出莲子后,撕成小块,加入 500 毫升水煮 5～10 分钟,代茶饮用。1 周 3 次,长期坚持效果更佳。

【分析】莲蓬富含的原花青素可降低黑色素细胞的增长速度,从而起到淡化老年斑的作用。另外莲蓬中的维生素 B 有助于减少黑色素沉积。

【功效】对消除老年斑有效。

【来源】蒋世和

桑叶临床用以治疗黄褐斑

【方药】干桑叶 500 克。

【用法】干桑叶经隔水蒸煮消毒,去除杂物,干燥处理后备用。每日 15 克,沸水浸泡后作茶饮用。连服 1 个月为 1 个疗程。一般患者服用半个月后,即有明显疗效,可见斑块部分消退,或色素变浅。

【分析】桑叶味苦、甘,性寒,具有疏散风热、平肝明目、清肺润燥、凉血止血之功效。临床用以治疗黄褐斑,有较好疗效。

【功效】对黄褐斑消除有效。

【来源】民间验方

鸡蛋杏仁糊外涂治祛斑

【方药】甜杏仁适量。

【用法】去皮捣成泥状,与鸡蛋清适量调匀,涂于患处,10～15 分钟后用温水洗净。隔日 1 次。

【功效】祛老年斑。

【来源】民间验方

祛风消斑治黄褐斑

【方药】生地、熟地、女贞子各 12 克,当归、川芎、赤芍、白芷、紫草各 8 克。月经量少或过期不行,小腹胀痛者,加制香附、红花各 8 克,以理气活血。

【用法】每天 1 剂,水煎分 3 次服,连服 1～2 个月。

【功效】养血活血,祛风消斑。主治妇女面部黄褐斑,见淡褐色或淡黑色斑疹,形状不规则,或呈蝶翼状,对称分布于颧、额、鼻等颜面皮肤,或兼月经失调,眼干目花,腰膝酸软,脉细无力。

【来源】胡晓娟

莱菔子外敷祛黄褐斑

【方药】莱菔子适量。

【用法】用小火炒至略焦且闻有香气时取出,冷却后研极碎,装瓶备用。每天取少许,用温水调匀,涂于患处,10~15分钟后洗去。可淡化色斑。

【分析】莱菔子(即萝卜籽)气味辛甘,长于利气而治痰,能调和脾胃升降气机,以及消谷食积滞。莱菔子通过"去痰癖、化积滞、散瘀血"而达到祛斑效果。药理研究表明,莱菔子所含的黄酮类是一种有效的自由基清除剂,能减少细胞内酯褐素的蓄积,消除面部黑色素的沉着,还能使面部滋润、柔嫩。

【功效】祛黄褐斑。

【来源】罗志卯

白僵蚕蛋黄糊消斑灭痕

【方药】白僵蚕15条,鸡蛋1个。

【用法】将鸡蛋放白酒内泡7天,去清取黄,再将僵蚕粉与蛋黄混合调成糊状,涂于疤痕上,每日3~5次。此外,要酌用补气、凉血、清热、养阴滋肾等品以调养,疤痕可以逐步消除。

【分析】白僵蚕能消斑灭痕,在古代方药书中多有记载。现代研究表明,白僵蚕能抑制多种细菌,它所含的氨基酸和活性丝光素成分,具有一定的护肤和消斑作用;鸡蛋黄(蛋黄油)有润燥、解毒、止痛、生肌等功效,单用能治烧伤且效佳。二味合用,有消炎、镇痛、生肌的作用。

【来源】《圣惠方》

生姜减少老年斑

【方药】生姜适量,蜂蜜少许。

【用法】把姜洗净切成片或丝,加入沸水冲泡10分钟,再加一汤匙蜂蜜搅匀,每天饮用1杯,可明显减轻老年斑。也可将姜切碎,拌上精盐、味精、辣椒油等调料,长期食用。

【分析】生姜中含有多种活性成分,其中的姜辣素有很强的对抗脂褐素的作用。

【功效】对减少老年斑有效。

【来源】民间验方

花芸豆预防老年斑

【方药】花芸豆50克,大米100克。

【用法】将花芸豆50克用温水浸泡3~5小时,与大米一起煮粥,可经常食用。

【分析】老年斑与体内自由基有关,饮食中的不饱和脂肪酸氧化后和蛋白质结合形成棕黑色的"脂褐素"沉积在细胞内,随着体内自由基的增多,导致排除这些棕黑色颗粒的能力下降,使之大量堆积在皮肤内形成老年斑。研究发现,花芸豆中的维生素E含量较高,维生素E是高效抗氧化剂,能保护细胞免受自由基的损害,补充维生素E可减少脂褐质的形成。

【功效】对预防老年斑有很好的效果。

【来源】副主任医师 王燕华

香米炒鸡蛋

【方药】明水香米500克,红花10克,冬笋、香菇、豌豆适量,鸡蛋2个,盐少许。

【用法】红花去杂质用煎煮法提取200毫升浓汁。香米用水洗净,加红花汁和水煮至半生捞出再蒸熟。冬笋、香菇切小丁,鸡蛋加盐炒熟剁成小丁。锅上灶油烧至六成热下冬笋、香菇、豌豆、盐,翻炒2次,放鸡蛋和米饭炒匀即成。

【分析】红花有活血、润燥、止痛、散肿、通经之功效。此饭适用于妇女,有养血、活血、调经、养颜祛斑的功效。

【功效】活血,养血,调经,养颜。

【来源】民间验方

灯芯草治汗斑

【方药】灯芯草1小撮,硼砂少许。

【用法】同放入碗中,加少许水,放入锅中蒸约20分钟,趁热用灯芯草搅和硼砂揉搓患处。每日1~2次,1周后见效。

【功效】主治汗斑。

【来源】民间验方

三白三叶治黄褐斑

【方药】白芷12克,白茯苓15克,白僵蚕13克,艾叶30克,侧柏叶25克,桉树叶40克。

【用法】将上药用水冲洗干净后,剪碎,放入大砂罐内,加水适量,用文火煎煮5~6小时后滤出药液再煮至稀糊状即可。然后装入消毒大口瓶内备用。搓药之前,先用温热毛巾敷面部5~10分钟(忌揉搓)后,用消毒棉球沾以上药液涂抹于病变部位。每日临睡前涂1次,5~10天开始见效。

【功效】主治黄褐斑。

【宜忌】治疗期间忌用任何化妆品;脸部避免阳光曝晒;忌饮酒及辛辣刺激、鱼、虾、羊肉、牛肉、鸭肉等食物。

【来源】民间验方

葡萄籽粉祛斑

【方药】葡萄籽适量。

【用法】将葡萄籽粉和温水调匀后,放入微波炉中用高火加热5分钟,即能将低聚原花青素从葡萄籽的外层细胞转移到水中,大大提高吸收率。每天早餐前服用 2~3 克,长期饮用效果更佳。

【分析】葡萄籽里含有的低聚原花青素具有很强的抗氧化性,能有效减少脂褐质的积累。如果将葡萄籽磨成粉末泡水喝,则很难被机体吸收,其功效会大打折扣。

【功效】主治黄褐斑。

【来源】张艳

山楂橘皮外涂祛斑

【方药】山楂、橘皮各适量。

【用法】加水用文火煎煮至糊状,待凉后与蜂蜜适量共调,温水洗脸后涂抹患部,留置 30 分钟,再用温水洗净。

【来源】民间验方

10.12 痤疮

辣椒蒂外用颈后疔肿毛囊炎

【方药】成熟晒干的辣椒蒂 30 克(可带少许辣椒)。

【用法】加水 1000 毫升,小火煎至 500 毫升,待药液温度降至 60~70℃时用以烫洗疔肿局部,每日 2 次,每次 10 分钟,10 天为 1 个疗程。

【分析】辣椒蒂味微辣,性温,有活血、消肿、杀菌的功能,外用能刺激皮肤,促进局部血液循环,协同烫洗的局部热敷作用,起到显著的治疗作用。本法简便易行,效果可靠,且药源广,易获得,无副作用,无禁忌证,值得临床推广应用。

【功效】主治疔肿毛囊炎。

【来源】祁敬军

三七大黄膏

【方药】三七片 20 粒,大黄 6 克,冰片 2 克。

【用法】诸药择净,共研细末,加凡士林适量调为膏状,外涂于患处,每日 3 次,连续 7~10 天。

【功效】可清热解毒,消肿散结。适用于囊肿型痤疮。

【来源】民间验方

硫黄软膏

【方药】蒲黄粉、大黄粉各 5 克,硫黄软膏适量。

【用法】将诸药择净,调匀备用。患处用温水洗净后,直接将药膏涂抹于患处,每天 3~4 次,连续 7~10 天。

【功效】清热解毒,消肿散结。适用于痤疮。

【来源】民间验方

蒲丹饮

【方药】荆芥10克(后下),防风10克,蒲公英15克,丹皮10克,赤芍15克,苦参15克,土茯苓15克,白鲜皮15克。

【用法】水煎服。1日1剂,1日3次。

【分析】方中荆芥、防风,均有辛散作用,可祛风解表,荆芥归肺、肝经又可透疹消疮,《神农本草经》曰:"主寒热,鼠瘘,瘰疬生疮,破结聚气,下瘀血,除湿痹。"防风归肝、脾经,治疗风疹瘙痒;蒲公英清热解毒,消肿散结,归肝、胃经,可清肝经郁热和脾胃湿热;丹皮、赤芍清热凉血,活血祛瘀;苦参、土茯苓、白鲜皮清热解毒利湿。

【功效】清热祛湿,消毒散结,疏风活血。

【来源】杨牧祥

白果仁涂搽治痤疮

【方药】去壳鲜白果适量。

【用法】将白果用消毒刀片横切出平面,先用温水洗净患处后频频涂搽患处,同时切去白果用过的部分,按痤疮多少每次用1~2粒白果仁涂擦即可。每晚睡前涂搽1次,无生白果时可将白果打成粉和水涂敷,或加醋涂敷。皮肤过敏者则不宜加醋,最好是醋和水各兑半。以减少对皮肤的刺激,加醋应3~5天用1次。

【功效】主治痤疮。

【来源】民间验方

内服外用治多发性毛囊炎

【方药】内服方药:蒲公英15克,紫花地丁15克,金银花30克,野菊花10克,黄芩10克,生薏苡仁30克,皂角刺10克,当归10克,丹参20克。

外用方药:五倍子(研末)3克,冰片1克,鲜鸡蛋2个。

【用法】内服用法:水煎服,每日1剂,分早晚2次服。

外用用法:将鸡蛋煮熟,取蛋黄捣碎放铁勺内,先以小火炒焦,然后以旺火炒至出油,取出蛋黄油,再把五倍子、冰片均匀调入蛋黄油内备用。治疗时,先将患处毛发剪短后再涂药液,每日2次,连用2~4日可愈。

【功效】主治多发性毛囊炎。

【来源】民间验方

赤小豆治痤疮

【方药】赤小豆20克,麻黄、细辛、红花各3克,银花10克,泽泻、车前子各8克,茯苓、神曲各15克,甘草4克。

【用法】水煎,代茶分多次频频饮服,每

日 1 剂。并用药液洗患处,早晚各 1 次。

【功效】主治痤疮。

【来源】民间验方

肺胃湿热阻滞型痤疮治疗方

【方药】桑白皮 15 克,黄芩 10 克,枇杷叶 10 克,广木香 10 克,蒲公英 10 克,生石膏(先煎)30 克,知母 10 克,连翘 10 克,野菊花 10 克,浙贝 10 克,瓜蒌壳 15 克,白芷 10 克,桔梗 10 克,皂刺 10 克,赤芍 10 克,炒栀子 10 克,生甘草 3 克。

【用法】10 剂,水煎服。

【分析】桑白皮、黄芩、枇杷叶清泄肺热,石膏、知母主清泻胃热不伤阴,连翘、浙贝、瓜蒌壳、皂刺清热化痰散结,野菊花、桔梗、蒲公英、白芷清热解毒排脓。湿热阻滞气机,故用广木香、桔梗等调理气机升降,使津液输布有常。

【功效】清泄肺胃,化痰散结解毒。

丹栀逍遥散加减

【方药】柴胡 10 克,当归 10 克,白芍 12 克,白术 12 克,茯苓 15 克,丹皮 12 克,栀子 6 克,炙甘草 6 克。

【用法】水煎服,每日 1 剂,分早、晚 2 次服用。

【功效】疏肝解郁,调理冲任。主治女子月经期痤疮。

【来源】民间验方

龙胆草马齿苋治痤疮

【方药】龙胆草 30 克,马齿苋 30 克。

【用法】加水 700 毫升,用武火煎煮至 500 毫升滤出药液,用纱布外敷患处,每日 2 次。

【功效】主治痤疮。

【来源】民间验方

枇杷清肺饮

【方药】枇杷叶、地骨皮、白花蛇舌草各 15 克,山楂、生地、桑白皮、生石膏各 15 克,栀子、黄芩、赤芍、牡丹皮各 10 克,鱼腥草 10 克,生甘草 3 克。

【用法】每日 1 剂,水煎分 3 次服,20 日为 1 个疗程。治疗中可用侧柏叶 30 克,煎水外洗患处,每日 1 次。

【分析】湿热者可加薏苡仁 20 克;丘疹、结节硬肿者加三棱 9 克;粉刺红肿者加金银花 20 克。

方中枇杷叶清肺化痰为主药;石膏、黄芩、栀子、生地、鱼腥草、白花蛇舌草加强清泻肺热之力;赤芍、牡丹皮清血热,散瘀滞;配以生山楂以助散瘀之力;桑白皮、地骨皮助泻肺热之力。全方共成凉血清热之功,对痤疮属肺热血瘀者尤为适宜,通过临床加减,配以外用药治疗,对痤疮治疗确有良效。

【功效】凉血清热。

【来源】冯冲

防风通圣散加减

【方药】荆芥 10 克,防风 10 克,麻黄 10 克,石膏(先煎)30 克,黄芩 10 克,连翘 15 克,大黄 10 克,黄连 6 克,白芷 10 克,生白术 12 克,僵蚕 10 克,白鲜皮 10 克,蝉衣 6 克,皂刺 6 克,野菊花 10 克,蒲公英 10 克,生甘草 3 克,杏仁 10 克,当归 12 克。

【用法】7 剂,水煎服。

【分析】方中用麻黄、防风、荆芥、蝉衣发汗散邪,黄芩、石膏、连翘、黄连清泄肺胃,再用大黄泻热通腑,使邪热从下而出,又壮火食气,气伤及血,故用当归、白术益气和血,以防苦寒伤胃,余用僵蚕、白鲜皮、皂刺、野菊花、蒲公英以清热解毒散结,诸药配伍,使汗不伤表,清不伤里,祛邪而不伤正。

【功效】疏风开闭,使邪热从头面肌肤而解,又清泄肺胃通利大便,使里热从下分消。

10.13 冻疮

十滴水治冻疮

【方药】十滴水适量。

【用法】将冻疮患处用温水浸泡洗净后,用干净的棉球或纱布蘸上十滴水,反复涂搽患处至发热,早晚各 1 次,一般 3～5 天即可见效。冻疮初期使用效果更佳。对已形成溃疡或继发感染者,用十滴水的稀释液(相当于原液的 2‰)浸湿纱布敷,每天 2 次,每次 20～30 分钟,也有很好的收敛作用。

【分析】十滴水由大黄、干姜、丁香、辣椒、樟脑、薄荷等中药组成。其中大黄逐淤通络,能抑制多种细菌。干姜、丁香味辛性温,能温经行气、散寒通络,促进血液循环。辣椒味辛性热,能刺激皮肤,使血管扩张,血液流向体表,使热量向体表传导。樟脑消肿止痛,除湿止痒,还有局麻作用。薄荷有消炎、镇痛、止痒作用。所以能对冻疮产生较好的治疗作用。

【功效】对治疗冻疮有很好的效果。

【来源】民间验方

冻疮未破溃治疗偏方

【方药】生黄柏 30 克,花椒 15 克,桂皮 15 克。

【用法】水煎趁热熏洗,每日 2 次,每日 1 剂,连用 1 周。

【功效】主治冻疮破溃症状。

【来源】民间验方

鸡蛋油治疗冻疮溃烂

【方药】新鲜鸡蛋 1 个。

【用法】先将新鲜鸡蛋煮熟,取蛋黄放在铁勺上榨出油,去渣后冷却备用。使用时,对冻疮溃烂处,先用双氧水清洗,然后敷上鸡蛋黄油,外用纱布包扎,3 ~ 5 天即愈。

【功效】适用于治疗湿疹、慢性皮肤溃疡、烫伤、冻疮等。

【来源】长沙市八医院 熊琳

香蕉皮治疗冻疮

【方药】新鲜香蕉若干。

【用法】将新鲜的香蕉皮敷在冻疮表面,能减轻肿胀。

【功效】对治疗冻疮非常有效。

【来源】钱聪玲

芝麻叶治冻疮

【方药】鲜芝麻叶适量。

【用法】放在生过冻疮的部位,用手来回揉搓 20 分钟左右,让汁液留在皮肤上,1 小时后再洗去,每日 1 次,连续 1 周。

【功效】主治冻疮。

【来源】苏海涛

当归四逆汤合桂枝汤加减

【方药】当归 18 克,党参 18 克,干姜 10 克,白术 10 克,白芍 10 克,姜黄 10 克,细辛 3 克,桂枝 20 克,吴茱萸 10 克,鸡血藤 12 克,通草 6 克,白芥子 10 克,甘草 3 克。

【用法】水煎服,每日 1 剂。外用冬瓜皮、茄秧各 30 克,艾叶 15 克,桂皮 10 克。上药煎沸 20 分钟,先热熏患处,温度 30 ~ 40℃,热敷患处。

【功效】温经散寒,活血通络。主治冻疮,症见局部麻痹感,肤色青紫或暗红,肿胀结块或有水泡,灼痛、发痒,边界不清,外表紧张有光泽,压之褪色。

萝卜治冻疮

【方药】萝卜若干。

【用法】将萝卜切厚片,用火烘软烘热,贴于患处,凉后继续烘热,至患处有发痒感觉,每日 1 ~ 2 次;或将萝卜切厚片,煮熟后,趁热贴敷患处,凉后更换,每日 2 次。

【功效】主治冻疮。

【来源】民间验方

大蒜治冻疮

【方药】大蒜瓣适量。

【用法】大蒜瓣去皮,入锅内蒸熟,在患处来回涂搽搓揉,直至蒜瓣搓碎揉烂不能再用为止,每日3~4次;或把蒜瓣捣泥,用火烤温热后,均匀涂于患处,纱布固定,每日换药1次,连用3~4天。

【功效】主治冻疮。

【来源】民间验方

生姜治冻疮

【方药】鲜生姜适量。

【用法】将生姜在火上烤热后随即切薄片,来回涂搓患处,至发热为止,每日2~3次;也可将鲜姜捣汁,加热熬成糊状,凉后涂于患处,每日2次。

【功效】主治冻疮。

【来源】民间验方

熟附煨姜狗肉煲

【方药】熟附片6克,生姜100克(煨熟切片),桂枝3克,狗肉200克,佐料适量。

【用法】将狗肉用油微炒,待皮色转黄时加水适量,以武火烧开后,加入药材及佐料,改用文火把狗肉熬烂,调味即可食用。

【功效】此为惯性冻疮患者未发病前食疗法。当患者受冻的部位皮肤苍白,有麻木感,微肿或瘙痒、疼痛,伴有畏寒怕冷、四肢不温时,适合食用。

【来源】民间验方

杜仲枸杞丹参雀肉汤

【方药】麻雀4只,杜仲9克,枸杞15克,菟丝子10克,丹参15克,葱、姜、蒜、黄酒等佐料适量。

【用法】将麻雀宰杀洗净,把药材纳入麻雀腹中,放入锅中,加水用武火煮沸后,改文火煮半小时,去药材,加入佐料,小火煮片刻,即可食之。

【宜忌】孕妇慎用。

【来源】民间验方

归芪威灵仙炖母鸡

【方药】取母鸡1只(去毛、内脏洗净),黄芪、当归各15克,威灵仙10克,食盐、葱、姜、蒜、黄酒适量。

【用法】将药材纳入母鸡腹腔内,加入其他佐料,放入砂锅中,加水以文火炖烂即可食用,分3~4次服完,每天1~2次,连服7~10天。

【功效】受冻部位明显肿胀,初起皮色苍白或灰白,继之发紫,瘙痒或疼痛,身体虚弱,入冬受冻而发的患者,适合食用。

【来源】姜雷 常怡勇

生甘草治冻疮

【方药】生甘草适量。

【用法】生甘草研末,备用。睡前用沸水半盆,加入生甘草粉2汤匙,搅匀或煮沸数分钟,待水温适宜时,将冻疮患处在药水中浸泡20分钟,此法连续3天,冻疮即可痊愈。

【功效】主治冻疮。

【来源】民间验方

桑寄生治顽固性冻疮

【方药】桑寄生 30 克。

【用法】桑寄生水煎半小时，待水温适宜时将冻疮患处放进药汤中泡洗 10 分钟。每日 1 次，泡完后，药汤不要倒掉，可连续使用 3 天，每次加热后即可使用。

【功效】治疗顽固冻伤冻疮效果较好。

【来源】民间验方

治疗冻疮内服外洗方

【方药】内服方药：赤芍 9 克，金银花 18 克，炒栀子 9 克，丝瓜络 15 克，生地黄 18 克，天花粉 15 克，生甘草 5 克。

外洗方药：千里光 20 克。

【用法】内服用法：加适量甜酒水煎，每日分 3 次服。

外洗用法：水煎候稍温时浸洗患部，每日数次，水温和为度，不可过热，更不宜凉，二者皆伤气血经脉，不利于病。

【分析】此方皆凉血清热之品，加丝瓜络通络化痰，祛风解毒，生甘草量较大者，非欲其清热解毒之力，实因其味甘平，可通瘀滞之经脉，利壅结之血气，故为本方

之君药，稍加甜酒，以行药力。

千里光为菊科多年生攀缘性草质藤本植物，药用其全草，苦寒清热解毒之力较强，《本草拾遗》：“主天下疫气，结黄，疟瘴，蛊毒，亦捣敷疮、虫蛇犬等咬伤处。”《纲目拾遗》曰：“千里光为外科圣药，俗谚云：有人识得千里光，全家一世不生疮。”常用于多种疮毒痈肿，单味煎汁内服外洗均可。

【功效】主治冻疮。

【来源】贵州名医 石玉书

冻疮治疗全方

【方药】生姜、干姜各 20 克，肉桂 10 克，干辣椒 5 克，花椒 5 克，陈艾叶 30 克。

【用法】加水煎成浓汁泡洗冻疮患处，并可热敷，适用于中后期冻疮，已溃者也可热敷，每日数次，连用 10 天。对已溃者除泡洗和热敷外，另取乌贼骨粉 10 克，鹿茸粉 5 克，冰片粉 2 克，混匀少量撒于溃烂面，2 日一换，连用 7～10 天即可愈合。

【功效】主治冻疮。

【来源】民间验方

10.14 斑秃

血热生风型斑秃治疗偏方

【方药】生地黄、柏子仁、侧柏叶各15克，牡丹皮、合欢皮、桑葚子各12克，蝉蜕、当归、茯神、郁金各10克，五味子6克。

【用法】水煎服。

【功效】凉血清热，滋阴安神。主治斑秃，症见脱发突然，发展迅速，多为年轻体壮者，伴有烦躁不安、头皮瘙痒、失眠多梦。

【来源】民间验方

侧柏骨碎补酒外涂治斑秃

【方药】生侧柏叶50克，骨碎补50克。

【用法】用95%乙醇250毫升浸泡上方，7天后取少许药液涂擦患处，每日1次。同时注意休息，不要熬夜。

【功效】主治斑秃。

【宜忌】忌食辛辣、刺激之物。

【来源】民间验方

生发酊

【方药】骨碎补（即槲蕨的干燥根茎）30克，闹羊花（即黄杜鹃）15克，赤霉素200毫克，75%酒精1000毫升。

【用法】将骨碎补、闹羊花研末，浸入酒精内，3天后加入赤霉素，并多次摇晃混匀。使用时用棉签蘸药液涂抹皮损处，每天4~6次。一般来说，患者涂药后，局部会微有痒感，第2周开始皮损处可出现新的毛发。

【分析】赤霉素是一种植物生长激素，可以协助其他药物促进毛发再生，且无刺激性；闹羊花有镇痛、祛风祛毒、除湿之功效。

【功效】主治斑秃。

【宜忌】这个方子酒精过敏者禁用，使用时局部皮肤有疼痛或烧灼感需停药。

【来源】民间验方

瘀血阻络型斑秃治疗偏方

【方药】黄芪24克，桃仁、丹参、当归各12克，生地黄、夜交藤各15克，红花、赤芍、莪术各10克，川芎6克，白术18克。

【用法】水煎服。

【功效】活血化瘀，疏经通络。主治斑秃，症见头发秃落，日久不生，伴头皮刺痛、面色晦暗。

【来源】民间验方

10.15 白发

黑豆柠檬片

【方药】黑豆 50 克,柠檬 5 片。

【用法】把黑豆煮熟软,加入柠檬片,再稍煮,即成。每日或隔日食用 1 次。

【功效】具有养发、护发、美容的功效。

【来源】民间验方

黑芝麻粥

【方药】黑芝麻 30 克,粳米 60 克。

【用法】将黑芝麻淘洗干净,晒干后炒熟研碎,用时与粳米兑水煮粥即可。

【功效】补益肝肾,滋润五脏。对由于肝肾不足所引起的身体虚弱、津枯便结、须发早白、未老先衰等均宜,具有美容乌发等效果。

【来源】民间验方

核桃芝麻糊

【方药】核桃仁 500 克,黑芝麻 500 克。

【用法】将二料炒熟捣成细末,混合均匀。每天早晚各取 2 匙,用温开水加糖或蜂蜜冲食。

【功效】此款具有养发、乌发的功效。

【来源】民间验方

乌发蜜丸方

【方药】女贞子 520 克,旱莲草、桑葚子各 300 克。

【用法】先将女贞子阴干,再用酒浸 1 日,蒸透晒干,旱莲草、桑葚子阴干,将上 3 味药碾成细末,蜜炼成丸,每丸重 10 克。每日早、晚各服 1 丸,淡盐开水送服。

【功效】主治少白发。

【来源】民间验方

桑葚乌发

【方药】桑葚 1000 克。

【用法】加水适量煎煮 30 分钟,取煎液 1 次,加水再煎第 2 次。合并煎液,用文火浓缩成稠膏,加蜂蜜 300 克煮沸停火,冷却后装瓶备用。每次 1 汤匙,沸水冲化饮用,每天 2 次。

【功效】用于头发早白。

【来源】民间验方

须发早白治疗偏方

【方药】熟地黄 100 克,万年青 150 克,黑桑葚 120 克,黑芝麻 60 克,淮山药 200 克,南烛子、花椒各 30 克,白果 150 克,米酒 2000 毫升。

【用法】将药共捣细,用白布包贮,置于净器中,酒浸 7 天后去渣取汁备用。每次空腹温饮 20～30 毫升,早晚各 1 次。

【功效】主治须发早白。

【来源】民间验方

黑豆雪梨乌发

【方药】黑豆 30 克,雪梨 1～2 个。

【用法】将梨切片,加适量水与黑豆一起放锅内,武火煮开后,改文火烂熟。吃梨喝汤,每天 2 次,连用 15～30 天。

【功效】本方滋补肺肾,为乌发佳品。

【来源】民间验方

治青少年白发

【方药】补骨脂、仙茅、旱莲草、覆盆子、枸杞子、菟丝子、桑葚各 10 克,熟地 30 克,莲须 5 克。

【用法】每剂加水煎 3 次,加蜂蜜适量,餐前温服,每日 1 剂。

【功效】主治少年白发。

【来源】民间验方

10.16 脱发

蜜蛋油

【方药】1 茶匙蜂蜜,1 个生鸡蛋黄,1 茶匙植物油或蓖麻油,两茶匙洗发水,适量葱头汁。

【用法】上药混合兑在一起搅匀,涂抹在头皮上,戴上塑料薄膜的帽子,不断地用温毛巾热敷帽子上部。过 1～2 个小时之后,再用洗发水洗干净头发。

【功效】坚持一段时间,头发稀疏的情况会有所改善。

【来源】民间验方

梳头治脱发

【方药】干净梳子一把。

【用法】坚持每天早晚梳子梳头。梳头时要顺着经络方向,从前额正中开始,以均匀的力量,向头部、枕部、颈部梳划,然后再梳两侧,动作不要太快。一次梳 100 下左右,梳至头皮微热即可。

空闲时,用护发梳钝圆的齿尖,从发际前的印堂穴中线经前项百会穴,直至后发际的玉枕穴、天柱穴;两侧经头维穴、率谷穴、天冲穴,直至风池穴、风府穴、四神聪、哑门等穴位,轻叩数十遍。

【分析】梳头可以通过刺激头皮、改善头发间的通风来疏通血脉,改善头部血液循环,从而使头发得到滋养,牢固发根,防止脱发的发生。

对于梳子的选择,《本草纲目》中推荐了有清热凉血解毒功效的黄杨木梳。过去宫廷贵妇常用天然犀牛角制成的"犀梳"梳头和做装饰,犀角清热解毒,善清血热,可以治疗热病头痛,火炽神昏,是珍贵的药材,十分难得。民间用牛羊角制成梳子,可作为犀角的代用品。牛羊角去垢而不沾,温润而不挂发,同时牛羊角是具有凉血、息风、镇静作用的中药,还可消炎镇痛,治疗头痛、热毒,还能祛屑护发,治疗失眠。

【功效】梳头对于治脱发有一定的功效。

【来源】高云

桂圆炖瘦肉

【方药】桂圆肉 20 克,人参 6 克,枸杞子 15 克,瘦猪肉 150 克。

【用法】将猪肉洗净切块,桂圆肉、枸杞子洗净,人参切薄片。全部放入砂锅,加水适量,以小火隔水炖至肉熟。

【功效】适于产后气血亏虚引起的脱发。

【来源】民间验方

当归芝麻粉

【方药】当归和黑芝麻各 250 克,红糖适量。

【用法】将当归和黑芝麻放到锅中炒熟,然后将二者研成细粉。脱发患者可在饭后用红糖水冲服 1 勺,每日服用 3 次,连续服用 2 个月即可见效。

【分析】当归具有活血通经、改善脂质等功效。黑芝麻具有养血、润燥、乌发、美容等功效,适合耳鸣耳聋、须发早白及病后脱发等患者使用。红糖性温、味甘,可入脾经,具有益气补血、健脾暖胃、活血化瘀等功效。因此,将 3 者合用,对治疗脂溢性脱发有一定的疗效。

【功效】对治疗脂溢性脱发具有较好的疗效。

【来源】民间验方

核桃炖猪脑

【方药】淮山 30 克,核桃仁 20 克,猪脑 1 副,食盐少许。

【用法】将猪脑挑去筋膜,洗净后放碗中,淮山、核桃仁捣成细末,撒于猪脑上,加适量水及食盐,放锅内隔水炖至猪脑熟透即可。

【功效】适于产后肾亏虚引起的脱发。

【来源】民间验方

脱发治疗验方

【方药】灵香草 10 克,辛黄 10 克,山奈 10 克,白芷 10 克,玫瑰花 8 克,檀香 10 克,细辛 3 克,丹皮 12 克,大黄 12 克,丁香 6 克。

【用法】研成细末,以凡士林调膏,每晚临睡前涂擦患处,次晨洗去。

【功效】主治脱发。

酮康唑妙用治脱发

【方药】酮康唑适量。

【用法】取适量 2% 的酮康唑洗剂涂抹整个头部,然后轻轻按摩头皮 3 ~ 5 分钟,再用清水将头部冲洗干净,可每周用药 2 次,连续用药 2 ~ 4 周为 1 个疗程。

【分析】此药具有杀灭嗜脂性真菌、抑制头皮脂肪分泌的作用,主要适用于脂溢性脱发——尤其是合并有脂溢性皮炎的脂溢性脱发患者使用。

【功效】主治脂溢性脱发。

【宜忌】头皮有破损或感染者应禁用该药,儿童应慎用该药。

【来源】民间验方

羊骨粥

【方药】羊胫骨 1 ~ 2 根,红枣、桂圆各 10 枚,糯米 100 ~ 150 克。

【用法】羊胫骨捣碎,加红枣、桂圆、糯米,加水适量,煮粥食用。可从当年冬至吃到次年立春。

【功效】此粥有温肾补血的功效,适合脱发兼肾虚腰酸、轻度贫血者。

【来源】民间验方

生姜枸杞防掉发

【方药】生姜和枸杞适量。

【用法】将生姜和枸杞煮水,涂抹在头发上,并让头发自然风干,1 小时后洗净,每晚持续涂抹,1 个月左右可以起到明显的防脱发效果。

【分析】生姜和枸杞都可以刺激毛发的生长。

【功效】对脱发有效。

【来源】民间验方

啤酒防头发干枯凋落

【方药】啤酒适量。

【用法】洗头之后,用适量啤酒均匀涂抹在头发上,按摩 10 分钟,用清水冲洗干净。

【分析】对于头发来说,啤酒是"液体面包",不仅可以保护头发防止干枯,而且能够促进头发的生长。

【功效】对脱发有效。

【来源】民间偏方

第 11 章

骨伤科

11.1 颈椎病

天麻炖鱼头

【方药】天麻 10 克,鲜鳙鱼头 1 个,生姜 3 片。

【用法】天麻、鳙鱼头、生姜放炖盅内,加清水适量,隔水炖熟,调味即可。

【功效】补益肝肾,祛风通络。适用于颈动脉型颈椎病。

葛根煲猪脊骨

【方药】葛根 30 克,猪脊骨 500 克。

【用法】葛根去皮切片,猪脊骨切段,共放锅内加清水适量煲汤。饮汤食肉,常用有效。

【功效】益气养阴,舒筋活络。适用于神经根型颈椎病。

白芍血藤治疗颈椎病

【方药】白芍 30 克,木瓜 13 克,鸡血藤 15 克,葛根、甘草各 5 克。

【用法】每日 1 剂,水煎,分 2 次服用。

【功效】对颈椎病有效。

【来源】《当代中国名医高效验方 1000 首》

全蝎蜈蚣治疗颈椎病

【方药】全蝎 10 克,蜈蚣 2 条,鹿衔草、川芎、当归、自然铜、乌梢蛇各 15 克。

【用法】将药加水煎 2 次,取药汁混合,每日饮服 2 次。

【功效】适用于治疗颈椎病。

【来源】《江西中医药》

葛灵治疗颈椎病偏方

【方药】葛根 20 克,灵仙 15 克,狗脊 10 克,川芎 10 克,白术 15 克,泽泻 15 克,龙齿 15 克,云苓 20 克,地龙 10 克,鸡血藤 30 克,龟板 10 克,白芍 15 克,生甘草 5 克,三七 6 克。

【用法】每日 1 剂,分 2 次煎服,10 天为 1 个疗程。

【功效】治疗椎动脉型颈椎病。

三白皂刺熏剂

【方药】鲜三白草 1000 克,鲜皂角刺 250 克。

【用法】用砂锅置火炉上,纳上药,加水适量,煮沸后直接熏蒸局部,或用多层纱布覆盖以助熏蒸。治疗时炉火保持适度。每日熏蒸 2 次,每次 30 ~ 60 分钟。如疼痛剧烈,治疗时间可适当延长。

【功效】适用于治疗颈椎病。

桑枝煲鸡

【方药】老桑枝 60 克,母鸡 1 只(约 1000 克),食盐少许。

【用法】鸡洗净,切块,与老桑枝同放锅内,加适量水煲汤,调味,饮汤食鸡肉。

【分析】老桑枝,性凉,味淡涩。具有去骨火、退热、清肝、明目的功效。主治风湿骨痛。

【功效】补肾精,通经络。适用于治疗神经根型颈椎病。

生姜粥

【方药】粳米 50 克,生姜 5 片,连须葱数根,米醋适量。

【用法】生姜捣烂与米同煮,粥将熟加葱、醋,佐餐服食。

【功效】祛风散寒,适用于太阳经腧不利型颈椎病。

薏苡仁赤豆汤

【方药】薏苡仁、赤豆各 50 克,山药 15 克,梨(去皮)200 克。

【用法】将所有原料洗净,加水适量,武火煮沸后文火煎,加冰糖适量即可。

【功效】化痰除湿。适用于治疗痰湿阻络型颈椎病。

姜葱羊肉汤

【方药】羊肉 100 克,大葱 30 克,生姜 15 克,大枣 5 枚,红醋 30 克。

【用法】所有原料加水适量,做汤 1 碗,每日食 1 次。

【功效】可益气,散寒,通络。适用于治疗经络痹阻型颈椎病。

酒熬醋

【方药】老陈醋 500 毫升,谷酒 250 毫升。

【用法】倒在土瓷钵内,放在微火上熬,水分挥发后,钵底留下一层黑色膏子,待冷却后,用勺子挑一点涂在消毒纱布上,再敷在颈椎疼痛处,用胶布贴住。24 小时换药,1 钵可贴 7～8 次。

【功效】治颈椎病有奇效。

威灵苁蓉汤

【方药】威灵仙 15 克,肉苁蓉 15 克,熟地 15 克,青风藤 15 克,丹参 15 克。

【用法】每日 1 剂,煎 2 遍和匀,每日 2 次分服。

【功效】主治颈椎、腰椎及足跟骨质增生、老年骨关节炎疼痛等。

参芪龙眼粥

【方药】党参、黄芪、桂圆肉、枸杞子各 20 克,粳米 50 克。

【用法】将原料洗净,党参、黄芪切碎先煎取汁,加水适量煮沸,加入桂圆肉、枸杞子及粳米,文火煮成粥,加适量白糖即可。

【功效】补气养血。适用于气血亏虚型颈椎病。

参枣粥

【方药】人参 3 克,粳米 50 克,大枣 15 克。

【用法】将人参粉碎成细粉,米、枣洗净后入锅,加水适量,武火煮沸,文火熬成粥,再调入人参粉及白糖适量。

【功效】补益气血。适用于治疗气血亏虚型颈椎病。

苍术白芍汤

【方药】苍术、炒白芍、茯苓各 20 克,川芎 15 克,橘梗、干姜、厚朴、甘草各 5 克。

【用法】制成合剂,每次 30 毫升,每日 3 次,2 周为 1 个疗程。

【功效】适用于治疗颈椎病。

【来源】《北京中医学院学报》

葛根灵仙汤

【方药】葛根 25 克,灵仙、鸡血藤各 15 克,白芍 15 ~ 30 克,甘草 6 克,炙蜈蚣 2 条(研水冲服)或全蝎 8 克。

【用法】每日 1 剂,水煎服,可随症加减。

【功效】适用于治疗颈椎病。

【来源】《陕西中医》

白芍甘草汤

【方药】白芍 30 克,甘草 5 克,酸枣仁、牡蛎各 10 克,威灵仙、元胡各 12 克。

【用法】将药加水煎煮 2 次,取药汁混合,每日分 2 次饮服。

【功效】对颈椎病有效。

【来源】《中医骨伤科杂志》

杭芍桃仁粥

【方药】杭白芍 20 克,桃仁 15 克,粳米 60 克。

【用法】先将白芍水煎取液 500 毫升,再把桃仁洗净捣烂如泥,加水研汁去渣,二汁液同粳米煮熟。

【功效】活血,养血,通络。适用于治疗气滞血瘀型颈椎病。

11.2 落枕

葛根菊花煎

【方药】葛根 30 克,菊花 15 克,生白芍 24 克,柴胡 12 克,生甘草 3 克,红糖 30 克。

【用法】水煎取药液,再加红糖调服,1 次服下,服药后卧床休息 1 小时出微汗。每日 1 剂,一般服药 2 ~ 4 次即愈。

【功效】能有效缓解落枕疼痛。

【来源】民间验方

伸筋草治落枕

【方药】伸筋草、海桐皮、秦艽、当归、独活、钩藤各 10 克,红花、乳香、没药各 6 克。

【用法】水煎,趁热洗患处,每日数次。

【分析】伸筋草,味苦,辛温,入肝经。具有祛风散寒、除湿消肿、舒筋活络的功效,用于风寒湿痹,筋脉拘挛疼痛。外用治跌打扭伤肿痛。中医认为本品辛散、苦燥、温通,能祛风湿,入肝尤善通经络。

【功效】用于落枕不太严重者。

党参黄芪治落枕

【方药】党参、黄芪各 15 克,蔓荆子 9 克,黄柏、白芍各 6 克,升麻 4.5 克,炙甘草 3 克。

【用法】水煎,每日 1 剂,2 次分服。一般 1 剂见效。

【功效】治疗落枕有很好的效果。

【来源】民间验方

葛根桂枝荆芥汤

【方药】葛根 10 克,桂枝、荆芥(后下)各 6 克。

【用法】加水煎煮 2 次,取药汁混合,分 2 次服用,每日 1 剂,连续饮 3 日。

【分析】葛根特别善于缓解颈项强直、肌肉痉挛,可促进头颈部血液循环,并有一定的降压作用。桂枝性温,可祛寒止痛,温通经脉,并能制约葛根偏凉的药性。荆芥性温,有发散风寒的功效。

【功效】可缓解落枕后脖子强直、肌肉僵硬、活动受阻的症状。

醋敷法治落枕

【用法】取 300～500 毫升米醋,将 1 块棉纱布浸泡在米醋中,然后将此棉纱布平敷在颈部肌肉的疼痛处,再将 1 个装满热水(水温应在 70℃～80℃左右)的热水袋放在浸有米醋的棉纱布上进行热敷,持续热敷 20～30 分钟。热水的温度不宜过高或过低,必要时可更换热水袋中的热水以保持温度。在进行热敷的同时,患者可不断活动颈部以加强疗效,活动的范围应由小至大。一般落枕患者用此法治疗 1～2 次后,其疼痛的症状就可明显缓解。

【来源】民间验方

抚摸疗法

【用法】让患者正坐,医者立于一侧,先用双手从患者头顶分别向左右抚摸,到耳尖为止,再用双手从两鬓角向后抚摸,到耳尖为止,然后用双手从两耳尖开始,沿耳前向颌角方向抚摸,最后用双手从两太阳穴开始,沿耳尖、耳后、颈部方向抚摸,到冈上肌为止。抚摸时手法要轻软柔和,遇到痛点时,轻揉按压 10 余下,以增强效果。

药枕疗法

【方药】葛根 100 克,独活、羌活、防风、苏木各 30 克,威灵仙 60 克,晚蚕砂 200 克。

【用法】上药共打碎,加晚蚕砂掺匀,用白酒炒热,装入布袋内,枕于颈项部疼痛处。

【来源】民间验方

嚼服香附治疗落枕

【方药】香附鲜品(又名鲜莎草根)约 15 ~ 20 克。

【用法】洗净嚼服,每日 2 次,避风。

【分析】莎草,味苦、辛,性凉,归肝、肺经。具有行气开郁、祛风止痒、宽胞利痰的功效。主治胸闷不舒,风疹瘙痒,痛伴随肿毒。

【来源】古青锋

分筋法按摩

【方法】患者取坐位,暴露颈肩部,医者站在患者后方,在患肩处涂少许红花油或舒筋油,将左手扶住患者头顶位置,用右手拇指放在患肩痛处轻揉按摩,并向肩外轻轻推拽以分离痉挛痛点。每日推 3 ~ 6 次,一般在分筋按摩后,颈肩疼痛即可缓解。

外敷

【方法】一般落枕属于急性损伤,多见局部疼痛、僵硬。这样,在 48 小时内只能用冷敷。可用毛巾包裹细小冰粒敷患处,每次 15 ~ 20 分钟,每天 2 次,严重者可每小时敷 1 次。待到炎症疼痛减轻时,再考虑热敷。可用热毛巾湿敷,亦可用红外线取暖器照射,还可用盐水瓶灌热水干敷。

【来源】民间验方

11.3 肩周炎

白芍桃仁粥

【方药】白芍 20 克,桃仁 15 克,粳米 60 克。

【用法】先将白芍水煎取液,约 500 毫升;再把桃仁去皮尖,捣烂如泥,加水研汁,去渣,用 2 味汁液同粳米煮为稀粥,即可食用。

【功效】具有养血化瘀、通络止痛之效。适用于肩周炎晚期瘀血阻络者。

【来源】民间验方

桑枝鸡汤

【方药】老桑枝 60 克,薏苡仁 10 克,老母鸡 1 只,盐少许。

【用法】将桑枝切成小段,与鸡共煮至烂熟汤浓即成,加盐调味,饮汤吃肉。具有祛风湿、通经络、补气血之效。

【功效】适用于治疗肩周炎慢性期而体虚风湿阻络者。

【来源】民间验方

生山楂甘草汤

【方药】生山楂 50 克,桑葚 50 克,桑枝 25 克,乌梅 25 克,白芍 20 克,伸筋草 20 克,醋制元胡 20 克,姜黄 15 克,桂枝 15 克,威灵仙 15 克,醋制香附 15 克,甘草 5 克。

【用法】水煎温服,3 日 2 剂,1 个月为 1 个疗程。

【功效】舒筋通络,祛瘀行痹止痛,滑利关节。主治肩周炎。

【来源】民间验方

药枕热敷

【方药】生姜 500 克,大葱根 50 克,花椒 250 克,小茴香 100 克,白酒 150 克。

【用法】先把生姜和葱根切碎,捣成泥浆,小茴香和花椒捣成面,然后将 4 味混在一起搅匀,置于铁锅中用文火炒热,加白酒搅和,再装入纱布袋中,敷于患处。

温度以能耐受为度,上盖毛巾,再盖上棉被,使之发汗。第 2 天药袋用锅炒热继续用,不必换药,此药袋可加酒。每晚 1 次,坚持治疗,定有疗效。

肩凝汤

【方药】当归、丹参各 30 克,桂枝 15 克,透骨草 30 克,羌活 18 克,生地 30 克,香附 15 克。

【用法】水煎服,每日 1 剂,每日服 2 次。

【分析】方中当归、丹参、生地养血活血,散瘀止痛;桂枝上行肩臂,可舒筋脉之挛急,利关节之壅滞;配羌活、透骨草以通络祛风寒湿邪;香附乃血中之气药,可行气活血,气行则血行,诸药配伍,肩凝可除。

【功效】活血通络,祛风解凝。主治肩周炎。

【来源】《中国中医秘方大全》

熏洗验方

【方药】鬼箭羽 15 克,桂枝 9 克,红花 9 克,木瓜 9 克,蚕砂 15 克,黄酒 250 克。

【用法】上药水浸 15 分钟,再加水半面盆,黄酒 250 克煎汁,熏洗肩关节痛处,待药汁冷后,不要倒掉,将原药汁再加水适量煎汁,再熏洗患处。每剂可连用 3 天,每天熏洗 2 次,共 6 次,再用第 2 剂,用法同前。

【功效】祛风散寒，活血化瘀，通经和络，并治风湿痹痛。

【来源】《中国当代中医名人志》

老苍子叶

【方药】老苍子叶若干。

【用法】老苍子刚开花时，采下老苍子叶，将叶捣碎，垫一层纱布，敷在肩周炎部位。40 分钟后，将老苍子取下。1 天按此方法使用 1 次。一般2～3 天后，肩周炎就能治愈。

山楂玫瑰花茶

【方药】山楂 50 克，玫瑰花 10 克，枸杞子 15 克，茉莉花 10 克。

【用法】先将山楂、枸杞子煎汁，然后冲入装有茉莉花、玫瑰花的容器中，再稍煮后即可饮用。

【功效】本方补益肝肾，温经活血通络。适用于急性损伤后日久不愈，局部隐隐作痛，活动不利，遇天气变化或劳累则疼痛复发加重者。

11.4 腰椎间盘突出

肝肾亏损型腰椎间盘突出治疗偏方

【方药】怀牛膝、伸筋草、续断各20 克，木瓜、白芍各 15 克，秦艽、独活各 12 克，乳香、没药、桃仁、红花、炙甘草各 5 克。

【用法】每日 1 剂，分早、中、晚饭后服用。

【分析】方中怀牛膝、续断补肝肾，壮筋骨，为君药；乳香、没药、桃仁、红花、土鳖虫活血化瘀，通经络，为臣药；白芍、木瓜、炙甘草酸甘化阴，柔肝止痛，为佐药；伸筋草、独活、秦艽散风利湿，为使药。本方具有滋补肝肾、强腰健骨、活血化瘀、通经活络的功效。

【功效】滋补肝肾，活血化瘀，舒筋活络。

核归丸

【方药】核桃仁210 克，黑芝麻210 克，杜仲 60 克，川续断 30 克，木瓜 30 克，菟丝子 60 克，当归 60 克。

【用法】除核桃仁、黑芝麻外，余药均晒干，研磨过筛备用。将黑芝麻于碾槽内碾碎，再放入核桃仁一起碾，当用手摸无颗粒时，与经过筛的药粉一起倒入盆中，以炼蜜 250 毫升，分数次加入盆内搅拌，制丸，每丸 7 克。每日服 2 次，每次服 1 丸，黄酒 20 毫升送服。连服 100 丸为 1

个疗程。

【分析】川续断,味苦,辛,性微温;归肝、肾经。具有补肝肾、强筋骨、活血散瘀、生肌止痛等功效,主治腰背酸痛,肢节痿痹,跌扑创伤,损筋折骨,胎动漏红,血崩,遗精,带下,痈疽疮肿等。

【功效】具有补肾活血、理气止痛的功效。

天灸通脉散

【方药】独活、牛膝、没药、鸡血藤各 100 克,辣椒 200 克,75% 酒精 1000 毫升。

【用法】上药入酒精,共同浸泡 3 天后拣出辣椒,晒干后研碎为粉备用。用时将药粉敷于患者腰部,患者会感觉到热力逐渐透入,热力沿着患侧经络逐渐下移,达于足底。

【功效】药物外敷而诱发循经感传,用来治疗腰椎间盘突出。

气滞血瘀型腰椎间盘突出症偏方

【方药】枳壳、青皮、香附、当归、五灵脂、川芎各 12 克,桃仁、红花、蜈蚣、䗪虫各 9 克,三七粉 3 克(冲服)、制乳香、制没药、甘草各 6 克。

【用法】水煎,分 3 次服用,每日 1 剂。

【功效】活血化瘀,行气止痛。用于治疗腰椎间盘突出症,中医辨证属气滞血瘀型。

【来源】宋贵杰

三七地黄瘦肉汤

【方药】三七 12 克,生地 30 克,大枣 4 个,瘦猪肉 300 克。

【用法】三七打碎,同上药入砂锅,加适量水,大火煮沸后改小火煮 1 小时至瘦肉熟烂,放食盐适量。饮汤吃肉,隔日 1 剂。

【分析】田七的功效作用很大,其性温,味辛,具有散瘀止血、消肿定痛的功效。

三七猪脚筋汤

【方药】猪脚筋 200 克,精瘦肉 50 克,三七 15 克,大枣 4 个。

【用法】猪脚筋焯沸水,同精瘦肉捞入砂锅,加三七(打碎),大枣 4 个,水共煎沸后改小火煮 1~2 小时。饮汤吃肉,每日 1 剂。

【功效】活血定痛,强筋壮骨。主治气滞血瘀、肾气亏虚型腰椎间盘突出症。

肝肾亏虚型腰椎间盘突出症偏方

【方药】炙黄芪、熟地各 15 克,白芍、山茱萸、茯苓、续断、川芎、当归、丹参、五加皮、炒杜仲、川牛膝、淮牛膝各 12 克,蜈蚣 9 克,甘草 6 克。

【用法】水煎,分 3 次服用,每日 1 剂。

【功效】补益肝肾,强壮筋骨。用于治疗腰椎间盘突出症,中医辨证属肝肾亏虚型,多见慢性腰痛或反复发作、久治不愈的患者。症见腰腿酸痛,腿膝无力。

【来源】宋贵杰

三七炖田鸡

【方药】田鸡 1 只,三七 15 克打碎,大枣 4 个。

【用法】田鸡去皮、头、内脏,三七打碎,大枣去核,同入炖盅,加适量水,大火煮沸后改小火炖 1～2 小时。饮汤吃肉,每日 1 剂。

【功效】益气活血,消肿止痛。主治气虚血瘀、脾胃虚弱型腰椎间盘突出症。

【来源】民间验方

湿热郁结型腰椎间盘突出症偏方

【方药】黄柏、防己、蜈蚣、滑石、萆薢、秦艽、泽兰、益母草、丹参各 12 克,薏苡仁 15 克,红花、苍术各 9 克,通草、甘草各 6 克。

【用法】水煎,分 3 次服用,每日 1 剂。

【功效】清热利湿,通筋活络。用于治疗腰椎间盘突出症,中医辨证属湿热郁结型,多为急性期。症见腰部疼痛,腿软无力,步履困难,遇温热或阴雨天痛增,痛处伴有热感,活动后痛减。

壮督通络汤

【方药】巴戟天 12 克,熟地 15 克,骨碎补 15 克,炒杜仲 15 克,怀牛膝 15 克,秦艽 12 克,地鳖虫 6 克,乳香 12 克,没药 12 克,当归 15 克,白芍 15 克,威灵仙 12 克,寻骨风 15 克,鸡血藤 20 克,甘草 5 克。

【用法】水煎服,每日 1 剂。

【功效】补肾壮督,活血通络。

肾阴虚弱型腰椎间盘突出症偏方

【方药】熟地、女贞子各 12 克,山药、山茱萸、鹿角胶(烊化)、龟甲胶(烊化)各 15 克,丹皮 8 克,菟丝子、川牛膝、黄精、炒杜仲各 10 克,汉防己 6 克,炙甘草 5 克。

【用法】水煎,分 3 次服用,每日 1 剂。

【分析】阴虚有热或潮热者,可加秦艽、地骨皮各 8 克,桑寄生 12 克;口干渴者,可加天花粉 15 克,郁金 8 克,麦冬 12 克。

【功效】益肾滋阴,填髓养骨。用于治疗腰椎间盘突出症,中医辨证属肾阴虚弱、腰脊失养型。症见腰痛酸软,下肢无力,劳累加重。

【来源】张吉

腰椎肥大治疗偏方

【方药】狗脊、骨碎补各 20 克,牛膝、杜仲、当归、破故纸、续断、益母草各 15 克,桃仁 9 克,乳香、没药各 10 克。

【用法】水煎,每日 1 剂,分 2～3 次服用,每次服 200 毫升。

【功效】补肾强腰,活血祛瘀。主治腰肌劳损,腰椎肥大。

乌梢蛇酒

【方药】乌梢蛇 10 克,乳香 15 克,没药 15

克,当归 20 克,川芎 15 克,独活 15 克,木瓜 15 克,川芎 6 克,牛膝 6 克,杜仲 12 克,松节 12 克,五加皮 12 克,麝香 1 克。

【用法】以上药物泡酒,泡 1 个月后早晚各口服 10 毫升。口服期间,每天用此药酒外擦腰、臀及双下肢。使得皮肤微微发热为止。用药期间,同时配合腰背肌功能锻炼。

【分析】乌梢蛇,性味甘,平;归肝经。具有祛风、通络、止痉的功效。用于治疗风湿顽痹,麻木拘挛,中风口眼歪斜,半身不遂,抽搐痉挛,破伤风,麻风疥癣,瘰疬恶疮。

白矾外敷法

【方药】白矾 250 克,米醋 1000 克。

【用法】上药混合用砂锅文火煮化后外敷患处,温度适中,每日 2 次,每次 25 ~ 30 分钟。局部外敷时避免烫伤患处,15 日为 1 个疗程。

【分析】白矾味酸寒,性专收涩,能消痰,燥湿,解毒医疮。现代医学药理研究表明,白矾的成分为含水硫酸钾铝,外用其稀薄液能消炎,收敛防腐;醋味酸苦温,散瘀血,消痈肿,强筋骨,破血运,除坚积,2 药合用能温中散寒通脉,外敷浸透肌肤能扩张血管,改善微循环,使局部皮肤产生温热现象,驱除寒凝,通痹止痛,直达病灶部位,加快局部血液循环,消除炎症,从而中断骨刺病理循环,达到痊愈。

【来源】民间验方

血藤母鸡

【方药】鸡血藤 250 克,川牛膝、桑寄生各 100 克,老母鸡 1 只(重 1000 ~ 1500 克)。

【用法】药物布包,母鸡去毛及内脏,同煮至母鸡肉脱骨为度,食肉喝汤,连食 3 ~ 7 只鸡。

【功效】补肾强腰,活血止痛,适用于治疗肾虚型腰椎间盘突出症。

11.5 痛风

葡萄粥

【方药】葡萄 40 克,粳米 80 克,清水、白糖适量。

【用法】葡萄颗粒放入清水中慢煮,熬到黏稠即可。早晚各服 1 次。

【分析】葡萄,性平,味甘酸,入肺、脾、肾经,有补气血、益肝肾、生津液、强筋骨、止咳除烦、补益气血、通利小便的功效。主治气血虚弱、肺虚咳嗽、心悸盗汗、风湿痹痛、淋症、浮肿等症状。

【功效】补肝肾,益血气。

【来源】民间验方

薏苡仁粥

【方药】赤小豆50克,薏苡仁50克。

【用法】放入沸水,熬粥即可。温而服之,每天1次。

【功效】起到利尿的作用,可以促进尿酸的排除,也可以降低尿酸在体内的含量。

【来源】民间验方

木瓜粥

【方药】木瓜1个,粳米100克。

【用法】木瓜切碎慢煮半小时,然后用木瓜汁加入米、白糖、粥煮稀即可。也可放入适量白糖调味,适当即可,如果胰岛素分泌不好,可能会引起血糖升高,因此一定要注意糖的适量。每日3次,热服。

【功效】健胃,熟络筋骨。

【来源】民间验方

虎刺汁

【方药】虎刺鲜根或花(干根)适量。

【用法】煎汁用酒冲服。

【分析】虎刺,味甘,性平,无毒。能祛风利湿,活血消肿,治痛风,风湿痹痛。

【功效】有清热通络之效。

【来源】《浙江民间草药》

痛风偏方

【方药】红花、白芷、防风、威灵仙各适量。

【用法】酒煎服。

【功效】用于缓解痛风四肢疼痛症状。

竹叶茅根茶

【方药】竹叶5克,白茅根5克。

【用法】鲜竹叶和白茅根洗净后,放入保温杯中,以沸水冲泡30分钟,代茶饮。

【功效】利尿,防止痛风合并症。

鸡藤木瓜豆芽汤

【方药】鸡血藤20克,木瓜10克,黄豆芽250克,油、盐少许。

【用法】将鸡血藤、木瓜洗净,同放入砂锅内,煎汁去渣。放入黄豆芽、猪油同煮汤,熟后再加食盐。要注意随量食用。

【分析】鸡血藤,味苦微甘,性温,归肝、心、肾经。本品行血养血,舒筋活络,为治疗经脉不畅、络脉不和病症的常用药。能清热解毒,祛风活血止痛,消瘀散结,杀虫利尿,治疗肠痈腹痛,热毒疱疡。

【功效】清热解毒,祛风活血。

大红萝卜

【方药】400克大红萝卜(东北雌性大红萝卜为好)。

【用法】将带皮的大红萝卜生吃细嚼即

可。每日食 2 次,早饭前 1 个小时、晚饭后 1 个小时(食用萝卜 1 小时内不能食用其他任何东西,以免影响疗效),直到症状消失。

【分析】大红萝卜对治疗痛风有很好的效果。它富含维生素 K,能抗尿酸盐结晶。大红萝卜因富含助消化、促进代谢的酶,所以具有超强促进肝、肾代谢的功能。大红萝卜能快速协调五脏平衡,在肽核酸 PNA 的作用下将长期沉积在体内各部的痛风石分解成水、二氧化碳和可溶性钠盐,并通过补充肝脏内的转移酶,有效纠正嘌呤代谢紊乱、调节尿酸、平衡血尿酸浓度、消除痛风发作处炎症,并防止结石的再次形成,从而实现治愈痛风的目的。

【功效】纠正嘌呤代谢紊乱,调节尿酸,平衡血尿酸浓度,消除痛风发作处发炎。

【来源】民间验方

萝卜汤

【方药】萝卜 250 克,植物油 50 克,柏子仁 30 克。

【用法】萝卜洗净切块,加植物油同煸,继加柏子仁、水 500 毫升,同煮至熟,加盐少量。食萝卜及汤。

【功效】纠正嘌呤代谢紊乱,调节尿酸。

【来源】民间验方

两草茶

【方药】金钱草、车前草干品各 15 克。

【用法】2 草每天早上加水煮沸后代茶饮。

【分析】金钱草与车前草历来是利尿、排石经常使用的药物,可促进尿酸排泄、按捺以及清除尿酸结晶,从而达到治疗痛风的目的。

【功效】对早期痛风患者有效。

丝瓜炖艾草

【方药】鲜丝瓜 1 条(200 克左右),鲜艾草 60 克。

【用法】丝瓜洗净,去皮,切块,艾草切细。将艾草置于碗底,丝瓜置于艾草上边,入锅隔水炖熟,饮汤即可。每日 1 次,以愈为度。

【分析】丝瓜,性味凉,甘。有清凉、利尿、活血、通经、解毒之效。

【功效】治尿酸过高。

羊桃淋熏方

【方药】羊桃、白蒺藜、苍耳、海桐皮、柳树虫末、商陆、蓖麻叶茎、水苙各 500 克。

【用法】上药细研磨,更以麻叶 1 把,以水适量煎,去渣取汁,淋洗痛处。

【分析】羊桃性味凉、甘、酸甜,具有解热、止渴、通淋、健胃的功效。可以治疗烦热、消渴、黄疸、呕吐、腹泻、石淋、关节痛等疾病,而且还有抗衰老的作用。但长年食用太多,使人脏腑寒气太重会导致腹泻。

【功效】清热祛湿,通络止痛。

特效痛风汤

【方药】土茯苓 15 克,萆薢、威灵仙、生黄芪、泽泻各 30 克,生薏苡仁 50 克,车前子、苍术各 15 克,泽兰、当归、桃仁、红花、僵蚕、全蝎各 10 克。

【用法】每日 1 剂,水煎,分 3 次服用。1~2 个月治愈。

【分析】土茯苓、威灵仙、萆薢 3 味为主药,有显著排尿酸作用。威灵仙辛散宣导,走而不守,"宣通十二经络""积湿停痰,血凝气滞,诸实宜之",对改善关节肿痛确有殊功。

【来源】中医 朱良春

祛风通络粉

【方药】白茯苓、莲子、芡实各 150 克,炒杏仁 100 克,薏苡仁 200 克。

【用法】低温焙熟磨成粉,每日早晚各取 50 克,以开水冲调成糊,加入白糖、蜂蜜调味服。

【功效】补肾气,祛风湿,通经络。

土鳖酒

【方药】地龙、土鳖各 100 克,白酒 1000 毫升,白糖 500 克。

【用法】用酒化开白糖,用纱布将药包起来放入糖酒中,置砂锅或坛子上蒸,煮沸后再蒸半小时。每服 1 小杯,每日服 3 次。

【分析】土鳖性味咸,寒;有小毒。归肝经。具有破瘀血、续筋骨的功效。用于筋骨折伤,瘀血经闭,症瘕痞块。

【功效】适用于风痛病的治疗。

玉米须煮丝瓜络

【方药】玉米须 30~50 克,丝瓜络 30~50 克。

【用法】把它们放入水中,用冷水浸泡半小时,然后煮 20~30 分钟,可以代茶饮。

【分析】玉米须有降压利尿的作用,丝瓜络有治疗关节疼痛的作用,这两个方子合在一起有改善肾功能的作用。

【功效】治高尿酸血症。

【来源】民间验方

白茅杨树茶

【方药】鲜白茅根 60 克,小叶杨树嫩枝 30 克,鳖甲粉 20 克。

【用法】先把白茅根和小叶杨树枝洗干净,然后放在 500 毫升水中,熬上半小时,剩下差不多一半水的时候,将药汁倒出,再加入 500 毫升水,熬成约一半左右。然后把 2 次熬好的药汁混到一块,喝的时候把鳖甲粉冲入其中,每天早晚各 1 次。

【分析】白茅根能够凉血止血,清热解

毒。《本草正义》上说:"白茅根,寒凉而味甚甘,能清血分之热,而不伤干燥,又不粘腻,故凉血而不虑其积瘀"。凉血又不伤干燥、不粘腻,这正是治痛风的好药。小叶杨树的嫩枝,能促进微循环障碍后血流和微循环的恢复,并且使血液的"浓""粘""凝""聚"性下降。还具有抗炎镇痛作用,并且维持的时间比较长。鳖甲具有滋阴清热、潜阳熄风、强筋健骨、软坚散结的功效,能够散淤血,消脾肿。

【功效】凉血止血,清热解毒。

【来源】河南中医学院一附院教授 高清顺 何世桢

11.6 骨质疏松

黄豆猪骨汤

【方药】鲜猪骨250克,黄豆100克。

【用法】黄豆提前用水泡6~8小时;将鲜猪骨洗净,切断,置水中烧开,去除血污;然后将猪骨放入砂锅内,加生姜20克,黄酒200克,食盐适量,加水1000毫升,经煮沸后,用文火煮至骨烂,放入黄豆继续煮至豆烂,即可食用。每日1次,每次200毫升,每周1剂。

【分析】鲜猪骨含天然钙质、骨胶原等,对骨骼生长有补充作用。大豆中含有的异黄酮是一类雌激素物质,而雌激素是女性体内重要的性激素,它在血液中低于正常水平时,会使女性的生殖功能和性功能受到影响,还会使心脏失去保护,另外,雌激素的补充对预防骨质疏松亦有较大的作用。黄豆含黄酮甙、钙、铁、磷等,有促进骨骼生长和补充骨中所需营养的作用。

【功效】此汤有较好的预防骨骼老化、骨质疏松的作用。

【来源】民间验方

桑葚牛骨汤

【方药】桑葚15克,牛骨250~500克。

【用法】将桑葚洗净,加酒、糖少许蒸制。另将牛骨置锅中,水煮,开锅后撇去浮沫,加姜、葱再煮。见牛骨发白时,表明牛骨中的钙、磷、骨胶等已溶解到汤中,随即捞出牛骨,加入已蒸制的桑葚,开锅后再去浮沫,调味后即可饮用。

【分析】桑葚补肝益肾;牛骨含有丰富的钙质和胶原蛋白,能促进骨骼生长。

【功效】此汤能滋阴补血,益肾强筋,尤甚适用于骨质疏松症、更年期综合征等。

【来源】民间验方

红糖芝麻核桃糊

【方药】红糖、黑白芝麻、核桃仁粉各25克,藕粉100克。

【用法】先将黑白芝麻炒熟后,再加核桃仁粉、藕粉,用沸水冲匀后再放入红糖搅匀即可食用,每日多次冲饮。

【分析】芝麻,味甘、性平,入肝、肾、肺、脾经。具有补血明目、祛风润肠、生津通乳、益肝养发、强身体、抗衰老之功效。可用于治疗身体虚弱、头晕耳鸣、高血压、高血脂、咳嗽、身体虚弱、头发早白、贫血萎黄等症。

【功效】能补钙,适用于中老年缺钙者。

桃酥豆泥

【方药】扁豆150克,黑芝麻25克,核桃仁5克,白糖适量。

【用法】将扁豆入沸水煮30分钟后去外皮,再将豆仁蒸烂熟,取水捣成泥。炒香芝麻,研末待用。油热后将扁豆泥翻炒至水分将尽,放入白糖炒匀,再放入芝麻、白糖、核桃仁溶化炒匀即可。

【功效】能健脾益肾,抗骨质疏松。

【来源】民间验方

虾皮豆腐汤

【方药】虾皮50克,嫩豆腐200克。

【用法】虾皮洗净、后泡发;嫩豆腐切成小方块;加葱花、姜末及料酒,油锅内煸香后加水烧汤。

【分析】虾皮,素有"钙的仓库"之美称,更是物美价廉的补钙"高手"。小孩、孕妇及中老年人都可以常吃点虾皮补钙,以预防缺钙所导致的骨质疏松。虾皮的另一大特点是矿物质数量、种类丰富,除了含有陆生、淡水生物缺少的碘元素外,铁、磷的含量也很丰富,每100克虾皮钙和磷的含量为991毫克和582毫克。虾皮中其实还有一种重要的营养物质——虾青素,虾青素是迄今为止发现的最强的一种抗氧化剂,又叫超级维生素E,虾皮越红虾青素含量越高。豆腐含钙量也较高,常食此汤对缺钙导致的骨质疏松症有效。

【功效】对缺钙导致的骨质疏松症有效。

【来源】民间验方

猪皮续断汤

【方药】鲜猪皮200克,续断15克。

【用法】取鲜猪皮洗净,去毛,去脂,切小块,放入蒸锅内,加生姜15克,黄酒100克,食盐适量;取续断煎浓汁加入锅内,加水适量,文火煮至猪皮烂为度,即可食用。1 日 1 次,分次服。

【分析】猪皮含丰富的骨胶原蛋白,胶原蛋白对人体的软骨、骨骼及结缔组织都具有重要作用。续断有强筋健骨、益肝肾等作用。

【功效】此粥有利于减轻骨质疏松引起的疼痛,延缓骨质疏松的发生。

芝麻核桃仁

【方药】黑芝麻 250 克,核桃仁 250 克,白砂糖 50 克。

【用法】将黑芝麻拣去杂质,晒干,炒熟,与核桃仁同研为细末,加入白糖,拌匀后装瓶备用。每日 2 次,每次 25 克,用温开水调服。

【功效】能滋补肾阴,抗骨质疏松。

【来源】民间验方

海带菠菜汤

【方药】海带 50 克,菠菜 200 克,黄豆 30 克,精盐、味精、麻油各适量。

【用法】海带洗净切丝加水 300 毫升,煮 15 分钟后下入泡发好的黄豆煮沸,再将洗净的菠菜切段放锅内,同煮 10 分钟,加入精盐、味精,淋入麻油。分 1～2 次趁热食菜喝汤。

【功效】适用于治疗骨质疏松症及高血压、高血脂等症。

【来源】民间验方

鲫鱼汤

【方药】活鲫鱼 1 条,葱末、姜末、料酒、盐适量。

【用法】鲫鱼去鳞、内脏,加调料,稍腌片刻,加水煮至汤白鱼烂,分次食用。

【功效】适用于治疗老年骨质疏松、糖尿病等。

【来源】民间验方

山药枸杞甲鱼汤

【方药】怀山药 10～15 克,枸杞子 5～10 克,甲鱼 1 只(300～500 克)。

【用法】甲鱼放入热水中宰杀,剖开洗净,去内脏与各用料一起炖熟,加入姜、盐、酒少许调味,即可享用。

【功效】有滋阴补肾、益气健脾的功效。适用于阴虚偏胜的骨质疏松症患者。

羊骨羊腰汤

【方药】新鲜羊骨 500 克,羊腰(羊肾)2 只,料酒、葱花、姜末、精盐、味精、五香粉、麻油等适量。

【用法】鲜羊骨洗净,用刀背砸断备用。将羊腰洗净,去除臊腺及筋膜,斜切成羊腰片,与羊骨同放入砂锅内,加水足量,上火烧沸,撇去浮沫,烹入料酒,加葱花、姜末,改用小火煮 90 分钟。待羊骨汤汁浓稠时加味精、五香粉、精盐拌匀,淋入麻油即成。佐餐当汤,随意服食。

【功效】对肾阳虚型骨质疏松症尤为适宜。

【来源】民间验方

鸡脚枣参汤

【方药】鸡脚 10 只,红枣 7 个,高丽片 7 片。

【用法】首先将鸡脚洗净(土鸡或肉鸡均可,不过仍以土鸡为佳),将鸡脚于开水中余烫后,在粘板上用刀背拍破骨头,连同红枣与高丽参,放入海碗或不锈钢锅中,加水淹过所有材料,放在锅中慢慢炖,炖至鸡脚烂透为止,随即将浮油捞去,趁热吃肉喝汤,1 帖可分 2 天吃,刚开始每周至少吃 3 帖,1 个月后每周吃 1 帖即可,不出 2 个月软骨、骨本必定会补充进来。对于胆固醇太高者,可以不吃肉,则胆固醇就不会太高。

【功效】本方对双脚无力、软骨磨损不良于行者有神效。

【来源】民间验方

汽锅蒸黄豆核桃鸡

【方药】鸡 750 克,黄豆 50 克,核桃 50克,葱白 2 根,生姜 2 片,黄酒 15 克,食盐、胡椒粉适量。

【用法】将鸡洗净砍成块,黄豆泡发,葱白成结,除胡椒粉外均投入汽锅内,加水

至 2/3 满,隔水以小火蒸 2 小时,出锅放少许胡椒粉。

【功效】对治疗骨质疏松有效。

海参荷包

【方药】海参 3 条,猪瘦肉 200 克,虾米 10克,鸡蛋 2 个,豆笋 50 克,鸡汤 500 克,姜、葱、酒、糖盐、味精、麻油适量。

【用法】海参水发,去内脏洗净,切成 2截,猪肉、虾米剁成泥加盐塞入海参腔内,鸡蛋荡成皮切丝,豆笋洗净泡发。炒锅入油烧热爆姜、葱白至香味,出锅,换油下海参稍煎熟,入酒、糖、盐、豆笋、蛋丝、鸡汤煮 10 分钟,再放蛋丝、葱花、味精,出锅浇上麻油。

【功效】对治疗骨质疏松有好的疗效。

【来源】民间验方

豆腐猪骨汤

【方药】猪骨汤 1000 毫升,豆腐 2 块,鸡蛋 1 个,虾皮 25 克,葱、姜、蒜、生油、盐、味精适量。

【用法】鸡蛋破壳入小碗,以筷子打匀,加少量水和盐,蒸熟备用,豆腐切小块。油锅烧热后放入蒜爆香,倒入少许水后加猪骨汤、虾皮,沸后将蒸蛋以大匙分次舀入汤中,再加进豆腐煮沸,放葱、盐、味精出锅。

【功效】对骨质疏松有一定疗效。

【来源】民间验方

桑葚枸杞饭

【方药】桑葚子、枸杞子各 30 克,大米 80 克,白糖 20 克。

【用法】将桑葚子、枸杞子、大米淘洗干净放入锅中,加水适量并加白糖,文火煎煮,焖成米饭,当主食食用。

【分析】桑葚子、枸杞子滋补肝肾,大米和胃。

【功效】适用于治疗肝肾阴虚型骨质疏松。

【来源】民间验方

牛奶山药燕麦粥

【方药】鲜牛奶 500 毫升,燕麦片 100 克,山药 50 克,白糖 30 克。

【用法】将鲜牛奶倒入锅中,山药洗净去皮切块,与燕麦片一同入锅,小火煮,边煮边搅拌,煮至麦片、山药熟烂,加糖即可。

【分析】山药健脾益肾;燕麦片能降血脂,防动脉硬化;牛奶补充蛋白质和钙,有强壮骨髓的作用。合为健脾益肾。

【功效】适用于脾肾阳虚型骨质疏松。

【来源】刘滔

砂锅牛尾

【方药】带皮牛尾 1000 克,母鸡汤 250 毫升,熟火腿 30 克,料酒、葱花、姜末、精盐、味精、五香粉、麻油各适量。

【用法】熟火腿切成片。带皮牛尾洗净,剁成 3 厘米长的段,与熟火腿片、母鸡汤同入砂锅,加水适量,大火煮沸,烹入料酒,加葱花、姜末、花椒末,改用小火煮 3 小时。等牛尾熟烂后,加精盐、味精,煨煮至沸,淋入麻油即成。佐餐当菜,随意服食。

【功效】对治疗肾阳虚型骨质疏松尤为适宜。

核桃粉牛奶

【方药】核桃仁 20 克,牛奶 250 毫升,蜂蜜 20 毫升。

【用法】核桃仁洗净,晒干或烘干,研为粗末,备用。牛奶放入砂锅,用小火煮沸,即调入核桃仁粉,拌匀,再煮至沸,停火,加入蜂蜜,搅拌均匀即成。随早餐服食。

【功效】对肾阳虚型骨质疏松症尤为适宜。

菜籽奶汤

【方药】小白菜 150 克,黄瓜籽粉适量,牛奶 100 克。

【用法】将小白菜洗净切段,用沸水焯过。锅中加 300 毫升冷水,放入黄瓜籽粉(一般超市有售),煮开后放入牛奶、小白菜段熬 2 分钟,晾至微温时食用,早晚分服。每周 2 次,连续服用 3~5 周。

【分析】小白菜除含钙外还含有丰富的维生素 A、维生素 B 族及膳食纤维,有补钙、促吸收的功效;黄瓜籽含大量钙质、维生素 C 及多种矿物质,补钙迅速,壮骨效果极佳;牛奶中的乳糖能促进人体肠壁对钙的吸收,调节钙代谢。

【功效】对中老年骨质疏松有效。

11.7 腰酸背痛

川断杜仲煲猪尾

【方药】川断 20 克,杜仲 20 克,猪尾 1~2 条。

【用法】将猪尾去毛洗净,与川续断、杜仲同置瓦锅内,加水适量,旺火煮熟,调味后饮汤吃肉。

【功效】滋阴补肾。可治肾虚,腰部酸痛,阳痿,遗精,慢性腰损伤,腰腿痛等。

【来源】民间验方

茴香炖猪腰

【方药】茴香 10 克,猪腰子 1 副,食盐少许。

【用法】将猪腰剖开洗净,去筋膜,纳入茴香和食盐,放瓦盅内加清水适量,隔水炖熟服食。

【功效】温肾,散寒,止痛。用于治疗肾虚腰痛,慢性腰肌劳损,老人虚寒腰痛等疾病。

【来源】民间验方

滚动操

【用法】抱膝而坐,自然抻拉脊背。在晚上临睡前或早晨起床时,保持抱膝而坐的姿势2~3 分钟,可使有慢性腰背痛的人症状缓解。锻炼者亦可仰卧于床上,尽量屈膝屈髋,用双手指交叉抱住双膝于胸前,使腰椎呈屈曲状。家人用一手掌托住锻炼者双足底部,另一手掌托住锻炼者颈背部,在双手用力的同时,叮嘱锻炼者配合用力,前后滚动 10~30 次,然后用力屈伸下肢 3~5 次。每日这样锻炼 2~3 次。

【功效】锻炼背部肌肉,缓解腰部酸痛等不适。

【来源】民间验方

杜仲炖猪腰

【方药】威灵仙15 克,杜仲 20 克,猪腰子一对。

【用法】将猪腰子剖开去血膜,再把药物碾碎后放入腰子内包紧。煮熟后去药渣,加作料吃腰子并喝汤。

【功效】治腰肌劳损。

【来源】民间验方

杜仲炖羊肾

【方药】杜仲、补骨脂各 12 克,羊腰子、公羊睾丸各 1 对。

【用法】将羊腰子从两侧切开,去筋膜,羊睾丸用食盐抹擦,并用温水洗净,然后将各用料同置炖盅内,加清水适量,隔水炖 3 小时左右,调味食用。

【功效】补肾益肝,强筋健骨,暖丹田,壮元气。对命门火不足所致的元阳不振、腰膝酸痛、遗精泄泻、小便频数等,均有良好疗效。

【来源】民间验方

点头哈腰操缓解腰腿痛

【用法】正立、分步、挺膝,双手五指交叉、屈低头颈、弯腰,双手抵地方向;再直立,弯腰,双手抵地,反复 8×4 次。

【分析】脊柱伸肌群不仅有伸直脊柱的功能,还有支撑躯干的负重功能。因长期坐位,易损伤,且背部肌肉也容易因姿势不正或受风寒而损伤,逐步出现肌肉劳损,继发椎间隙变窄、后关节腔变窄,因肌肉支撑力减弱而压力升高,椎间盘、关节软骨受高张压而变性退化,椎骨排列紊乱、旋转、侧弯,椎曲改变而刺激或卡压脊髓、神经,出现腰腿痛。

【功效】锻炼伸肌群为主,维护脊柱的支撑力。双手抵地方向时,如能抵地更好,不能抵地尽量下弯,但双膝不能屈曲。

【来源】民间验方

大蒜焖羊肉

【方药】大蒜 50～100 克,羊肉 250 克。

【用法】将羊肉洗净,切块,大蒜去皮,加水适量,烛火煮至烂熟,调味后食用。此款的功效是暖腰膝,补肾气。

【功效】适用于治疗脾肾虚弱之腰酸、肢冷、神疲等。

【来源】民间验方

土鳖虫治疗急性腰扭伤

【方药】新鲜土鳖虫 8～10 只。

【用法】用温开水洗净,加少许冷开水捣烂,绞汁去渣,用黄酒冲服。每日 2 次。如果没有新鲜土鳖虫,也可用干品代替,其用量减半,研细末,用黄酒冲服。

【功效】治疗急性腰扭伤。

【来源】民间验方

鳖鱼补肾汤

【方药】鳖鱼 1 只(约重 300 克),枸杞子 30 克,淮山药 30 克,熟地 15 克。

【用法】将鳖鱼置热水中烫死,去肠杂、洗净,切块,与中药材一起,加水煨至鳖鱼烂熟,调味后吃或佐膳。

【功效】此款的功效是滋补肝肾。适用于治疗由肝肾阴虚所致的腰膝酸软、遗精、头昏、眼花等。

【来源】常露芬

不倒翁操防止腰酸背痛

【用法】每天早晨或晚上临睡前,仰卧在硬板床上,两腿屈膝贴腹,双手抱紧膝部,腰背肌肉放松;然后两腿用力下压,同时低头、含胸、团身;在两腿下压的作用下,使身体上部尽量抬起,抬到一定高度时,上体再向后倾倒还原成原来姿势。滚动幅度由小到大,身体像不倒翁一样反复滚动。每天在床上做 2～3 组,每组 30～40 次。

【宜忌】腰椎平直及后凸的人不宜如此锻炼,会使腰椎后凸更加明显而加重腰背疼痛。

杜仲枸杞酒

【方药】炒杜仲 15 克,枸杞子 25 克,白酒 350～500 毫升。

【用法】上药浸泡于白酒中,密封,置避光处保存 10～15 日即可。每次取泡好的药酒 10～25 毫升,佐餐饮用,每日 1～2 次。

【功效】对慢性腰痛、腿痛有良效。可强腰膝,壮筋骨,补肝肾。

【来源】民间验方

粗盐肉桂外敷治疗慢性腰肌劳损

【方药】粗盐 100 克,肉桂 50 克(研粗末)。

【用法】一同在锅中炒热,装入薄布袋内,封口后趁热熨烫腰痛部位。每次 20 分钟,每日 1～2 次。同时,应尽可能睡硬板床,以利康复。

【功效】主治慢性腰肌劳损患者不慎受寒后引起的腰痛、腰酸。需要注意,熨烫的时候要掌握好温度,避免烫伤。

【来源】张砺

九味羌活汤

【方药】羌活 15 克,防风 15 克,苍术 15 克,细辛 3 克,川芎 10 克,白芷 10 克,黄芩 10 克,甘草 3 克,地黄 10 克。

【用法】水煎服,1 日 3 次。

【功效】发汗祛湿,兼清里热。可用于外感风寒湿邪,内有蕴热证。症见恶寒发热,无汗,头痛耳重,肢体酸痛。

椒茴香治腰酸腿软

【方药】红花椒 50 粒,小茴香 30 克。

【用法】煨熟后研细末,蜜炼为丸,每次服 3～6 克,1 日 2 次,连服 3 日。

【功效】主治腰酸腿软。

【来源】张永福

蘑菇治腰腿痛

【方药】干蘑菇 500 克研面,饴糖适量,白酒 30 克。

【用法】上药共和为丸（每丸 9 克）。早晚各 1 丸,开水送服。

【来源】民间验方

老桑枝炖鸡

【方药】老桑枝 60 克,母鸡 1 只约 500 克。

【用法】将鸡去毛及内脏,洗净,桑枝洗净切段,共入砂锅炖汤。

【功效】适用于老年腰痛偏阳虚者。

【来源】民间验方

女贞子酒

【方药】女贞子 250 克,低度白酒 500 毫升。

【用法】将女贞子洗净后,放入酒中,浸泡 3~4 周,每日饮 1~2 次,每次 1 小盅。

【功效】适用于老年腰痛偏阴虚者。

【来源】民间验方

当归生姜羊肉汤

【方药】当归 20 克,生姜 30 克,羊肉 500 克,黄酒、调料适量。

【用法】将羊肉洗净,切成碎块,加入当归、生姜、黄酒及调料,炖煮 1~2 小时,食肉喝汤。

【功效】有温中补血、补肾御寒的作用。适用于老年人肾虚腰痛伴有面色苍白、畏寒怕冷等。

【来源】胡安仁

腰部损伤初期熏洗热敷偏方

【方药】当归、赤芍、续断各 12 克,秦艽 15 克,通草、延胡索、枳壳、厚朴各 10 克,桑枝（先煎）30 克,木香（后下）5 克。

【用法】煎水熏洗、热敷腰部。

【功效】行气活血,通络止痛。主治腰部损伤初期,积瘀肿痛。

腰部损伤中后期熏洗热敷偏方

【方药】钩藤、续断、杜仲、熟地、当归各 12 克,独活、牛膝、威灵仙各 10 克,白芍 5 克,炙甘草 6 克,桑寄生 30 克。

【用法】煎水熏洗、热敷腰部。

【功效】补养肝肾,舒筋活络。主治腰部损伤中、后期,腰部酸痛者。

【来源】陈兴业

倒走训练

【分析】倒走时,腰部会略后仰,此时腰背肌所承受的力量比平时正走时加大,使正走时不能充分活动的腰背肌得到锻炼,有利于气血调畅。

【用法】对于经常伏案工作和腰椎间盘突出患者,倒走可以缓解腰肌劳损和腰酸痛,如能长期坚持,对腰椎疾病有良好防治作用。倒走时需注意在平路和安全地段,速度不要太快,每次 200~300 步为宜。青少年正值生长发育时期,采用倒走也有益于躯干发育,减少鸡胸驼背的发生率。

【功效】缓解腰肌劳损和腰酸痛。

【来源】民间验方

11.8 跌打损伤

理气化瘀汤

【方药】柴胡 15 克,郁金、桃仁、红花、大黄、莪术、茯苓、炮甲珠(先煎)各 10 克,延胡索、甘草各 3 克,车前子 3 克(包煎)。

【用法】水煎服,每日 1 剂,每日服 2 次。

【分析】胸壁挫伤后,初期瘀血未凝,气机尚通,疼痛不明显,伤后 3 ~ 5 天,血瘀气滞明显,故疼痛加重,呼吸咳嗽则痛剧,以后疼痛逐日减轻,轻者持续 1 ~ 2 周,重者月余。此乃血瘀气滞由凝聚到消散的一个病理规律。方用柴胡、郁金、延胡索疏肝解郁,理气止痛;以桃仁、红花、莪术、炮甲珠活血化瘀,软坚消瘀;大黄攻下逐瘀;茯苓、车前子利水渗湿,导瘀从二便而出,通畅气机;甘草调和诸药。诸药合用,共奏理气止痛、活血化瘀之功效。

咳嗽有痰,加杏仁 10 克,陈皮 6 克,半夏 10 克;脾虚便溏,去大黄,加山药 12 克;有热者,加连翘 12 克,生栀子、赤芍、丹参各 10 克;疼痛明显者,加白芍、三棱、乳香、没药各 12 克。

【功效】理气止痛,活血化瘀。主治胸壁挫伤。

【来源】《中国中医秘方大全》

八厘散

【方药】苏木面 3 克,半两钱 3 克,自然铜(醋淬 7 次)9 克,乳香 9 克,没药 9 克,血竭 9 克,麝香 0.03 克,红花 3 克,丁香 1.5 克,番木鳖(油炸,去毛)3 克。

【用法】共为细末,黄酒温服,每次服 3 克,每天服 2 次。

【功效】活血通经,散瘀止痛。治疗跌打损伤及脑外伤后遗症。

【宜忌】忌生冷发物、猪头肉、茶水、糠米粥。

【来源】《医宗金鉴》

热醋外敷治急性扭伤

【方药】醋 100 毫升。

【用法】取醋 100 毫升放入铁勺内煮2 ~ 3

沸后加食用碱少许,2 沸后,用纱布蘸上液外敷扭伤部位 5 分钟,每日 3 次。

【功效】治凡急性手足扭伤在 3 天以内红肿疼痛甚者有良效。

【来源】民间验方

茜草根大黄外敷方

【方药】茜草根 200 克,大黄 100 克。

【用法】上药研为粗末,布包后水煮 20 分钟,先洗,温后敷局部,冷后可再次加热使用,用药 3～8 天。

【功效】本方主治跌打软组织损伤。

【来源】民间验方

三虫化瘀散

【方药】土虫、水蛭、臭虫 3 味等分。

【用法】上 3 味各炮制后等分研细混合备用乃成,单用或配他药应用。每服 1～2 克,每日 3～4 次,以山药粥或蜂蜜水送服。

【功效】专治胸胁内伤、血瘀实证,或陈伤后患、滞痼难消者。

【来源】石春荣

将军复战丹

【方药】山芝麻 620 克(童便浸 4 次,烧酒浸 3 次,略炒),乳香(炙去油)、没药(炙去油)各 90 克,血竭(煨)60 克。

【用法】共为极细末,火酒送下 1.2 克,随食白煮猪肉压之;如持斋者,食白腐干。

【功效】治跌打损伤。

【宜忌】服药后,切记避风。

【来源】赵学敏

七厘散

【方药】朱砂 1.5 克(水飞净),净麝香 0.36 克,冰片 0.36 克,乳香 4.5 克,红花 4.5 克,明没药 4.5 克,血竭 30 克,儿茶 3 克。

【用法】上为极细末,密贮。每服 0.21 克,先以七厘烧酒冲服,复以药用烧酒调敷伤处,伤口大则干掺之,定痛止血,立时见效。不可多服。

【功效】专治金疮跌打损伤,骨断筋折,血流不止。

【来源】万潜斋

铁打散

【方药】桃仁 4 克,红花 15 克,乳香 15 克,没药 15 克,栀子 15 克,赤芍 15 克,白芷 15 克,生大黄 5 克。

【用法】共为细末,过筛装瓶备用。用时视损伤范围大小,取药末适量加酒精或米三花酒,调至成糊状外敷患处,2～3 日换 1 次药。

【宜忌】眼睛处及有皮肤破损者忌用。

【来源】翁工清

鹅不食草治跌打损伤

【方药】鹅不食草适量,红糖 50 克,黄酒 300～400 毫升。

【用法】研成粉末,成人每次用 6 ~ 9 克(小儿减半),以黄酒 300 ~ 400 毫升(不饮酒者用酒水各半),红糖 50 克,同煮,取汁分次温服。

【功效】化瘀止痛。适用于跌伤、打伤、挫伤、扭伤等引起的疼痛。

【来源】民间验方

猕猴桃根治疗跌打损伤

【方药】猕猴桃根 60 克。

【用法】猕猴桃根水煎服,同时用树根白皮拌酒捣烂,加热后外敷患处。

【功效】适用于跌打损伤。

【来源】民间验方

秋海棠根治疗跌打损伤

【方药】秋海棠根适量。

【用法】取秋海棠根适量,晒干研末,每次饮服 6 克,开水送服;另外用鲜根适量,甜酒糟少许,捣烂外敷于伤处。

【功效】主治跌打损伤。

【来源】民间验方

补血益气汤

【方药】当归、川芎、黄芪、党参、续断、杜仲各 15 克,尾椎骨或排骨数块,乌骨鸡半只。

【用法】尾椎骨或排骨、乌骨鸡汆烫后加入中药材及盖过所有材料的水、少许米酒,放入锅内炖半个小时以上,用少许盐

调味后即可食用。

【分析】当归、川芎有补血作用,黄芪、党参有益气效果,猪肉、鸡肉益气养血,续断、杜仲、尾椎骨、排骨等可强壮筋骨,但火气大、感冒者不可食用。

【来源】曹淑芬

泽兰四根酒

【方药】山姜根 15 克,大血藤根 20 克,茜草根 15 克,牛膝根 9 克,泽兰 9 克,白酒500 毫升。

【用法】将诸药浸入白酒中 3 ~ 7 天,每次饮服 30 ~ 50 毫升。

【功效】主治跌打损伤。

【来源】民间验方

鲜地耳草内服外敷治疗跌打损伤

【方药】鲜地耳草适量,白酒、黄酒适量。

【用法】取鲜地耳草适量,白酒少许,捣烂后外敷;另外用地耳草 30 克,黄酒适量,水煎服。

【功效】主治跌打损伤。

【来源】民间验方

赶酒火治疗跌打损伤

【方药】药酒或白酒适量。

【用法】将药酒或白酒倒在浅碗中,用火点燃,以手蘸取正在燃烧的酒,快速地在患者患病部位搓揉,借助酒和热疗的温通作用来治病。每天 1 ~ 2 次,每次治疗

10 ~ 20 分钟。如果病人感觉皮肤发烫疼痛,则应停止,过几个小时可进行下一次治疗。

【分析】赶酒火是一种有效、安全的治疗方法,用以治疗瘀肿疼痛,可以明显减轻疼痛,缩短病程。而且本法乃外治法,对胃肠道、肝功能、肾功能、造血系统均无毒副作用,适合病人长期应用。

【功效】适用于跌打损伤后的青紫肿痛,可赶走局部瘀血,消除肿胀疼痛。各种受寒引起的关节疼痛,遇冷加重,遇暖减轻者,也是该方治疗的适应证之一。

【来源】艾红

11.9 骨质增生

老陈醋搽揉患处治疗骨刺

【方药】老陈醋适量。

【用法】用 1 块干净的纱布,蘸取加热的陈醋,敷于骨刺部位,外边再用热水袋或暖手器局部加热效果更佳。每日热敷3 ~ 5 次,每次半小时左右,1 周为 1 个疗程。

【功效】不仅有消炎止痛的效果,还能起到软化骨刺的作用。

【来源】邵波

骨刺治疗经验方

【方药】白芍 30 克,木瓜、甘草、葛根、狗脊各12 克,鸡血藤、威灵仙各15 克。

【用法】水煎服,每日 1 剂,连服 7 剂为 1 个疗程。症状严重者服2 个疗程。

【分析】骨刺如在腰部以上可用上方,如在腰间,加白术 15 克;如在腰部以下,加牛膝 15 克。

【来源】蒋振民

中药熏洗治疗膝关节增生性关节炎

【方药】伸筋草 30 克,透骨草 30 克,木瓜 30 克,鸡血藤 30 克,威灵仙 20 克,海桐皮 20 克,五加皮 20 克,当归 20 克,三棱 10 克,莪术 10 克,川芎 10 克,川牛膝 10 克。

【用法】上药加水适量,煮沸 10 分钟后倒入盆中。随即往药液中加入食醋、白酒各 20 毫升左右。裸露患膝,先让药物蒸汽熏蒸,待药液温度降到患者能耐受时,用毛巾浸药液烫洗患处。每次治疗时间为 40 分钟左右,每日 1 次,每剂药可重复使用 3 ~ 5 次。通常 10 次为 1 个疗程。随症加减,灵活运用,不必拘泥。

【分析】现代药理研究表明,通过蒸汽的渗透作用使药物直达病所,发挥药物和物理温热作用共同起效。能改善局部血液循环,降低骨内压,提高自由基清除剂活性,保护关节软骨等,从而达到治疗目的。本方选用能经皮肤吸收,又能对骨刺起治疗作用的药物,采用中药熏洗疗法,通过增加药物吸收度、改善局部血液循环等,达到明显治疗效果。

【功效】祛风散寒,温经通络,活血化瘀,补益肝肾。

【来源】民间验方

白芍葛根丸

【方药】白芍 50 克,木瓜 12 克,鸡血藤 15 克,威灵仙 15 克,葛根 18 克,杜仲 15 克,怀牛膝 12 克。

【用法】此为 1 个疗程(约 5 天)剂量,制成药丸或药末,每日 3 次,每次约 9 克,白开水送服。连服 5 ~ 10 个疗程即可。

【功效】主治腰颈椎骨质增生。

【来源】民间验方

狗骨头酒内服外敷治骨质增生

【方药】狗骨头 150 克,白酒(50 度以上)500 毫升。

【用法】狗骨头砸碎炒黄,白酒(50 度以上)500 毫升浸泡,3 日后用生姜蘸酒擦患处,每日 3 次(最好同时喝此酒 30 ~ 50 毫升),连用半个月可治愈。

【功效】主治骨质增生。

【来源】民间验方

川芎陈醋糊治骨质增生

【方药】川芎末 6 ~ 9 克,老陈醋适量,药用凡士林少许。

【用法】将药末加老陈醋调成糊状,然后混入少许药用凡士林调匀。随即将配好的药膏涂抹在患者增生部位,涂好后盖上 1 层塑料纸再贴上纱布,用宽胶布将纱布四周固封。2 天换 1 次药,10 次为 1 个疗程。使用时不宜过早揭去贴敷药物,除个别有刺痒、起密集丘疹可揭去敷药外,敷后应保持 1 天不掉落,否则会影响疗效。对颈椎及脚跟骨质增生症疗效更佳。

【功效】主治骨质增生。

【来源】民间验方

银环蛇治骨质增生

【方药】花蛇(银环蛇)4 条,威灵仙 72 克,当归、土元、血竭、透骨草、防风各 36 克。

【用法】共研细末,过筛。每日服 2 次,每次 3 克,开水送服。

【功效】主治骨质增生。

【来源】民间验方

地龙治骨质增生

【方药】活蚯蚓数条,白糖适量。

【用法】活蚯蚓加白糖适量,使其化为黏液,涂抹患处,覆以干净白纸,纸外再包白布,用暖水袋加热至适宜温度,反复加热,直至黏液烫干为止。每天 2 次。

【功效】此方治疗骨质增生疗效较好。

【来源】民间验方

树结治骨质增生

【方药】桑树结、杏树结、樱桃树结各15 克。

【用法】每日 1 剂,水煎,分 2 次服。一般服用 10～15 剂。

【功效】主治骨质增生。

【来源】《民族医药报》

壁虎散外敷方

【方药】壁虎 6 只,辰砂 3 克。

【用法】上药焙干研粉备用。取适量药粉撒于患处,用强力麝香膏固定。隔天换药,1 个月为 1 个疗程。休息 3～6 天后可继续下 1 个疗程。

【功效】主治骨质增生。对颈椎及足跟骨质增生疗效更佳。

【来源】民间验方

川芎山柰外敷治骨质增生

【方药】川芎 500 克,山柰 100 克,陈醋(或白醋、醋精均可)500 毫升。

【用法】将川芎、山柰 2 味药混合一起打成粉末备用。每次取药粉约 50 克,用少许醋调和,揉搓成面团状,再用透气性好的纱布包裹两层,做成药布包,放在锅里蒸约 5～6 分钟,取出将药团摊开,趁热(以皮肤能耐受为度)敷于骨质增生处,纱布包扎固定,外面可再垫上一层塑料,以防药水渗出污染衣裤。敷 2 个小时后解开,让敷处透气 2 个小时,再如上法又将药包蒸热外敷 2 个小时,再解开透气,以此类推,交替进行,1 天 10 敷 10 解。晚上可视情况敷或不敷。1 次量的药团可连蒸连敷 2～3 天,再换新药团。

【功效】主治骨质增生。

【来源】索应求

骨刺丸

【方药】熟地 60 克,骨碎补 60 克,炙马钱子 3 克,鸡血藤 60 克,肉苁蓉 60 克,汉三七 30 克,乳香 30 克,没药 30 克,川芎30 克。

【用法】研末,炼蜜为丸,每丸重 6 克,早晚各 1 丸,3 个月为 1 个疗程。

【分析】方中熟地、苁蓉补肾填精助阳;骨碎补健骨止痛;马钱子散血热,消肿痛;鸡血藤、汉三七活血通经,消肿定痛;乳香合没药行气止痛,活血消肿;川芎能升能散,通十二经,行气活血,散风止痛。

本方作用机制可能是使增生的骨刺周围的软组织无菌性炎症迅速消退,修复磨损的关节软骨面,使已经形成的骨刺缩小或停止发展。

【功效】补益肝肾,通经活络,消肿止痛。主治骨质增生症。

【来源】陕西中医药研究院附属医院外科 边全禄

11.10 骨折

中药熏洗治疗骨折后期关节强直

【方药】苏木、当归、三棱、川椒各 10 克,鸡血藤、透骨草、伸筋草、海桐皮、桑寄生、威灵仙、续断各 15 克。上肢加姜黄 12 克,桑枝 15 克;下肢加牛膝 20 克,木瓜 12 克。

【用法】将上药加水 1000～1500 毫升,煮沸 20～40 分钟,过滤去渣。将药液倒入盆内,先以蒸气熏蒸患处,关节上方覆盖数条毛巾,直至皮肤发红、微汗。药液稍凉后,用毛巾蘸药液反复擦洗或将患处浸泡于药液之中,至药汁温度降至 30℃～40℃时停止。擦干患处,自行按摩活动关节数分钟。

【功效】主治骨折后期关节功能障碍。

【来源】浙江杭州 邢军

芪枣粥

【方药】黄芪 15 克,大枣 10 枚,大米 50 克。

【用法】黄芪先煎,去渣取药汁,用药汁煮粥(汁不够可加水),快熟时加入大枣同煮,米熟烂即可食用,每日 1 次。

【功效】骨折初期膳食补充。

【来源】民间验方

田七生地治疗开放性骨折

【方药】田七 10 克,生地 30 克。

【用法】上药共捣烂,混合均匀备用。用时先以生理盐水将骨折伤口及周围尽量清洗干净,清除坏死组织,再将备好的药物敷于伤口及周围,覆盖纱布,然后行正骨整复手法,隔 3 日换药 1 次。

【功效】主治开放性骨折。

【来源】民间验方

骨折后期踝关节功能障碍熏洗治方

【方药】伸筋草、鸡血藤、海桐皮、红花、当归、苏木、川椒、威灵仙各 50 克。

【分析】骨痂形成缓慢加杜仲、川断、骨碎补、地鳖虫;疼痛麻木甚加肉桂、元胡、防风、生半夏;肿胀甚加泽兰、大黄、路路通;关节屈伸不利加宽筋藤、海风藤、牛膝、木瓜;遇寒加重加生川乌、生草乌、天南星。

【用法】水煎取液,药温 < 50℃,熏洗患足,每次 30 分钟,每日1 ~ 2 次,10 日为 1 个疗程。

【功效】主治骨折后期踝关节功能障碍。

【来源】民间验方

治疗骨折及骨质疏松症验方

【方药】金毛狗脊、龙骨、牡蛎、煅自然铜各 60 克,骨碎补 30 克,鳖甲、龟板各 20 克。

【用法】将诸药研为细末,用米面熟食,内包细末 1.5 克或 4.5 克,每次服 3 粒,每天 3 次,10 天为 1 个疗程。

【分析】方中金毛狗脊具有补肝肾、强腰膝、坚筋骨、利关节之功效;龙骨、牡蛎滋阴,收敛,另有补钙作用;龟板、鳖甲滋阴益肾,强筋壮骨,补心养血,疏通血脉;骨碎补补肾强骨;自然铜辛平,入血行血,有散瘀止痛之功效,诸药合用,能补益肝肾,强筋壮骨,散瘀止痛,临床运用疗效明显。

【功效】主治骨折。

【来源】民间验方

续骨猪排汤

【方药】猪排骨 200 克,肉苁蓉 12 克,续断 12 克,生姜 5 片,食盐适量。

【用法】将洗净的猪排骨放沸水中余出血水,再换清水,其他食材同入锅,用小火炖至肉烂熟即可,喝骨汤吃肉。

【分析】骨折后 3 ~ 8 周。此时患者从生理及精神上对骨折后的境况都有所适应,肿胀逐渐消退,疼痛明显减轻,但是瘀肿虽消而未尽,骨尚未连接,患者食欲及胃肠功能均有所恢复。饮食上应由清淡转为适当的高营养,以满足骨痂生长的需要,多吃一些骨头汤,鸡、鱼类及动物肝脏,以补给更多的维生素 A、维生素 D、钙及蛋白质。适当多吃一些青椒、番茄等维生素 C 含量丰富的蔬果,以促进骨痂生长和伤口愈合。

【功效】促进接骨续筋、骨痂生长和伤口愈合。作为骨折中期药膳。

【来源】民间验方

枸杞栗子乌鸡煲

【方药】枸杞 15 克,栗子 10 粒,乌鸡 1 只。

【用法】乌鸡去毛及内脏,洗净剁块,与其他食材同入锅,加清水用小火炖2 ~ 3 小时,熟时添加适量调料,吃肉喝汤。

【功效】壮筋骨,养气血,补肝肾。作为

骨折后期药膳。

【来源】李元芳

枸杞猪腰汤

【方药】枸杞若干,猪腰1对。

【用法】猪腰去筋膜洗净,切成中等大小的块,加清水小火炖,快熟时加入枸杞子,以及适量食盐、小茴香粉等。

【功效】壮筋骨,养气血,补肝肾。作为骨折后期药膳。

【来源】李元芳

续断汤

【方药】归尾10克,地鳖虫6克,泽兰6克,乳香30克,没药30克,自然铜15克,延胡索5克,桃仁6克,丹参6克,骨碎补15克,苏子10克,续断10克,桑枝15克。

【用法】水煎服,1日1剂,分3次服用。

【分析】骨折延迟愈合的患者,临床上常见骨折部位瘀肿不化,扪之硬结,或肌肤清冷,晦暗等症,故常处以散瘀化结、温经通络之法。本方在活血散瘀、化结消肿、通络止痛的药物中,追加骨碎补、续断等和营接骨之药,乃攻中寓和之意,以免克伐机体正气;再辅上下走窜、通络止痛的桑枝。

【功效】活血定痛,舒筋通络。主治骨折延迟愈合,骨折部位红肿硬结及皮肤晦暗清冷者。

【来源】河北省蔚县中医院外科 王庆仁

肢伤三方

【方药】当归12克,白芍12克,川断12克,骨碎补12克,威灵仙12克,川木瓜12克,天花粉12克,黄芪15克,熟地15克,自然铜9克,地鳖虫9克。

【用法】水煎服。

【分析】如肌肉萎缩,骨折断端痛势绵绵,可用桂枝、威灵仙、防风、五加皮、细辛、荆芥、乳香、没药研细末,置热水中熏洗患肢。

【功效】和营接骨。主治骨折久不愈合,断端隐痛,关节活动不利,肢体清冷。

【来源】广东省广州中医学院附属医院彭汉士

和营续骨汤

【方药】当归9克,地鳖虫9克,骨碎补9克,川断9克,牛膝6克,杜仲9克,鸡血藤9克,赤白芍各4.5克,川芎4.5克,红花4.5克,陈皮4.5克,自然铜(煅)12克,接骨木6克。

【用法】水煎服。

【分析】骨折中期,此时瘀血虽消而未尽,断骨始接未牢固,应加强去瘀生新、和营续骨的能力,方中去瘀药与接骨续筋药相互并存,一攻一补,深刻体现了"跌打损伤,皆瘀血在内而不散也,血不活则瘀不能去,瘀不去则折不能续"的观点。

【功效】活血理气,接骨续筋。主治骨折中期(断端初步连接)。

【来源】上海市卢湾区中心医院 陈志文

坚骨壮筋汤

【方药】全当归 9 克,大熟地 9 克,白芍 9 克,川芎 9 克,党参 6 克,黄芪 6 克,川断 9 克,补骨脂 9 克,仙灵脾 9 克,秦艽 5 克,桑葚子 9 克,鸡血藤 9 克,陈皮 5 克。

【用法】水煎服。

【分析】在骨折后期应用补益肝肾诸药,可弥补骨折断端的供血不足,促进筋骨生长。

【功效】补肝肾,健筋骨。主治骨折后期,以达筋骨劲强、关节滑利之效。

【来源】上海市卢湾区中心医院 陈志文

胸宁汤

【方药】苏子 10 克,苏梗 10 克,桃仁 10 克,杏仁 10 克,冬瓜子 30 克,九香虫 15 克,川续断 12 克,白芍 12 克,陈皮 10 克,生军(后下)10 克,生甘草 3 克。

【用法】水煎服。

【分析】疼痛较甚者加制乳香、制没药、地鳖虫,或用官桂末、沉香末、田七末各 2 克分次吞服;胸部积液加仙鹤草、茜草、蒲黄、五灵脂等,或视体质采用逐水利尿

法;骨折中期可加强接骨续筋之力,后期则主要以补养气血、强化筋骨为主。

【功效】宣肺理气,活血散瘀,止咳化痰。主治肋骨骨折导致的胸闷、郁滞、呼吸不畅。

【来源】江苏省兴化县中医院 赵家宏

老年骨折中期药膳

【方药】母鸡 1 只,当归 20 克,炙黄芪 60 克,调料适量。

【用法】将归芪布包,母鸡去毛杂,洗净,放入沸水锅内汆透,取出,放入凉水内冲洗干净,沥净水分,纳归芪于鸡腹中,放盆内摆上葱、姜,加鸡清汤、黄酒、胡椒粉等,用湿棉纸将盆口封严,上笼蒸约 2 小时取出(如将鸡放入锅内,文火煨炖,即成归芪炖鸡)。去棉纸及葱、姜、黄芪等,加味精、食盐调味服食。

【功效】适用于老年骨折中期。

【来源】民间偏方

活血定痛汤

【方药】桑枝 20 克,归尾 15 克,丹皮 10 克,赤芍 10 克,桃仁 10 克,泽兰 10 克,红花 5 克,乳香 5 克,甘草 5 克。

【用法】水煎服。

【分析】如骨折肿退瘀化,可给予行气活血、接骨续筋之药,如川断、地鳖虫、花粉、骨碎补、桑寄生、五爪龙、防风等;若

骨折断端已初步连接,可用牛大力、鸡血藤、千斤拨、杜仲、熟地、首乌、宽筋藤等药以补肝肾,强筋骨。

【功效】活血化瘀,消肿止痛。主治骨折初期瘀血凝滞,积聚不散。

【来源】广东省江门市中医院 周思宪

复方血竭酊

【方药】红花45克,羌活45克,白芷45克,五加皮45克,钩藤30克,官桂30克,甘松30克,乳香30克,没药30克,血竭30克,田七15克,荜拔15克,丁香15克。

【用法】上药蟾酥1味,用95%酒精4000毫升浸泡1个月,然后用纱布滤去药渣。蟾酥液拌于其他药液中即成。用时以外擦皮肤生热为度。

【功效】舒筋活络,温通血脉。主治骨折后期患肢酸楚,关节活动不便。

【来源】江苏南京中医学院附属医院 周福贻

11.11 足跟痛

尿渍法治足跟痛

【方药】花岗石1块,童尿若干。

【用法】取较大的花岗石,煅烧后置于地,以童尿渍于上并立即将足跟部置于石上,任水汽蒸腾,切勿烫伤脚。(无花岗石可用铁块代之。临床常用芒硝饱和液与白酒调匀,取代童尿,亦有效)。

药浸法治足跟痛

【方药】苏木、白附子、麻黄、当归、川芎各30克。

【用法】水煎浸洗脚部,同时用手搓揉足跟,以利药液浸入肌肤。每次15分钟,每日2次。

【分析】苏木,性味甘;咸;辛凉。归心、肝、胃、脾经。苏木与川芎,二者皆能活血祛瘀止痛。苏木活血而祛瘀热,川芎行血中气滞。二药还可相配应用,其活血、消瘀、止痛作用增强。

祁艾乌梅治足跟痛

【方药】祁艾60克,乌梅10克。

【用法】放入水中煎出药汁,倒入盆内,再将烧砖烧红放入药液盆内,患足放于蒸汽上熏洗,并用衣物遮盖,待药冷至温度适宜后,将患足跟底部放于砖块上乘热下压数分钟(药液可以反复使用),每日 1 ~ 2 次,连续 7 ~ 10 天为 1 个疗程。

酸乌梅

【方药】乌梅若干。

【用法】取乌梅适量去核,加入少许醋捣烂,再加入少许盐,搅匀,涂敷在患足处,用纱布盖好,用胶布固定。每天敷 1 次,连用一段时间,有效果。

【来源】民间验方

川芎粉治足跟痛

【方药】川芎 45 克。

【用法】上药研成细末,分成 3 份,装入小布袋内缝好。将药袋装入鞋里,直接与患足痛处接触,每次用 1 袋,3 袋交替使用,换下药袋晒干仍可用。

【来源】民间验方

熟地山药治足跟痛

【方药】熟地 12 克,山药 25 克,山萸肉 12 克,桑寄生 12 克,牛膝 9 克,木瓜 12 克,白芍 25 克,甘草 3 克。

【用法】每日 1 剂,水煎服。15 日为 1 个疗程。

【功效】补益肝肾,强筋健骨,主治老年人足跟痛(肝肾精血亏损)。

【来源】民间验方

白芥子治跟骨骨刺

【方药】生白芥子适量。

【用法】研粉备用。取白芥子粉适量,加醋调成稠膏状,敷于患部。

【分析】白芥子味辛,性温;归肺、胃经。具有豁痰利气、温经除寒、散结消肿的功效,主治咳喘痰多、胸满胁痛、胃寒吐食、肢体麻木、寒湿痹痛、结核等。

【功效】利气豁痰,温中散寒,通络止痛。主治跟骨骨刺。

【宜忌】肺虚咳嗽、阴虚火旺者忌服,外敷有发泡作用,皮肤过敏者忌用。

熟地牛膝治跟骨骨刺

【方药】熟地、狗脊、牛膝、赤芍、威灵仙各 9 克,丝瓜络 15 克,鹿角胶(烊化)6 克。

【用法】每日 1 剂,水煎服。

【功效】温阳补肾,活血止痛。主治跟骨骨刺。

【来源】民间验方

三生散

【方药】生南星、生半夏、生草乌、细辛各等份,鸡蛋清适量。

【用法】先将前 4 味药研为极细粉末后,装入瓶内备用,用时,以鸡蛋清调药粉成糊状,外涂患处,卧床休息。每日换 1 次药。另可用黑膏药或凡士林等,在火上烤化,掺入药粉适量,调匀,趁热贴患处,外用绷带或者胶布固定。3 ~ 5 天换 1

次药。

【功效】温化寒痰,燥湿散结。主治足跟痛。

【来源】民间验方

透骨草治足跟痛

【方药】透骨草12克,红花、白芷、伸筋草各6克,五加皮、川芎、海桐皮、鸡血藤、赤芍各9克。

【用法】加水煮沸,取药液先熏后洗。待药液温度适宜时泡洗足跟部。每日1~2次,每次10~15分钟,7~10天为1个疗程。

【来源】郭旭光

八仙逍遥散

【方药】荆芥10克,防风10克,羌活10克,独活10克,当归10克,川芎10克,川乌5克,干姜10克,白及10克,宽筋藤30克,金银花藤30克,大黄15克。

【用法】上药粗磨,布包,将药袋放入洗脚盆里,加入温开水泡脚,1日1次,以全身自汗出为度。患者避风,避免走长路,穿软底鞋。

【功效】温经止痛,活血化瘀。适用足跟痛。

石灰石醋熏蒸治足跟痛

【方药】食醋1500毫升,石灰石中心部分1000克。

【用法】石灰石碎成小块放盆中,加食醋,使石块完全浸于食醋中,煮沸。将患足悬于盆上熏蒸20分钟,待药液冷却变温后,用药液浸洗患足20~30分钟,浸洗过程中可随时加温,使药液保持一定温度,药液无变质时可重复使用3~5天。每天2次,5天为1个疗程。

仙人掌外敷

【方药】仙人掌适量。

【用法】仙人掌适量,刮去其两面毛刺,然后剖成两半,用剖开的一面敷于患足痛处,外用胶布固定,敷12小时后再换半片,冬天可将剖开一面烘热再敷患处,一般宜晚上敷,治疗期间宜穿布底鞋,适量活动,使气血经脉畅通。

【分析】仙人掌,性寒,味苦、涩。入心、肺、胃三经。以全株入药(刺除外)。四季可采。鲜用或切片晒干。具有行气活血、清热解毒、舒筋活络、散瘀消肿的功效。

【来源】民间验方

荔枝莲子粥

【方药】荔枝肉、莲子各10克,大米50克。

【用法】上药一同熬粥服食,每日1次,7天为1个疗程。

【功效】补益气血,濡养筋脉。适用于气血亏虚型足跟痛,主要表现为局部疼痛且反复发作,日久不愈。

【来源】民间验方

枸杞韭菜粥

【方药】枸杞 10 克,韭菜 30 克(洗净切段),大米 50 克。

【用法】大米先熬粥,快熟时加入韭菜段和枸杞,再煮1~2沸即可,每日 1 次,7天为 1 个疗程。

【功效】补益肝肾,强筋壮骨。适用于肝肾不足型足跟痛,主要表现为局部困痛,行走则疼痛加剧,伴头目眩晕、腰膝酸软、肢软乏力等。

【来源】民间验方

足跟痛治疗偏方

【方药】威灵仙 150 克,防风、荆芥、白芷、大黄、山栀子、黄柏各 50 克。

【用法】上诸药打成粉末,放入煎药盆中加适量白醋加热至适当温度,把患足放入盆中浸泡1~2 小时(药液至踝部),若药液变凉须重复加热,药液减少重复加醋。每天治疗 2 次,7 天为 1 个疗程,连用 1 ~ 4 个疗程。

【功效】对治疗足跟痛有很好的效果。

【来源】胡静芬

消瘀止痛散

【方药】当归 20 克,川芎 15 克,乳香 15 克,没药 15 克,栀子 15 克。

【用法】上药研末备用。用时将药放在白纸上,药粉面积按足跟大小,厚约 0.5 厘米,加热后敷于患处。

【分析】足跟痛一症,有肾精不足所致,有瘀血阻络而成,本方中当归、川芎、乳香、没药均为活血消瘀、通经活络之药;栀子一味,有凉血散瘀、消肿止痛之功效。诸药合用,外敷患处,能起到活血消瘀、通经止痛之功。

【功效】活血消瘀,通经止痛。主治瘀血阻络所致的足跟痛。

【功效】中医骨伤科函授学院 白忠仁

11.12 风湿性关节炎

樱桃酒

【方药】新鲜樱桃 500 克,白酒 1000 毫升。

【用法】樱桃洗净置坛中,加白酒浸泡,密封,每 2 ~ 3 日摇动 1 次,15 天即成。每日早晚各饮 10 毫升樱桃酒,吃樱桃8 ~ 10 枚。

【功效】祛风胜湿,活血止痛。适用于风湿腰腿疼痛、屈伸不利者。

【来源】民间验方

芪参茶

【方药】黄芪5克,西洋参5克。

【用法】上药切成薄片,与茶叶混匀后,开水冲泡10分钟,即可饮用。1天1剂,可饮6~8次。

【功效】用于风湿性关节炎老年患者由于气阴两虚而夜寐不安、多汗者。

樱桃酱

【方药】樱桃500克,白糖、柠檬汁各适量。

【用法】选用个大、味酸甜的樱桃,洗净后先将樱桃去核儿;将果肉和白糖一起放入锅内,加800毫升水,用旺火将其煮沸后转中火煮,撇去浮沫再煮;煮至黏稠状时,加入柠檬汁,略煮一会儿,离火,晾凉即成。

【功效】补中益气,生津止渴。适用于风湿腰膝疼痛、四肢麻木、烦热等症。

【来源】民间验方

玄参麦冬茶

【方药】玄参8克,麦冬8克。

【用法】与茶叶少许和匀,开水泡10分钟后饮用。

【功效】可用于老年性风湿性关节炎患者口干、心烦者。

樱桃汁

【方药】樱桃100克,凉开水1杯。

【用法】樱桃洗净后去核儿,放入榨汁机中加凉开水榨成樱桃汁,倒出饮用(可加适量白糖调味)。

【功效】此汁适宜于风湿性关节炎,表现为四肢关节屈伸不利者。

【来源】民间验方

红芸豆粥

【方药】红芸豆50克,薏苡仁50克,冰糖50克。

【用法】放入高压锅内,加入足量的水,大火烧开后,用小火煮焖15分钟食用。每日1次,长期坚持,效果更好。

【分析】红芸豆富含的花色苷和皂苷,可降低关节局部炎性组织的含量,花色苷和皂苷通过抑制炎性组织的合成或释放,可起到消炎、缓解疼痛的功效。

【功效】有效缓解风湿疼痛。

【来源】民间验方

秦艽桂枝药枕

【方药】取秦艽、桂枝、羌活、独活各30克,桑枝50克,乳香、乳没各20克。

【用法】共研粗粉,干炒(不可炒煳)后,放入适量白酒拌匀(要将药湿透),装入布袋,敷在患处,每次敷药时间不限,以药温度低于体温为止。每日敷 2 次,每服药可用 2 天,每次用药如前法炮制。

【功效】主治慢性风湿性关节炎、早期类风湿性关节炎及骨节关节炎等,中医辨证为风寒湿痹型,症见肢体关节疼痛,关节屈伸不利,局部畏寒,得热则痛减,遇寒则剧。

【来源】齐姬

酒烧鸡蛋

【方药】红皮鸡蛋 3 枚,50 度以上白酒适量。

【用法】将 3 枚红皮鸡蛋洗净擦干,放入瓷盘,再倒入 50 度以上白酒适量(以不浸没鸡蛋为宜)。盘底先加热一会儿,再点燃白酒,至自行灭火。然后将鸡蛋和残酒一同吃完,上床蒙头发汗(时间在晚上),轻者 1 次,重者 3 次。

【来源】江西省彭泽县中医院 刘国应

治疗风湿性关节炎方

【方药】当归、双勾藤、穿山龙、樟树寄生、桑树寄生各 15 克,红花 5 克,桂枝 12 克,猪蹄 1 只(约 2000 克)。

【用法】上药加水酒适量,先煎 20 分钟取汁与猪蹄炖熟食。

【来源】王健

治风湿性关节炎方

【方药】鲜姜 100 克,米醋 500 毫升。

【用法】两者加水 500 毫升烧沸。用毛巾蘸水,趁热敷患处 10 分钟,再用双手用力按摩患处 60 ~ 100 次,每天早晚如此治疗 1 次。

【功效】主治风湿性关节炎。

【来源】李欣

治关节冷痛方

【方药】葱头、生姜各 500 克。

【用法】2 药共捣烂绞汁,米醋烧滚开后,将葱、姜汁放入,再熬成膏样,摊厚布上,敷于关节冷痛处。1 剂药可连续敷用 3 ~ 5 天。使用 2 ~ 3 剂可显效。

【功效】祛寒湿,通经脉,止痛。主治关节冷痛。

【来源】邢佳丽

牛膝五加皮热敷

【方药】牛膝、五加皮、当归各 30 克。

【用法】共同捣碎,加入生盐 250 克,炒热,装入布口袋摊敷患处,药冷后再炒热继续敷。隔天换 1 次药,疗效颇佳。

【功效】治风湿腰痛。

【来源】民间验方

朝天椒泡酒

【方药】朝天椒 50 克,60 度白酒 1000 毫升。

【用法】取 50 克朝天椒,洗净,用 60 度白酒 1000 毫升浸泡,放置 10 天以上(时间越长越好）。用时首先将患部洗净，然后用棉签蘸药酒反复擦拭，晚间睡觉前和早晨起床后各擦 1 次，1 周时间即可见效。

【分析】朝天椒具有刺激消化道黏膜、增强食欲和帮助消化之功能，食后可扩张血管，改善血液循环，不仅能抵御风寒，预防伤风感冒，还具有祛风除湿、防冻伤、脱发和预防坏血病、夜盲症等功效。因此，用朝天椒泡酒对风寒湿痹有一定治疗效果。

【功效】祛风，散寒，除湿，清热，舒经通络。

11.13 其他关节疾病

牛膝桂心散

【方药】山茱萸 100 克，怀牛膝 100 克，桂心 60 克。

【用法】将以上原料洗净，晒干或晾干，共研成细末，备用。每日 1 次，每次 3 克，以黄酒送服。

【来源】民间验方

桑葚桑枝酒

【方药】新鲜桑葚 500 克，新鲜桑枝 100 克，红糖 500 克，白酒 1000 毫升。

【用法】将桑枝洗净、切断，与桑葚、红糖同入酒中浸泡，1 个月后可饮。随量饮用，以不醉为度。

【来源】民间验方

牛膝酒糟

【方药】牛膝 500 克，糯米 1000 克，甜酒曲适量。

【用法】先将牛膝洗净，同放入砂锅中，加适量水煮 2 ~ 3 次，取部分药汁浸糯米，另一部分药汁于糯米煮熟后，拌和甜酒曲，于温暖处发酵为酒糟。每日 1 次，每次取酒糟 30 克煮食。

金银菊花茶

【方药】茶叶 5 克研末，金银花 5 克，菊花 6 克。

【用法】开水冲泡，每日多次饮用。

【功效】用于患者关节疼痛、发热、发红者。

【来源】民间验方

鲜小蓟蓖麻子

【方药】新鲜小蓟 10 克，蓖麻子（去皮）5 克。

【用法】捣成膏,均匀敷于关节上,厚度约五分硬币厚,外用塑料薄膜包扎,上盖毛巾,4 小时后关节处发热,可见米粒及豆粒大小红色斑疹,微痒。敷药时间一般夏季 4~6 小时,秋冬季节 6~8 小时,注意不可敷药时间过长,以免起水泡。

【分析】小蓟(别名刺儿菜)甘凉,内服可以凉血止血,止痛祛瘀,消痈肿,外用借其祛瘀止痛作用,治疗关节痹痛。蓖麻子甘辛平有毒,外用能祛风湿,开通关窍经络,止诸疼痛,主治风寒湿痹。两者合用起协同作用,故治疗关节炎效果显著。

【功效】主治关节炎。

【来源】韦春桃

中药药浴治疗膝关节麻木

【方药】威灵仙、伸筋草、鸡血藤各 20 克,透骨草、桑寄生、当归、川牛膝各 20 克,制乳香、制没药各 10 克,苏木、独活各 15 克。

【用法】将上药用 4000 毫升水煎煮沸后换小火煎 15 分钟,将药液倒入药浴桶内,趁着药液的蒸汽先熏膝关节和踝关节,等药液温度合适时再浴腿。每次 30 分钟,每天 1 次,每剂药用 2 天。

中药熏洗治疗

【方药】荆芥、防风、苏木、红花、花椒、伸筋草、透骨草、泽兰各 15 克。

【用法】将上药加水 3000 毫升,浸泡 1 小时后,煮沸 10 分钟,滤出药液,至温度降至 70℃左右时倒入盆中,将患病关节置于盆口处熏蒸,待药液温度降至不烫时,将患病关节置于药液中泡洗,洗后擦干。一般每日熏洗 2 次,每次 30 分钟。注意药液不可口服,如熏洗过程中病人出现头晕、恶心呕吐等不良反应,应立即停止治疗。

【分析】熏洗治疗使中药有效成分通过肌肤渗透吸收,直接作用于患部,而避免口服给药对胃肠的刺激。此法疗效确切,患者易于接受。

【功效】本方具有祛风除湿通痹、活血散瘀止痛的作用。适用于创伤性关节炎。

【来源】王谦

血热型膝关节滑囊炎

【方药】金银花 30 克,连翘 10 克,当归 10 克,赤小豆 30 克,防己 12 克,鸡血藤 20 克,牛膝 15 克,车前子 20 克。

【用法】水煎服,每日 1 剂。

【功效】对血热型膝关节滑囊炎有效,症见膝关节肿胀,有明显波动感,浮髌试验阳性,扪之灼热,有压痛。

黄连解毒汤合五神汤

【方药】黄连 9 克,黄芩 6 克,黄柏 6 克,栀子 9 克,茯苓 12 克,金银花 15 克,牛膝 10 克,车前子 12 克,紫花地丁 15 克。

【用法】水煎服,每日 1 剂,分 3 次服用。

【分析】暑湿重者加佩兰、薏苡仁、六一散等;热毒余邪重者加生地黄、牡丹皮;蓄瘀化热者加桃仁、红花、丹参、三七等。

【功效】清热解毒,利湿化瘀。治疗初期化脓性关节炎。

【来源】《骨伤科疾病中西医诊疗技术》

五味消毒饮合黄连解毒汤

【方药】金银花 20 克,野菊花 15 克,蒲公英 15 克,紫花地丁 15 克,紫背天葵子 15 克,黄连 9 克,黄芩 6 克,黄柏 6 克,栀子 9 克。

【用法】水煎服,每日 1 剂,分 3 次服用。

【分析】湿热重者加薏苡仁、茯苓、泽泻、车前子;热毒内盛症见高热神昏,甚或谵妄属危候,上方加水牛角、生地黄、牡丹皮。

【功效】清热解毒,凉血利湿。治疗酿脓期化脓性关节炎。

【来源】《骨伤科疾病中西医诊疗技术》

托里消毒散

【方药】人参 3 克,川芎 3 克,白芍 3 克,生黄芪 3 克,当归 3 克,白术 3 克,茯苓 3 克,金银花 3 克,白芷 1.5 克,甘草 1.5 克,皂角刺 1.5 克,桔梗 1.5 克。

【用法】制成散剂冲服,或按病情酌定剂量,水煎服,每日 1 剂。

【功效】治疗溃脓期化脓性关节炎。

【来源】《骨伤科疾病中西医诊疗技术》

肝肾阴虚型关节炎偏方

【方药】枸杞子、菊花、熟地、生地、山药、山萸肉、茯苓各 15 克,当归、沙参、川楝子、泽泻、丹皮、天冬、麦冬、石斛、威灵仙各 10 克

【用法】水煎,分 3 次服用,每日 1 剂。

【功效】补益肝肾。治疗肝肾阴虚型关节炎,症见痛以酸痛为主。

寒型关节炎治疗偏方

【方药】当归、黄芪、桑枝各 15 克,桂枝、防风、附子(先煎 1 小时)、葛根、独活、威灵仙、地龙、赤芍各 10 克,生姜 4 片。

【用法】水煎,分 3 次服用,每日 1 剂。

【功效】温经散寒止痛。治疗寒型关节炎,症见关节疼痛,遇寒加重。

第 12 章

妇科

▼

12.1 痛经

益母草玄胡煲乌鸡汤

【方药】益母草 30 克,玄胡 15 克,红枣 8 枚,乌鸡 1 只,瘦肉 100 克(2~3 人用量)。

【用法】将益母草、玄胡分别洗净,稍浸泡;瘦肉洗净,切小块;乌鸡去除内脏等后洗净,斩大块;先将乌鸡飞水去血水,后将所有材料放入,加适量水,武火先煮 15 分钟,后改文火煲 1 个小时,加食盐调味,去药渣吃肉喝汤。

【功效】有效调理痛经。

【宜忌】需注意的是,益母草忌铁器,故煲此汤时不宜选用铁锅或铁碗盛放。

【来源】郭丽娜

中药泡脚治痛经

【方药】白芍、当归、川芎、熟地、白术、杜仲、黄芪各 15 克。

【用法】煮水泡脚。

【分析】泡脚方法虽很简单,但每次泡脚要坚持 30 分钟以上,且持续 3 个月才有很好的效果。盆中药液量应浸没踝关节,如果药液不足量,可加适量温水。泡脚之前可先用热气熏蒸一会儿脚部,等水温适宜时开始泡脚,泡洗过程中可加热水,最好是能泡至全身微微渗汗,泡脚时脚应在药中不停活动,让足底接受药渣轻微的物理刺激,最好是用手擦揉涌泉穴和脚趾,尤其是大脚趾。煎煮过的中药可反复利用几次。

【功效】补气养血。适用气亏血虚型痛经,症见经期或经后小腹隐隐作痛,用手按腹部也会有轻微的疼痛感,月经量少、色淡。

【来源】葛少娟

乌豆蛋酒汤

【方药】乌豆(黑豆)60 克,鸡蛋 2 个,黄酒或米酒 100 毫升。

【用法】将乌豆与鸡蛋加水同煮即可。

【功效】具有调中、下气、止痛功能。适用于妇女气血虚弱型痛经,并有和血润肤之功效。

【来源】民间验方

气滞血瘀型痛经治疗偏方

【方药】柴胡、白芍、丹参、山药各 12 克,茯苓 15 克,香附、当归、郁金、莪术各 10 克,枳壳 9 克,川芎、甘草各 3 克。

【用法】水煎,分 3 次服用,每日 1 剂。

【分析】疏肝理气,化瘀止痛。

【功效】适用于气滞血瘀型痛经,症见经期腹痛,或前或后,经前乳胀,经量中等,有瘀块,色暗红,舌质淡、边有瘀点,舌苔薄白,脉细弦。

【来源】全国名老中医、广西区人民医院中医科主任医师 张达旭

姜艾薏苡仁粥

【方药】干姜、艾叶各 10 克,薏苡仁 30 克。

【用法】将前 2 味水煎取汁,将薏苡仁煮粥至八成熟,入药汁同煮至熟。

【功效】具有温经、化瘀、散寒、除湿及润肤功效。适用于寒湿凝滞型痛经。

【来源】民间验方

刘寄奴治疗痛经

【方药】刘寄奴 20 克,肉桂 6 克,桂枝 9 克,炙甘草 6 克,饴糖 15 克,白芍 20 克,炒灵脂 12 克,生蒲黄 20 克,生姜 10 克,大枣 6 枚。

【用法】水煎服。

【分析】刘寄奴性温、味苦,入心脾二经,专入血分,临床多用于经闭不通、产后瘀阻、跌扑损伤等症。其苦能降泄,温可

通行。

方中肉桂、白芍、炙甘草、饴糖、生姜、大枣为《伤寒论》之小建中汤,有温中补虚、和里缓急之效,加肉桂下行而补肾,导火归原以去其寒。灵脂、蒲黄活血、散瘀、止痛。

【功效】祛瘀通络,温经散寒。适用痛经,证属瘀阻冲任,寒客厥阴。

【来源】民间验方

山楂膏治痛经

【方药】新鲜山楂 1000 克。

【用法】山楂洗净后加清水,文火熬煮至山楂烂熟,加红糖 250 克,再熬 10 分钟,待其成为稀糊膏状。经前 3～5 天开始服用,每日早晚各吃山楂膏 30 毫升,直至经后 3 天停服,此为 1 个疗程,连服 3 个疗程即可见效。

【分析】山楂味酸、甘,性温。具有消食化积、健脾开胃等功效。山楂有活血化淤行气的作用,是气滞血淤型痛经患者的食疗佳品。

【功效】适用于治疗血淤型痛经,症见行经第 1～2 天小腹疼痛,经量少,经色紫黯夹血块,血块排出后疼痛减轻,伴乳房胀痛,甚至伴恶心、呕吐、腹泻、冷汗淋漓。

痛经治愈验方

【方药】益母草 15 克,桃仁、红花各 10

克,生地 10 克,白芍 10 克,川楝子 10
克,当归 15 克,五灵脂 10 克,延胡索 15
克,乌药 15 克,小茴香 8 克,党参 15 克,
川芎 10 克,甘草 10 克,薏苡仁 30 克,桂
枝 10 克,蒲黄 3 克,半夏 6 克,生姜 2 片,
莲子肉 30 克,黄芪 15 克,山药 20 克。

【用法】5 剂,水煎服。

【分析】芍药又与甘草合成芍药甘草汤,
缓急止痛,酸甘化阴,补阴之不足,治一
切疼痛之症。再加失笑散、金铃子散行气
化瘀止痛以加强止痛之效。同时以党参、
黄芪补中益气,薏苡仁、山药健脾止泻,小
茴香、桂枝温脾暖宫,温通经脉。若患者
经期前后伴有腰痛则加川断、狗脊,经期
伴呕吐者加小半夏汤以降逆止呕。

【功效】健脾益气,活血祛瘀。适用脾虚
气滞血瘀型痛经,症见月经周期正常,经
前腰痛,乳房胀,7 天净,经期腹坠痛。

【来源】民间验方

姜枣花椒汤

【方药】生姜 25 克,大枣 30 克,花椒
100 克。

【用法】将生姜去皮、洗净、切片;大枣洗
净、去核,与花椒一起放入瓦煲中,加水 1
碗半,用文火煎至大半碗,去渣取汁。每
日 1 剂。

【功效】具有温中止痛的功效。

【来源】韩新华

当归粥

【方药】当归 10 克,粳米 50 克,红糖
适量。

【用法】先将当归煎汁去渣,然后加入粳
米、红糖共煮成粥。经前 3~5 天开始服
用。每日 1~2 次,温热服。

【功效】本品行气养血,活血止痛。适用
于气血虚弱型痛经、经血量少、色淡质稀。

【来源】民间验方

速效救心丸妙用治痛经

【方药】速效救心丸适量。

【用法】疼痛发作时,取本品 2~4 粒舌下
含服,再取本品 5 粒研为细末,置于伤湿
止痛膏中央,外贴关元、气海穴,固定,每
日 1 换,一般用药 5~20 分钟疼痛可止。
为预防痛经,可于每次月经来潮前 3 天,
取本品 3~5 粒研为细末,置于伤湿止痛
膏中央,外贴关元、气海穴,每日 1 换,至
月经来潮后停用,连续使用 2~3 个月经
周期即可。

【功效】可芳香温通,活血化瘀,通络
止痛。

【来源】民间验方

月枣汤

【方药】月季花 10 克,大枣 12 克。

【用法】水煎加适量蜂蜜调服。

【功效】对经期潮热有很好的食疗效果。

【来源】民间验方

经期腹冷刺痛经验方

【方药】赤芍、元胡、没药各 15 克,当归、川芎、蒲黄、五灵脂各 9 克,小茴香 6 克。

【用法】水煎,分 3 次服,每日 1 剂。于行经前 7 天开始服用,连服 7 天。

【功效】本方治疗妇女痛经寒凝血瘀型,症见经期腹冷刺痛,月经多,挟血块。

【来源】民间验方

玄胡益母草煮鸡蛋

【方药】玄胡 20 克,益母草 50 克,鸡蛋 2 个。

【用法】将以上 3 味加水同煮,待鸡蛋熟后去壳,再放回锅中煮 20 分钟左右即可饮汤,吃鸡蛋。

【功效】具有通经、止痛经、补血、悦色、润肤美容之功效。

【来源】民间验方

茯苓桃仁煎水治痛经

【方药】茯苓 15 克,桃仁 12 克,桂枝、赤芍、丹皮各 10 克。

【用法】每日 1 剂,水煎,分 3 次服。

【功效】调和气血,化瘀止痛。主治气血失和型痛经。月经先后不定期,每逢月经来潮,腹痛如锥刺,腰痛如折,舌紫暗苔薄,脉涩。

【来源】王可喜

月季花汤

【方药】月季花 50 克。

【用法】洗净,加水 150 毫升,文火煎至 100 毫升,去渣取汁,加冰糖 30 克、黄酒 10 克,溶化调匀服用。

【功效】能活血化瘀,适于月经不调、痛经等症。

【来源】民间验方

12.2 其他经期疾病

酥炸月季花

【方药】牛奶 200 克,小麦面粉 400 克,鸡蛋黄 4 个,白砂糖 100 克,盐,发酵粉少许。

【用法】加少量水调成面糊;4 个蛋清打成高丽糊调入面糊中;月季花 100 克用糖渍半小时,和入面浆,用勺舀面浆于五成热的油中炸酥,作早晚餐或点心食用。

【功效】有疏肝解郁、活血调经的作用，适用于月经不调、血瘀之经期延长者食用。

【来源】民间验方

乌骨鸡汤

【方药】乌骨鸡 1 只，当归、黄芪、茯苓各 15 克。

【用法】将鸡洗净，去肠杂，把药放入鸡腹内用线缝合，放砂锅内煮熟，去药渣，加入调味品后食肉喝汤，分 2～3 次服完。月经前每天 1 剂，连服 3～5 次。

【功效】健脾养心，益气养血，适用于气血不足所致的月经过少，经色稀淡，头晕眼花，心悸怔忡，面色萎黄，少腹空坠，舌质淡红，脉细等。

【来源】民间验方

八珍益母粥

【方药】当归、川芎、白芍、熟地、党参、茯苓、炙甘草、白术、益母草各 10 克，大米 100 克，白糖适量。

【用法】将诸药择净，放入药罐中，加清水适量，浸泡 5～10 分钟后，水煎取汁，加大米煮粥，待熟时调入白糖，再煮 1～2 沸即成，每日 2 剂，7 天为 1 个疗程，连续 5～7 个疗程。

【功效】可益气扶脾，养血调经。适用于月经后期量少而渐至停闭，面色苍白或

萎黄，头晕目眩，心悸怔忡，气短懒言，神倦肢软，或纳少便溏，唇舌色淡，脉细弱或细缓无力。

【来源】民间验方

固冲汤加减

【方药】党参 18 克，黄芪 30 克，白术 15 克，炒白芍 12 克，龙骨、牡蛎各 18 克，乌贼骨 30 克，茜草 6 克，甘草 6 克。

【用法】3 剂，水煎服。

【功效】健脾益气，固摄止血。适用于治疗月经过多，症见正值经期，量多，色红有块，头昏眼花，神疲乏力，小腹不适。

【来源】民间验方

调经活血粥

【方药】菟丝子、鸡血藤、泽兰、香附、丹参、当归、熟地黄、赤芍、红花、乌药、白术、木香、川芎、延胡索、吴茱萸各 10 克，大米 100 克，红糖适量。

【用法】将诸药择净，放入锅中，加清水适量，浸泡 5～10 分钟后，水煎取汁，加大米煮粥，待粥熟时下白糖，再煮 1～2 沸即成，每日 2 剂，7 天为 1 个疗程，连续 5～7 个疗程。

【功效】可活血化瘀，理气行滞。适用于月经数月不行，精神抑郁，烦躁易怒，胸胁胀满，小腹胀痛或拒按，舌边紫暗或有瘀点，脉沉弦或沉涩。

【来源】民间验方

鳖鸽汤

【方药】鳖甲 50 克,白鸽 1 只。

【用法】将白鸽洗净,鳖甲打碎,放入白鸽腹内,共放瓦锅内,加水适量。炖熟后调味服食。隔天 1 次,每月连服 5~6 次。

【功效】补肾精,益精血,主治肝肾阴虚导致的闭经,月经超龄未至,或初潮较迟,量少色淡,渐至闭经,或闭经日久。

【来源】《民族医药报》

香砂六君粥

【方药】木香、砂仁、党参、茯苓、白术、甘草、法夏、陈皮、桃仁、红花各 10 克,大米100 克,白糖适量。

【用法】将诸药择净,放入锅中,加清水适量,水煎取汁,加大米煮粥,待熟时调入白糖,再煮 1~2 沸即成,每日 1 剂,7天为 1 个疗程,连续 5~7 个疗程。

【功效】可燥湿祛痰,活血通经。适用于痰湿阻滞所致的月经停闭。

【来源】民间验方

乌贼骨茜草汤治带下

【方药】党参 15 克,焦白术 18 克,炒山药15 克,龙骨、牡蛎各 12 克,乌贼骨 15 克,茜草 6 克,车前子 12 克。

【用法】5 剂,水煎服。

【分析】此方除以党参、白术、炒山药健脾燥湿,以车前子利湿止带外,还用了乌贼骨、茜草、龙骨、牡蛎固涩止带,收到了好的治疗效果。

【功效】健脾除湿,固涩止带。适用于治疗带下量多,色白如涕,神疲乏力,头晕腰酸。

【来源】民间验方

参归鸽肉汤治妇女血虚经闭

【方药】乳鸽 1 只,党参 30 克(或人参 15克),当归 15 克(或再加大枣等)。

【用法】加水及调料煲汤服。

【分析】鸽肉味咸性平、无毒,有滋阴壮阳、补肝肾、益气血、祛风解毒之功效,主治虚羸、消渴、妇女血虚经闭等症。乳鸽肉质细嫩,营养十分丰富,据现代科学分析,其中优质蛋白质可达21%~22%,而脂肪含量比鸡肉低,只占 1%~2%;还富含人体需要的各种氨基酸,总量可达97%,并且完全可被消化吸收。

【功效】适用于治疗妇女血虚经闭。

【来源】民间验方

柴胡疏肝散加味

【方药】柴胡 10 克,枳壳 10 克,香附 10克,杭芍 10 克,桃仁 6 克,红花 10 克,川芎 10 克,怀牛膝 10 克,川断 10 克,狗脊15 克。

【用法】水煎服,每日 2 次。

【分析】方中白芍养肝敛阴,和胃止痛,与柴胡相伍一散一收,助柴胡疏肝,相辅相成共为主药。枳壳、香附可增强疏肝行气,活血止痛之效,桃仁、红花、牛膝活血化瘀,故服后肝气调达,血脉通畅。加入川断、狗脊,有补肝肾、强筋骨之效。

【功效】适用于治疗月经过少,症见月经不规律,经量减少,行经只1日,无血块,伴腹痛腰痛。

【来源】民间验方

核桃参须凤爪汤

【方药】核桃仁30克,参须10克,鸡爪8～10只,红枣5颗,干香菇5朵,生姜5片。

【用法】将上述材料洗净后放入瓷锅内,加水,水面应高过食材5厘米左右。大火烧开后转文火炖煮50分钟,加入少许盐、胡椒即可。

【分析】此方参须、红枣可补脾补气血,凤爪补肝并有天然胶原蛋白,核桃补肾,并可滋养脑细胞,增强记忆力及抗衰老。

【功效】预防女性经期延迟。

【来源】民间验方

树皮瓜种治疗血崩

【方药】方瓜种40～100克,杏树内皮40～100克。

【用法】上药均焙干研为末,2药末加在一起,搅匀,黄酒冲服。

【功效】用于治疗血崩,症见持续数十天出血不止,出现面色苍白、头晕目眩、心慌气短和全身无力等。

【来源】民间验方

月月顺茶

【方药】决明子3克,益母草3克,红糖5克。

【用法】把药材洗净加水350毫升入锅中,中火煮沸5分钟,加入红糖拌匀即可。

【分析】决明子可清肝火,排毒解宿便,益母草可调经,消水肿,活血,缓解肩颈僵硬,红糖可补中益气,活血去瘀排毒。

【功效】此方适合常熬夜族群,可有效缓解经期延迟症状。

【来源】民间验方

复经汤

【方药】柴胡10克,当归12克,白芍15克,绿萼梅10克,月季花6克,川芎12克,红参15克,白术15克,香附12克,丹皮10克,茯苓15克,熟地18克,酸枣仁15克,川牛膝12克,桃仁12克,菟丝子15克。

【用法】每日1剂,水煎分3次温服,30日为1个疗程。

【功效】疏肝化瘀,益气养血,调补冲任。主治原发性闭经,继发性闭经,月经量少等病。见经量少或突然出现无诱因的停闭,或月经数月不行,或久婚不孕,伴有情志抑郁,经前胸胁胀痛,头昏耳鸣,面色萎黄,神疲倦怠,心悸气短,失眠纳差,腰膝酸软,下腹隐痛等。

【宜忌】同时调节情志,以新鲜饮食为主,多食豆类食品,少食辛辣厚味之品。

【来源】黎志远

蔷薇炖瘦肉

【方药】鲜蔷薇花 20 克,蔷薇根 30 克,猪瘦肉 500 克,葱、姜、绍酒、盐、味精、白糖各适量。

【用法】将蔷薇花洗净沥干,根洗净,劈开剁碎,与花同装入洁净纱布袋内,扎紧袋口。葱洗净,切段,姜洗净拍破。猪肉洗净,切成 3 厘米长、2 厘米宽的肉块,放入锅内,加清水适量,放入药袋,并加绍酒、葱、姜、盐、白糖,旺火烧沸,撇去浮沫,转用中火炖熬至肉熟烂,捞去药袋不用。食肉喝汤,每日 2 次。

【功效】治月经过多。

【来源】民间验方

12.3 乳腺炎

酢浆草治急性乳腺炎

【方药】新鲜酢浆草全草适量。

【用法】洗净,捣烂,搓成黄豆大小药丸,塞入患乳对侧鼻孔,6 小时后取出,再换 1 丸,每天换药 2 ~ 4 次。1 ~ 2 天可愈。

【功效】主治急性乳腺炎。

【来源】邹裕丰

八珍汤加味

【方药】当归 15 克,白芍 30 克,熟地黄 30 克,川芎 10 克,黄芪 30 克,党参 30 克,白术 10 克,茯苓 12 克,白及 12 克,炙甘草 9 克。

【用法】水煎服,每日 1 剂。外用生肌散(炉甘石粉 20 克,煅石膏粉 30 克,混匀高压消毒),撒于疮面处,纱布包敷。服药 8 剂后疮口清稀脓液渗出极少,有红色新鲜肉芽组织生出,切口明显缩小,面色较前红润,纳食增加,自汗止,余症俱轻。上方略作加减,续服 7 剂后疮面愈合,诸症消失。

【分析】方中当归补血并能活血;白芍补血敛阴,缓急止痛;熟地黄质柔且润,滋阴养血;川芎通行气血;黄芪补气升阳,固表止汗,托疮生肌;党参补脾益胃,健运中气;白术补脾益气;茯苓健脾补中;白及收敛生肌;炙甘草补脾益气,调和诸药。

【功效】补益气血,生肌敛疮。适用于治疗乳腺炎术后刀口迁延不愈,辨证属气血两虚、疮口失养所致,症见疮面色淡红。伴面色少华,肢体倦怠乏力,纳食不香,时常自汗等症状。

【来源】马建国 张向峰

川楝子治急性乳腺炎

【方药】川楝子20克。

【用法】将川楝子连皮和仁捣碎晒干,炒微黄,研细末。每次取9克,加入红糖60克,用黄酒或开水100~200毫升冲服,每日1~2次,连服2~5次可愈。治疗期间停用其他药物。

【分析】急性乳腺炎,中医称为"乳痈",常见于妇女产后。多为金黄色葡萄球菌感染所致。中药川楝子疏肝郁,清胃热,对金黄色葡萄球菌有抑制作用。川楝子配以红糖,可防川楝子之苦寒伤胃,又可缓解川楝子的毒性,还可温经通络。

【功效】用于治疗急性乳腺炎。

【来源】郭旭光

蒲公英汤治疗乳腺炎

【方药】蒲公英30克,漏芦20克,桔核20克(或用荔枝核代替),银花15克,白芷15克,瓜蒌15克,连翘15克,青皮12克,当归12克,柴胡12克,甘草6克。

【用法】水煎服。

【分析】本方蒲公英、银花、连翘具清热消肿之功;柴胡、青皮疏肝理气;桔核、漏芦、瓜蒌、当归具软坚消块之功,配合白芷,更具发散消核之力。结合辨证加减可治疗各期之乳腺炎。

【功效】疏肝清热,理气通络。主治乳腺炎。

【来源】石油部二公司职工医院 贾增运

远志米酒治急性乳腺炎

【方药】远志25克。

【用法】以淡米酒(低于10度的糯米酒为佳)适量,浸过药面,再加300毫升水,文火煮沸3分钟即可,温服。每日1剂,21天为1个疗程。

【分析】远志是常用的安神益智中药,同时又有祛痰、行血、消肿之功效。宋代陈言在《三因方》中提到,远志"治一切痈疽,最合温通行血之义,而今之疡科,亦皆不知,辜负好方,大是可惜。"药理研究表明,远志含皂甙 A、B 和远志定碱等成分,具有明显的抑制多种病菌生长,抗炎消肿、活血止痛的作用。故上方对治疗疮疡肿毒、乳房肿痛等皆有良效。

【功效】通血脉,止疼痛,退湿热。用于治疗急性乳腺炎,局部红肿热痛,影响哺乳,脉细数者。

【来源】民间验方

金针猪蹄汤

【方药】干金针菜 24 克,猪蹄 1 只。

【用法】将金针菜泡发,撕成细丝,与猪蹄一起加水同煮,加盐和调料适量,煮熟后吃肉、喝汤。每日 1 次,连吃 3 ~ 4 次。

【功效】对促进乳腺炎痊愈、缓解乳腺疼痛有效。

【来源】民间验方

升麻膏

【方药】升麻 150 克,黄丹 150 克,菜油 560 毫升。

【用法】将升麻砸碎,放油中浸泡 2 天,倒入锅内煎熬,待升麻色枯,去渣;入黄丹,武火熬至滴水成珠,入冷水中牵拉数十次,去水再熬开,离火退热,入瓷罐中备用。敷用时,先将患处用桉叶汤或生理盐水洗干净,然后贴上此膏药,1 天 1 换。

【分析】升麻能解百毒及风肿诸毒,治疗痈,行瘀血,为治疗疮良药;黄丹有止痛生肌之功,能解热拔毒,长肉去瘀,为外科常用之药料;菜油能消肿散结。

【功效】活血止痛,去瘀生新。主治急性乳腺炎和疮疖、痈疽等化脓感染。

【来源】四川省忠县 周康杰

12.4 乳腺癌

天门冬绿茶

【方药】天门冬(即天冬)8 克,绿茶 2 克。

【用法】将天门冬捣碎后与绿茶一同放入杯中,用沸水冲泡,加盖闷 15 分钟,即可饮用。一般每天 1 剂,可加水冲泡3 ~ 5 次,饮至最后,将天门冬嚼食咽下。

【分析】可养阴清火,生津润燥,防癌抗癌。

【功效】现代研究发现,天门冬具有抗肿瘤作用,能延长抗体存活时间,从而增强机体的免疫能力。有临床研究称,以天冬为主,采用中西医结合手段治疗多种癌症,总有效率为84%,其中对乳房肿瘤疗效最高。绿茶擅长清热解毒、生津润燥,且具有防癌抑癌功效。上 2 味配伍成茶饮用,尤其适宜于中老年乳腺癌、宫颈癌患者以及出现阴虚火旺者,坚持饮用有良好的辅助治疗效果。

【来源】民间验方

参芪猴头鸡汤

【方药】党参 15 克,黄芪 30 克,猴头菌 100 克,大枣 10 枚,母鸡肉 250 克,清汤适量。

【用法】猴头菌泡发切块,鸡肉切块,共放蒸钵内,加料酒、姜、葱,以保鲜纸封口,炖熟食用。

【功效】适用于乳癌手术后或化疗后神疲、气短、心悸等气血亏虚患者。

【来源】民间验方

慈菇蟹蜜丸

【方药】山慈菇 200 克,蟹壳 100 克,蟹爪(带爪尖)100 克。

【用法】共研细末,以蜜为丸,每丸重 10 克,每日 3 次,每次 1~2 丸,饭后用。

【功效】解毒散结,适用于治疗乳腺癌。

【来源】河北中医 伍瑞文

蜈蚣蝎子治乳腺癌

【方药】全蝎 6 克,蜈蚣 2 条,核桃 4 个。

【用法】将核桃一开两半,一半去仁,将 2 药放入,再将另一半对合捆住,放火上烧,使之冒青烟为度研末,分 2 次服,黄酒送下,每日 2 次。

【功效】本方消瘀散结,适用于乳腺癌。

【来源】民间验方

乳腺癌治疗偏方 1

【方药】党参、天冬、桃仁各 9 克,夏枯草、海藻、昆布各 12 克,王不留行子、石见穿、黄药子各 30 克,漏芦、赤芍各 15 克,葶苈子、牡蛎、车前子各 30 克,大枣 10 个。

【用法】每日 1 剂,水煎服。

【功效】益气活血,软坚散结,适用于乳腺癌。

【来源】上海龙华医院

土贝母治乳腺癌

【方药】土贝母、核桃隔、金银花、连翘各 15 克。

【用法】每日 1 剂,酒水煎服。

【功效】清热解毒,适用于乳腺癌已溃。

【来源】《姚希周济世经验方》

乳腺癌治疗偏方 2

【方药】乳香、没药、雄黄各 5 克,麝香 4.5 克。

【用法】每服 9 克,陈酒送下。

【功效】消肿散结止痛,适用于治疗乳腺癌。

【来源】《外科症治全生集》

野葡萄根治疗乳腺癌

【方药】猕猴桃根、野葡萄根各 30 充,八角莲、生南星各 3 克。

【用法】每日 1 剂,水煎服。

【功效】解毒化痰,适用于治疗乳腺癌。

【来源】《肿瘤的诊断与防治》

螃蟹壳治疗乳腺癌

【方药】生螃蟹壳120克。

【用法】拣杂,洗净,晒干或烘干,焙黄后研成细末,装瓶备用。每日2次,每次6克,温开水冲服。

【分析】研究人员发现蟹壳有抗癌作用,认为蟹壳中所含的几丁聚糖具有抗癌抑癌活性。日本东北药科大学等机构研究发现,几丁聚糖是免疫促进物质,而且具有直接攻击癌细胞的作用。

【功效】具有软坚散结,防癌抗癌之功效。该方对各期乳腺癌,可辅助临床手术及术后放疗、化疗,发挥控制病情发展、减轻临床症状、促进机体防癌抗癌的作用,对乳腺癌未破溃者尤为适宜。

【来源】民间验方

12.5 其他乳房疾病

麦芽治经前乳房胀痛

【方药】生麦芽200克。

【用法】麦芽放入砂锅内,加水300毫升,煮沸后文火煎煮20分钟,滤出药液,再加水200毫升,沸后再煮10分钟,滤出的药液与第1次药液混合即可,早晚分服。每次经前3天连服3剂。共服3~5个月经周期即可治愈。

【分析】生麦芽有回乳、健脾消食、疏肝解郁的功效,故能治疗经前乳房胀痛。

【功效】适用经前乳房胀痛,中医认为主要由于肝气郁结、疏泄失常所致,故宜疏肝解郁。

【来源】民间验方

蒲公英外敷肚脐治乳腺增生

【方药】蒲公英、香附、白芷、薄荷各15克;紫花地丁、瓜蒌、丹参各9克。

【用法】研成细末混匀,贮瓶备用,敷贴时取上药末适量,加醋调成糊状,敷脐中,以纱布覆盖,胶布固定,两天换药1次,8次为1个疗程。

【分析】药物通过脐部快速吸收,沿经络至脏腑,起到调和脏腑功能、畅通气血的作用,能治疗多种疾病。

【功效】适用于治疗肝郁气滞型乳腺增生,表现为胸闷嗳气,乳房胀痛,或结节随喜怒而消长。

【来源】民间验方

枸橘李粉方

【方药】枸橘李(即香橼)100 克。

【用法】8~9 月果实未成熟时采摘,日晒夜露,至全部干燥,即成枸橘李,研粉备用。每日 2 次,每次取枸橘李干粉 5 克,用适量黄酒加温水(调匀)送服。

【功效】本食疗方适用于肝郁气滞引起的乳房良性肿块。

【来源】民间验方

乳核肿痛治疗验方

【方药】柴胡、香附、白芍、丹参、王不留行、白芥子各 12 克,海藻、当归各 10 克,白花蛇舌草、黄芪各 15 克。

【用法】每剂服 2 日,水煎服,经期停服,1个月服 10 剂为 1 个疗程。并可加用外用法:黄体酮 20~60 毫克,用其药液浸湿药棉,局部外敷,外用塑料薄膜覆盖,胶布固定,每 5 天换药 1 次,也可直接将药棉缝制于文胸内面。

【功效】疏肝解郁,活血化瘀。主治乳腺增生病,局部有结节,或有疼痛感等。

【来源】张能变

白芷治乳头皲裂、红肿、乳头破损

【方药】白芷适量。

【用法】白芷研成细末,用适量乳汁调成稀糊状,外涂患处。每日 2~3 次,3~5日可痊愈。

【分析】白芷,又名香白芷。味辛,性温,归肺、脾、胃、大肠经。具有祛风解表、散寒止痛、除湿通窍、消肿排脓的功效。现代药理研究证明,白芷除了具有解热、镇痛、抗炎等作用外,还能改善局部血液循环,消除色素在组织中过度堆积,促进皮肤细胞新陈代谢,进而达到美容的作用,临床常用于治风寒感冒、头痛、牙痛、眉棱骨痛、鼻渊、肠风痔漏、赤白带下、痈疽疮疡、毒蛇咬伤等。

【功效】对于乳头皲裂、红肿或乳头破损均有疗效。哺乳时用香油润药后取下。温水洗净即可。

【来源】民间验方

金橘叶茶

【方药】金橘叶(干品)30 克。

【用法】秋季金橘成熟采摘后收集金橘叶,洗净,晒干或烘干,贮存备用;或从中药店购买,经拣杂,洗净纱布过滤,去渣,取汁放入容器中即成。代茶饮,或当饮料,频频饮用之。

【功效】本食疗方适用于肝郁气滞引起的乳房良性肿块。

【来源】民间验方

乳癖消汤

【方药】夏枯草 12 克,连翘 20 克,柴胡 6

克,枳实 12 克,白芍 20 克,青皮 10 克,瓜蒌 30 克,当归 10 克。

【用法】上药凉水浸泡半小时,文火缓煎半小时,剂量为 400 毫升左右,早晚分服。月经前 5 天服药,连续服 5 剂,月经期不服药,等下次月经前 5 天再服 5 剂药,月经不正常时,只要有结节痛胀或比平时肿大时就开始服 5 剂药,一般多有良效。

【功效】用于治疗脑中风并乳腺增生。

【来源】民间验方

海带鳖甲猪肉汤

【方药】海带(洗净,切块)、鳖甲(打碎)、瘦肉各 65 克。

【用法】共煮汤,汤成后加入适量盐、麻油调味即可。每日分 2 次温服,并吃海带。

【分析】方中海带咸寒,含维生素 B_2、维生素 C、胡萝卜素及丰富的碘;鳖甲咸寒,软坚散结。

【功效】不仅可防治乳腺小叶增生,而且对预防乳腺癌有效,是价廉物美的食疗方。

【来源】民间验方

参苓白术散合归脾汤加减

【方药】黄芪 30 克,党参 20 克,白术 15 克,茯苓 15 克,山药 15 克,砂仁 3 克(后下),薏苡仁 20 克,当归 10 克,酸枣仁 15

克,木香 10 克,陈皮 6 克,炒麦芽 60 克,红枣 10 枚。

【用法】水煎服,每日 1 剂。

【功效】用于更年期乳溢。

【来源】民间验方

柴贝汤治乳腺囊性增生

【方药】柴胡、皂角刺、蒲公英、紫花地丁、橘核、白芷、白茯苓、瓜蒌各 10 克,射干、夏枯草各 15 克,连翘 20 克,浙贝母、甘草各 6 克。加减:伴带下色黄量多,加板蓝根、半枝莲各 20 克;肿痛明显加制乳香、制没药各 10 克;肝郁明显,加郁金、香附各 10 克;病程在 1 年以上加白僵蚕 6 克,全蝎 3 克,天花粉 20 克;适经行量少加益母草 20 克,当归 10 克。

【用法】每日 1 剂,水煎,分 3 次服用。

【分析】方中柴胡疏肝;橘核理气止痛;皂角刺、浙贝母化痰散结;蒲公英、紫花地丁、白芷、射干、瓜蒌、连翘清热解毒,消瘀散结;夏枯草清肝火,散郁结;白茯苓健脾渗湿,防肝木乘伐脾土;甘草调和诸药。全方共奏清热解毒,化痰散结,消肿止痛之功效。

【功效】疏肝解郁,化痰散结。适用于治疗乳腺囊性增生,多由情志内伤,冲任失调,痰瘀凝结所致。

【宜忌】治疗期间患者应保持心情舒畅,

善于自我调节情绪,防情志不畅,内伤肝脾,同时忌食辛辣发物。

【来源】鄂州 魏北涵

少女经期乳房胀痛方

【方药】山楂 15 克,当归 15 克,郁金 15 克,柴胡 15 克,川芎 10 克,丝瓜络 10 克,甘草 5 克。

【用法】水煎服,每日 1 剂。

【功效】用于治疗少女经期乳房胀痛。

【来源】民间验方

12.6 妊娠期疾病

麦地粥

【方药】鲜麦冬汁、鲜生地汁各 50 克,生姜 10 克,粳米 50 ~ 100 克。

【用法】先将粳米及生姜煮粥,再下麦冬汁与生地汁,调匀煮成稀粥。每日 2 次,空腹食。

【功效】安胎,降逆,止呕。适用于治疗妊娠恶阻,呕吐不下食。

【来源】《圣济总录》

白术鲫鱼粥

【方药】白术 10 克,鲫鱼 30 ~ 60 克,粳米 30 克。

【用法】鲫鱼去鳞甲及内脏,白术洗净先煎汁 100 毫升,然后将鱼与粳米煮粥,粥成入药汁和匀,根据病人口味加入盐或糖。每日 1 次,连服 3 ~ 5 日。

【功效】健脾和胃,降逆止呕。适用于治疗脾胃虚弱型恶阻,症见孕后 2 ~ 3 个月脘腹胀闷,呕恶不食,或食入即吐,浑身无力,倦怠思睡,舌质淡,苔白,脉缓滑。

【来源】《食疗百味》

鲜竹茹粥

【方药】鲜竹茹、糯米各 50 克。

【用法】先用鲜竹茹煎汁去渣,加入糯米煮成稀粥。每日 2 ~ 4 次,稍温服。

【功效】益气和中。适用怀孕 2 个月后发生呕吐、服药不见效者。

【来源】民间验方

过期妊娠薏苡仁糖水引产

【方药】薏苡仁 150 克。

【用法】薏苡仁加水 300 毫升,煮开后,加入适量红糖继续煮,熟透后水与渣 1 次服完,每日 1 次,连服 3 天,煮服第 1 天或第 2 天引起规则腹痛者不需继续服用。

【分析】薏苡仁是一种药食同源之物,中医认为其质滑利,易诱发流产。药理实验证明薏苡仁对子宫平滑肌有兴奋作用,可促进子宫收缩,而且胎儿宫内窘迫及新生儿窒息发生率较低。

【功效】用于过期妊娠引产,效果显著。

肾气不足型胎漏胎动不安方

【方药】党参 15 克,山药、炒白术、枸杞子、续断、杜仲、菟丝子、桑寄生各 10 克。

【用法】水煎,分 3 次服用,每日 1 剂。

【功效】同肾安胎,佐以益气。用于胎漏胎动不安属肾气不足型。症见腰酸腹坠,阴道漏红,量少色淡,头晕耳鸣,小便频数。

【来源】周玉海

香米阿胶粥滋阴安胎

【方药】明水香米 100 克,阿胶 12 克,赤砂糖若干。

【用法】将明水香米淘洗干净,加入清水,先用武火煮沸,再用文火煎熬 20～30 分钟。另将阿胶捣碎,在粥将熟时放入阿胶和少量赤砂糖,边煮边搅匀,稍煮即可。

【分析】明水香米产于山东章丘明水镇,是驰名全国的特产,明水香米,稻粒皆黄,呈半透明体,油润光亮,香味浓郁,当地流行着"一地开花香满坡,一家做饭香

四邻"的赞语,自明代开始为向朝廷交纳的贡品。

【功效】养血止血,滋阴安胎。

【来源】民间验方

妊娠腹泻

【方药】黄芪 30 克,炒白术、车前子各 20 克。

【用法】水煎,分 3 次服用。

【功效】用于治疗妊娠期间腹泻。

【来源】周建明

妊娠便秘治疗偏方

【方药】黄芪 30 克,当归 10 克,玄参 20 克。

【用法】水煎,分 3 次服用。

【功效】适用妊娠便秘,效果显著。

【来源】民间验方

姜汁牛奶

【方药】鲜牛奶 200 克,生姜汁 10 克,白糖 20 克。

【用法】将鲜牛奶、生姜汁、白糖混匀,煮沸后即可。每日 2 次,温热服用。

【功效】此方具有益胃、降逆、止呕之功效,治妊娠呕吐疗效颇佳。

【来源】广西南宁 陈惠

艾叶煮鸡蛋

【方药】鸡蛋 1 个,艾叶 1 把。

【用法】鸡蛋与艾叶同水煮(禁用铁锅),蛋熟后剥去皮,再煮 10 分钟。吃蛋不饮

汤。妊娠后即开始食用,每日 1 次,连续吃 10 天。以后每月定期吃 1 次,每次改食 2 个鸡蛋,至妊娠足月为止。

【功效】理气、止血、安胎。用于治疗习惯性流产。

【来源】民间验方

安胎饮加减

【方药】熟地 24 克,杜仲 10 克,川断 9 克,菟丝子 30 克,黄芩 6 克,阿胶 12 克,桑寄生 12 克,焦白术 18 克,生黄芪 18 克,升麻 3 克,甘草 3 克。

【用法】水煎服,每日 1 剂。连服 3 剂。

【分析】《素问·奇病论》云:"胞脉者,系于肾。"肾气不足,胎失所系则难安。故补肾固胎是治疗滑胎的重要方法。安胎之中,桑寄生、川断、菟丝子、杜仲等为安胎要药,可重用桑寄生、川断。医者皆知,川断系伤科要药。但临床验证,川断安胎,力著而无流弊。补肾药中,杜仲、菟丝子、阿胶、熟地,均有良好的益肾安胎作用。方中配少量黄芩,以清热安胎。白术、黄芪、升麻,益气健脾安胎。治滑胎虽重在补肾系胞,然补后天脾土,则可资其化源。补后天,有益先天之妙。

【功效】用于治疗滑胎。

【来源】民间验方

顺肝益气汤

【方药】党参 30 克,当归 30 克,焦术 9 克,炒白芍 9 克,麦冬 9 克,苏子 3 克,六神曲 3 克,砂仁 2 克,陈皮 2 克,熟地 15 克,云苓块 6 克。

【用法】水煎服,3 剂,每日 1 剂。

【分析】妇人妊娠后,血聚于肾养胎,肾属水,为人之真阴。妊娠期,肾水养胎,则无暇养肝,肝失养则怠,肝怠则大逆而动,以致呕吐频作。

【来源】《傅青主女科》

南瓜蒂

【方药】南瓜蒂适量。

【用法】将南瓜蒂(把)放瓦上炙灰存性,研为细末。自受孕 2 月起,每月吃 1 个,拌入炒米粉内同食。或以南瓜蒂 1 个,莲蓬蒂 2 个,烧存性,研末,开水送服。

【功效】用于治疗妇女习惯性流产、胎动不安。

【来源】民间验方

母鸡墨鱼粥

【方药】母鸡 1 只,墨斗鱼(乌贼)干 1 大条,糯米 150 克,盐少许。

【用法】将母鸡宰杀去毛,内脏洗净备用。锅内加水,将母鸡及其内脏同墨斗鱼共炖烂,取浓汤,放入洗净的糯米煮粥。熟时加盐调味。鸡肉、墨斗鱼佐粥。习惯性流产者提前 2~3 个月煮食,或自受孕后每月吃 1~2 次,连服效果更佳。

【功效】用于治疗习惯性流产或胎动不安。

【来源】民间验方

姜丝煎蛋治妊娠呕吐

【方药】鸡蛋 2 个,姜切丝约 2 汤匙或适量,盐少许。

【用法】油 1 汤匙,放下姜丝炒香铲起。烧热锅下油 1 汤匙,打鸡蛋放入锅中,慢火煎至半凝固时,放下半份姜丝,洒下少许盐,煎至两面黄色铲起上碟。余下鸡蛋 1 个与半份姜丝的做法同上。

【分析】姜有益脾胃、散风寒的功效;鸡蛋能滋阴、润燥、养血。

【功效】祛风暖胃,含有蛋白质,食后可达进补目的。

【来源】民间验方

砂仁藿香粥

【方药】砂仁 5 克,藿香 10 克,大米 100 克,适量白糖。

【用法】先把砂仁研成细末备用,把藿香择净,放砂锅内加水浸泡 10 分钟后,水煎取其汁,加入大米熬成粥,粥熟时加入砂仁末和白糖,再煮 1～2 沸即成。每日 1 剂,连续服 3～5 天即可。

【功效】用于治疗妊娠呕吐,效果显著。

【来源】朱本浩

当归芍药散治妊娠腹痛

【方药】当归、茯苓各 12 克,白芍 20 克,白术 9 克,川芎 6 克,甘草 3 克。

【用法】每日 1 剂,水煎,分 3 次服。

【分析】妊娠腹痛一般由脾胃虚弱、肝气郁滞、气血不调所引起。因此,在治疗中以健脾、调理气血、敛阴止痛为主。方中当归味甘辛,补血为主;白芍味酸苦,敛阴止痛;茯苓、白术健脾调理气血;川芎味辛,活血止痛;甘草调和诸药。诸药合用,共奏健脾利湿,调肝补血之效,而达到止痛的功效。

【功效】用于治疗妊娠腹痛,疗效显著。

【来源】民间验方

砂仁生姜粥

【方药】砂仁、生姜各 10 克,竹茹 8 克,大米 50 克。

【用法】先煎 3 味中药,取浓缩汁 50 毫升。然后用 500 毫升水与大米煮熬至粥稠,再加入药汁稍煮一会儿即成,候温食用(每日早晚 2 餐)。

【功效】温胃安胎,主治妇女妊娠初期因恶阻出现的一系列症状,如恶心呕吐,食欲不振等。

12.7 产后病

麦芽甘草粳米粥

【方药】麦芽30克,甘草9克,粳米150克。

【用法】麦芽、甘草加水200毫升,煮至水剩余100毫升时,滤汁去渣。将滤汁、粳米一同入锅,加水同煮,米烂即成。

【分析】麦芽为禾本科植物大麦的果实经发芽干燥而成,生用或炒用均可,有些人认为只有生麦芽才有回乳的作用,其实,两者都有回乳的作用,关键在于剂量要大。麦芽性平,味甘,具有消食和中、回乳的作用,当小剂量(10~15克)应用时,具有消食和中的作用,而大剂量(30~120克)应用时,才有回乳作用。现代药理研究证实,生麦芽中含有的麦角类化合物,有抑制催乳素分泌的作用,炒麦芽同样具有回乳作用,但药力较生麦芽和缓。

甘草性味甘平,能和中缓急,调和诸药。粳米为"世间第一补人之物"。三物合用,是很好的催乳药膳。

【功效】用于产后催乳。

【来源】河北省河间市人民医院 程怀孟

丝瓜鲫鱼汤

【方药】活鲫鱼500克,丝瓜200克。

【用法】鲫鱼洗净去内脏鳞片,背上剖十字花刀。两面略煎后,烹黄酒,加清水、姜、葱等,小火焖炖20分钟。丝瓜洗净切片,投入鱼汤,旺火煮至汤呈乳白色后加盐,3分钟后即可起锅。

【功效】具益气健脾、清热解毒、通调乳汁之功。如根据口味和习惯,将丝瓜换成豆芽或通草,效果亦相仿。

【来源】民间验方

炒黄花猪腰

【方药】猪肾(腰子)500克,黄花菜50克,淀粉、姜、葱、蒜、味精、白糖、植物油、精盐各适量。

【用法】将猪肾一剖为二,剔去筋膜腺体备用。锅烧热后,放葱、姜、蒜入锅煸香,再放入腰花爆炒片刻,至猪腰变色熟透时,加黄花菜、盐、糖再炒片刻,加淀粉勾芡推匀,最后加味精即成。

【分析】猪腰子补肾,适合肾虚之缺乳者。但血脂偏高、高胆固醇产妇要忌食。

中国西南地区有民间把黄花菜称为下奶药,因这味中草药有补虚下奶、平肝利尿、消肿止血等功效。但鲜黄花菜含有"秋水仙碱",经胃肠道吸收,在体内氧化为"二秋水仙碱",具有较大毒性。所以在食用鲜品时,每次不要多吃。食用时,应先将鲜黄花菜用开水焯过,再用清水浸泡 2 个小时以上,捞出用水洗净后再进行炒食,这样秋水仙碱就被破坏掉了。

【功效】用于产后催乳,效果显著。

【来源】民间验方

中药热敷治疗产后乳房胀痛

【方药】路路通、青皮、丝瓜络、王不留行、桃仁各 20 克,乳香、川芎各 10 克。

【用法】将上述药物研成细粉,用棉布制成 22 厘米×22 厘米中央留有 4 厘米×4 厘米大小洞口的单层布袋,将药材装入布袋,用细线密缝封口。将制好的布袋放入微波炉中加热1～2 分钟,使药包温度控制在 45℃左右,患者取平卧位,将布袋外敷于乳房上 15～20 分钟,每日上下午各 1 次,然后配合正确的挤奶姿势排乳。

【分析】产后乳房胀痛若属脉络淤阻证,治疗原则为通络下乳。路路通、青皮、丝瓜络、川芎、乳香、王不留行、桃仁等中药具有活血散结、通经下乳之功效。中药外敷是通过药物加热,在体表皮肤上施以温热疗法,进而起到调节脏腑气血、疏通经脉、活血止痛的作用。

【功效】用于治疗产后乳房胀痛。

【来源】河北衡水 张诚

山楂当归治产后腹痛

【方药】炒山楂20 克,当归15 克,益母草10 克,黄芪 15 克,鸡血藤 10 克,大枣 10 克。

【用法】水煎服,每日 1 剂,饭后温服,5 剂。

【分析】《本草经疏》有"山楂能入脾胃消积滞,散宿血,故治水痢及产妇腹中块痛也"的记载;《本草正》对当归有"其味甘而重,故专能补血,其气轻而辛,故又能行血,补中有动,行中有补,诚血中之气药,亦血中之圣药也。大约佐之以补则补,故能养营养血,补气生精,安五脏,强形体,益神志,凡有形虚损之病,无所不宜"的描述。《本草正》中对当归有"产后儿枕作痛,具当以此为君"的记载。说明山楂、当归乃产后之良药,配以益母草、黄芪、鸡血藤等补血益气化瘀,收得满意疗效。

【功效】适用于治疗产后腹痛,证属血虚夹瘀。

【来源】民间验方

当归生姜羊肉汤治产后气血虚弱

【方药】羊肉 500 克,当归 50 克,生姜 100 克。

【用法】羊肉洗净、切块,用开水焯过,沥干水;当归、生姜分别用清水洗净,生姜切片。将生姜下锅内略炒片刻,再倒入羊肉炒至血水干,铲起,与当归同放砂煲内,加开水适量,武火煮沸后,改用文火煲 2 ~ 3 个小时,调味供用。

【功效】有补气养血、温中暖肾的作用,适用于妇女产后气血虚弱、阳虚失温所致的腹痛,同时,此汤还有助于血虚乳少、恶露不止等症状。

【来源】李训刚

治产后尿潴留方

【方药】肉桂末(吞)1.2 克,车前子 15 克,生黄芪 12 克,冬葵子 9 克。

【用法】水煎服,每日 1 剂。

【功效】补气益肾,调整膀胱和三焦气化。适用于治疗产后尿潴留。

【来源】民间验方

黄芪治产后尿闭

【方药】黄芪 25 克,枸杞子、熟地各 15 克,当归 12 克,白术、陈皮、桔梗各 10 克,升麻、通草各 6 克。产道撕裂者加败酱草、蒲公英各 12 克。

【用法】水煎,分 3 次服用,每日 1 剂。

【功效】用于治疗产后尿闭疗效显著。

【来源】民间验方

桂皮狗肉砂锅

【方药】狗肉 250 克,桂皮 10 克,杜仲、橘皮各 15 克。

【用法】狗肉(黄色老狗肉尤佳)切块,投沸水中焯一下,撇去血沫,捞出洗净。炒锅置武火上,下熟猪油烧热,下狗肉、料酒、姜、葱煸炒片刻倒入砂锅中。砂锅置文火上,下狗肉、杜仲、橘皮、桂皮、盐、鸡汤,盖好锅盖,炖烂,弃二皮、杜仲、姜、葱,撒入胡椒粉、鸡精即可佐餐。

【功效】补益肝肾,散寒止痛。主治产后肾虚之身痛。

【来源】民间验方

紫苏饮

【方药】紫苏 10 克,生姜 3 片。

【用法】水煎取汁,调入红砂糖,当茶饮。

【功效】疏风散寒止痛。主治产后外感风寒之身痛。

【来源】民间验方

黑芝麻粥治产后大便秘结

【方药】黑芝麻 50 克,粳米 100 克。

【用法】黑芝麻 50 克碾细,加粳米 100 克,同煮粥,分早晚 2 次空腹食用。

【分析】黑芝麻富含脂肪、蛋白质和多种脂溶性维生素及钙、磷、铁等微量元素,是补益佳品。其性味甘平,具有滋补五脏、润肠通便之功效,故对产后气血耗损、津亏肠燥所致的大便秘结疗效颇佳。同时因其营养丰富,能增加乳汁,对兼有乳汁缺少者更为适宜。

【功效】主治产后大便秘结,对乳汁缺少者亦有良效。

【来源】《健康生活报》

12.8 不孕不育

艾叶黄芥籽汤熏洗治宫寒不孕

【方药】黄芥籽 35 克,艾叶 30 克。

【用法】先将黄芥籽研末,加水 2000 毫升,先煎艾叶 15 分钟后再将黄芥籽末放入包煎 5 分钟,去渣取汁,趁热盛于干净痰盂内坐浴熏洗 20 分钟,或等凉后再加热坐浴 20 分钟,每日 1 次。于月经结束后 5 天开始,20 天为 1 个疗程。

【分析】黄芥籽性辛热,具有温中散寒、利气豁痰、通经络开窍之功。艾叶辛温,有温经止痛、止血安胎之功。二药合用坐浴熏洗直接作用于胞宫,使积寒渐解,经络通畅,胞宫温暖,月经自调,特别是以黄芥籽为君辛热开窍,能促使阳气升,助阴精转化为阳气,阳气内动卵巢方能排卵。

【功效】用于治疗不孕,按中医辨证分型属肾阳不足、命门火衰、胞宫虚寒者。宫寒性不孕大多由于经期受寒、寒邪客于胞宫、寒凝血脉或素体虚寒、胞宫失养所致。

【来源】李秀珍

气滞血瘀痰阻型不孕治疗偏方

【方药】生山楂、生牡蛎(先煎)各 20 克,白花蛇舌草 12 克,蒲黄、炒当归、赤芍、制香附、玄参、浙贝母、炒续断各 9 克,橘红、姜半夏、炒枳壳各 6 克,川芎、炙甘草各 3 克。

【用法】每日 1 剂,水煎,分 3 次服用。

【功效】理气逐瘀消脂。主治子宫肌瘤、子宫内膜异位导致的不孕症,中医辨证属气滞血瘀痰阻型。

【来源】王永福

枣生贵子汤

【方药】红枣 10 枚,花生 20 ~ 25 粒,桂圆 3 ~ 7 粒,莲子 20 ~ 25 粒。

【用法】先将莲子、花生入砂锅,加水适量,煮 5 分钟后再放入桂圆、红枣,用大火烧开后改小火,炖至花生、莲子软糯,然后加入红糖或蜂蜜调服即可。

【功效】营养互补,相得益彰,服用对妊娠、产后均有裨益。

【来源】朱本浩

妇女肾虚不孕方

【方药】鹿角胶 20 克(烊服),红参 15 克,枸杞子 20 克,甘草 5 克,炮姜 5 克,肉桂 3 克,熟地 30 克,菟丝子 20 克,巴戟天 20 克,肉苁蓉 25 克,砂仁 5 克,白术 20 克。

【用法】水煎服,每日 1 剂,经来期间暂时停药。宜连服 3～5 个月观察疗效。

【功效】峻补肝肾,通调任督,治妇女肾虚不孕,症见身体修长,面色不华,尺脉沉涩无力,舌淡红有齿印,月经量少色淡,或 2～3 个月行经 1 次,妇检子宫发育不良等。

【来源】《民族医药报》

药兜肚方治宫寒不孕

【方药】大附子、大茴香、小茴香、公丁香、母丁香、木香、升麻、五味子、甘遂各 3 克,沉香、麝香各 0.5 克,艾叶 5 克。

【用法】共研细末,用布缝成肚兜,缚于脐腹部。

【功效】有温经暖宫,通脉消痞之功效。用于治疗宫寒引起的不孕症。

【来源】《民族医药报》

益母草炖母鸡

【方药】鲜益母草 30 克(干品 15 克),已下蛋黄雌鸡 1 只(重约 1000 克)。

【用法】宰鸡后去内脏洗净,将益母草洗净切好,加少许盐、姜和米酒调味,放入鸡腹内,然后将鸡放入有盖的大碗中,加少量清水,盖好盖,再放入大锅内用文火炖至鸡熟烂,晚上连鸡肉、药、汤一起吃,吃不完次日晚上再吃。

【功效】用于治疗肾阳不足、子宫虚寒型妇女不孕症,症见腰酸乏力,下腹部坠胀发凉,四肢欠温,舌质淡,苔薄白等。

【来源】民间验方

温胞饮加减

【方药】巴戟天、补骨脂、菟丝子各 12 克,肉桂、附子各 5 克,杜仲、白术、山药、芡实、人参各 10 克。

【用法】水煎服,每日 1 剂。

【功效】温肾助阳,化湿固精。用于治疗肾阳虚型不孕,症见婚久不孕,月经后期量少色淡,甚则闭经,平时白带量多,腰痛如折,腹冷肢寒,性欲淡漠,小便频数或失禁,面色晦暗。

【来源】《医药星期三》

行气消瘀汤调治输卵管不通

【方药】当归 15 克,赤芍 10 克,香附 12 克,白术 12 克,丹皮 10 克,柴胡 10 克,茯苓 15 克,瓜蒌壳 15 克,川楝子炒焦 5 克,路路通 12 克,川牛膝 12 克,桃仁 10 克,丹参 15 克,红花 6 克,橘叶 15 克。

【用法】水煎成浓汁,每日 3 次,连续服用 3 个月为 1 个疗程。

【分析】当归活血通经;桃仁、红花、丹参、赤芍活血祛瘀散症;赤芍、丹皮活血化瘀;香附、柴胡、路路通、川楝子疏肝理气通络;白术、茯苓益脾;瓜蒌壳开胸消胀;川牛膝通利引药下行。全方配伍达到舒肝通滞、活血通经、祛瘀散结、行气开郁之功效。

【功效】行气导滞,活血散结,祛瘀消症。主治因气滞血瘀、输卵管不通导致的不孕症。症见多年不孕,经期先后不定,经期腹痛,行而不畅,量少色暗,有小血块,经前乳房胀痛,精神抑郁,烦躁易怒。

【来源】民间验方

人参鹿尾大补汤

【方药】人参、陈皮各 3 克,鹿尾、母鸡各 1 只,火腿肉、猪瘦肉、水发蘑菇各 50 克,料酒、精盐、白糖、葱、姜、高汤适量。

【用法】将鹿尾巴用开水稍泡取出,洗净污秽,再下沸水滚烧 10 分钟后捞出煺去毛洗净(可反复烫煺毛)。锅烧热放油烧至八成热时,下入葱、姜煸香后,烹入料酒,加入水,将鹿尾巴下锅滚烧 10 分钟后捞出。再重起油锅煸姜、葱,烹入料酒,加入陈皮、鹿尾巴,清水滚烧 10 分钟后,捞起姜、葱,再用文火煨 10 分钟后,捞出鹿尾巴。光鸡洗净后剁去爪,剖成两半,再下沸水锅焯透捞出,剔去大骨待用。瘦肉和火腿各切成 3 件,瘦肉先下开水锅略焯捞起,洗净后同火腿、蘑菇、鸡放入盘内待用。人参洗净上笼蒸软,切成薄片和陈皮一起放入篮子内,然后再把鹿尾巴切成两半放在鸡肉的两旁。将高汤倒入锅内,加入白糖,烧开后再倒入篮子内,加盖后用湿绵纸密封,上笼蒸 1.5 小时取出,启封放盐调味即成。

【分析】人参是我国特产名贵中药,因其功能神奇,能起死回生,古人曾称之为"神草"。人参为很好的强壮剂,有补虚扶正,抗老防衰之功效。《神农本草经》谓之"主补五脏,明目,久服轻身延年",陈皮能行气健脾,鹿尾暖腰膝,益精髓,补肝肾,母鸡肉补虚益气养血,合用则有补元气,养肝肾,益精髓之功效。

【功效】适于元气虚弱,肝肾不足,腰膝酸冷,阳痿、遗精、早泄及女子宫寒不孕之人食用。健康人食之能强身益智,抗衰老。

【来源】民间验方

葛秦生治不孕验方

【方药】柴胡、赤芍、白芍、泽兰、益母草、刘寄奴、生蒲黄、牛膝、菟丝子、枸杞子、肉苁蓉、仙茅、仙灵脾各9克,鸡血藤、女贞子、覆盆子各15克。

【用法】每日1剂,水煎分服。无月经周期者服3剂,停6天,每月服9剂;有周期者

经期服3剂,周期第12~13天再服3剂。

【功效】用于肾虚兼夹瘀血型之多囊卵巢综合征。

【来源】葛秦生

12.9 阴道炎

双石膏治外阴溃疡

【方药】石膏、滑石各10克,黄柏、青黛各5克。

【用法】研末,香油调成糊状涂在患处,每日3次。

【分析】青黛清热泻火,凉血解毒;黄柏清热燥湿,泻火解毒;石膏、滑石清热利湿,生肌收敛。

【功效】主治药疹性外阴溃疡,创面边缘红肿,有脓性分泌物附着。

【来源】张科悦

湿热下注型细菌性阴道炎治疗偏方

【方药】茯苓15克,车前子(包煎)、败酱草、红藤、泽泻、猪苓、栀子、枳壳各10克,通草、生甘草各6克。内热重者,加黄柏、黄芩各10克,龙胆草6克;小便不利、热甚者,加茵陈15克。

【用法】水煎3次合并药液,分3次服用。

【功效】清热利湿,除带止痒。适用于细菌性阴道炎的治疗,症见白带增多,有腥臭味,阴道灼热,性交疼痛,外阴瘙痒,食欲不振,口淡或口苦。

【来源】民间验方

鲜藕鸡冠花水治疗阴道炎

【方药】鲜鸡冠花600克。

【用法】鸡冠花清洗干净,加水适量煎煮,每20分钟添水再煎,一共煎3次后再用小火慢慢熬,等到水汁变少快干锅时加入鲜藕汁500克,再煮几分钟后关火。调入白糖粉搅拌均匀,再晒干,碾成粉末,放入干净的容器中。服用时,用沸水冲开,每天早、中、晚3次服用,每次服用10克。

【分析】鸡冠花味甘性凉,入肝、大肠经,常用于治疗赤白带下、崩漏、便血等。许多治疗妇科炎症的药丸、洗液的成分中

都含有鸡冠花。而莲藕，《本草纲目》中称其为"灵根"，性寒凉，有健脾益胃、清热养阴、凉血行瘀等功效。一般妇女在产后应忌吃生冷的食物，但因藕是消瘀的良药，所以一般不忌食。莲藕榨成汁，营养非但不会流失，还更容易消化。鸡冠花收涩止带，藕汁清热养阴，"双剑合璧"，自然会将妇科疾病斩杀于无形。

【功效】长期坚持服用能清热利湿，杀菌止痒，收涩止带。

【来源】民间验方

阴虚内热型细菌性阴道炎治疗方

【方药】薏苡仁 20 克，山药、生地各 15 克，牡丹皮、金樱子、莲子肉、山茱萸、知母、黄柏、茯苓、泽泻各 10 克。

【用法】水煎 3 次合并药液，分 3 次服用。可另用金银花、蒲公英、千里光、黄柏各 30 克，水煎外洗阴部。

【功效】滋养肝肾，清热止带。用于治疗细菌性阴道炎，症见白带量少，阴道干灼，伴有阴痒，头晕眼花，心烦易怒，口干尿赤，舌质红，舌苔薄，脉细数。

【宜忌】注意治疗期间禁止性生活，注意阴部卫生。

【来源】民间验方

肝肾阴虚型老年性阴道炎治疗方

【方药】生地、山药、女贞子、旱莲草各 12 克，山茱萸、泽泻、丹皮、茯苓、知母各 9 克。带下多加椿根皮 10 克，赤带加栀子炭 9 克，阴痒甚加白鲜皮 10 克。

【用法】水煎，分 3 次服用，每日 1 剂。

【功效】滋补肝肾，清热止带。用于治疗老年性阴道炎，中医辨证属肝肾阴虚型。症见带下量不多，色黄或赤白相兼，质稠，阴道干涩灼热，伴见腰酸腿软，头晕耳鸣。

【来源】山西名医　杜凤英

栀柏地黄丸加减

【方药】白芍、山药、山萸肉各 20 克，黄柏、薏苡仁、干地黄、茯苓、丹皮各 15 克，泽泻、栀子各 10 克，金樱子、煅龙骨、煅牡蛎各 5 克。

【用法】水煎，分 2 次服用，每日 1 剂。

【功效】滋补肝肾，清热解毒。用于治疗肝肾阴虚型外阴溃疡，此型外阴溃疡患者起病较缓，但病情迁延难愈，其溃疡时轻时重，溃疡面呈糜烂性改变，可伴有明显的疼痛（可在夜间加重），并可分泌有蛋清样或灰黑色的脓液。

【来源】民间验方

内服外洗治老年性阴道炎

【方药】内服方药：知母、黄柏各 10 克，生地、女贞子各 12 克，炒麦芽 9 克，紫河车粉 3 克（冲服）。

外洗方药:黄柏、苦参各 30 克,地肤子、蛇床子各 15 克。

【用法】内服用法:每日 1 剂,水煎,分 3 次服用。

外洗用法:煎汤温度适宜时,坐浴 15 分钟,早、晚各 1 次。

【功效】用于治疗老年性阴道炎。

【来源】韩德承

肾虚湿热型老年性阴道炎治疗方

【方药】生地、女贞子、旱莲草、椿根皮、薏苡仁、山药各 12 克,鱼腥草 15 克,黄柏、丹皮、车前子、猪苓、地榆各 10 克。若阴虚内热甚者加地骨皮、胡黄连各 9 克。

【用法】水煎,分 3 次服,每日 1 剂。

【功效】养阴清热,除湿止带。用于治疗老年性阴道炎,中医辨证属肾虚湿热型。症见带下色黄或赤,或赤白混杂,时呈脓带,质稠,有臭味,外阴瘙痒,阴道灼痛,伴见腰酸足软,潮热心烦。

【来源】山西名医 杜凤英

生地知母滋阴汤加减

【方药】石膏 25 克,山药 20 克,麦冬、丹皮、生地、黄柏各 15 克,大黄、知母、金银花、黄连各 10 克。

【用法】水煎,分 2 次服用,每日 1 剂。

【功效】清热除湿,解毒消肿。

【宜忌】应适当地补充维生素 B 和维生素 C,同时要保持外阴的干燥清洁。

【来源】民间验方

蛇床白头翁汤

【方药】蛇床子 30 克,苦参 15 克,白头翁 15 克,仙鹤草 15 克,乌梅 10 克。

【用法】上药加水 2500 毫升,煎至 2000 毫升;每剂煎煮 2 次,滤汁,合并滤液备用。每次取药液约 2000 毫升,煎沸,先熏外阴 5～10 分钟,之后可用消毒过的纱布蘸药液洗涤外阴、阴道 10～15 分钟。每日 1 剂,每剂洗 2 次,7～10 日为 1 个疗程。

【功效】适用于治疗湿毒性滴虫性阴道炎。

【来源】民间验方

鹤草芽治阴道炎

【方药】鹤草芽适量。

【用法】取适量鹤草芽,洗净,加水煎煮,第 1 次 1 个小时,第 2 次 1.5 个小时,去渣,合并滤液,滤过,滤液在 80℃以下减压浓缩成稠膏状,并在 80℃以下干燥、粉碎、过筛,鹤草芽浸膏中鹤草酚含量不应低于 30%。制备时,取甘油明胶加等量鹤草芽浸膏,在栓模中制成栓,每枚重约 3 克左右。制成后常规冲洗外阴、阴道,每日 1 枚,塞于阴道后穹隆部,10 次为 1 个疗程,月经期停用。

【功效】用于治疗阴道炎。

【来源】民间验方

川楝子治老年阴道炎

【方药】川楝子 100 克。

【用法】加水 3000 毫升,武火煎 30 分钟,滤出药液,每次坐浴 30 分钟,每日 2 次。

【分析】川楝子又名金铃子,为楝科植物川楝的果实。川楝子性寒,味苦,能舒肝、行气止痛、驱虫,即川楝子善清肝胆、小肠、膀胱之火,既有导热下行之功,又有理气止痛之效。药理研究发现其还有很好的消炎抑菌作用。

【功效】用于治疗老年性阴道炎。

【来源】民间验方

12.10 盆腔炎

小茴香治盆腔积液

【方药】小茴香 15 克。

【用法】水煎后 1 次服下,患者常常会接连放屁,多数患者 1 次即愈。

【功效】用于盆腔积液,症见妇女突发小腹胀满,B 超显示盆腔积液,伴有尿频症状,但检查小便常规正常。中医认为这是小腹受寒,下焦受寒邪所克,寒性收引,三焦水道不通导致。

【来源】李昌贺

慢性盆腔炎中药外治

【方药】艾叶、透骨草各 250 克,续断、当归、羌活、赤芍各 20 克,白芷、千年健、追地风、血竭、防风、乳香、没药、花椒、红花、独活、桑寄生、丹参、三棱、莪术各 10 克。腰酸困者,加杜仲 15 克;白带有异味者,加黄柏、鱼腥草各 15 克;腹冷痛喜按者,加肉桂、小茴香各 10 克;烦躁易怒、乳房胀痛者,加郁金、合欢皮各 10 克。

【用法】上药用白酒适量拌匀后,打包隔水蒸热,热敷下腹部,每日 1 次,10 天为 1 个疗程,经期停用,3 个疗程为 1 个月经周期。

【分析】女性生殖器官静脉血运丰富,盆腔器官相邻血管壁薄,采用局部热敷、熏蒸等方法能使药物直接浸润渗透到子宫周围,达到治疗目的。

【功效】适用于治疗慢性盆腔炎,效果良好。

【来源】民间验方

大青盐外敷治盆腔炎

【方药】大青盐(非食用盐,中药店有售)1000 克。

【用法】炒热后用布包包好,局部热敷下腹部,每日 1 次。

【分析】大青盐咸寒无毒,取其咸能散结,以除五脏症结、心腹积聚,加热后外敷更能促进局部血液循环,有利于炎症的吸收。

【功效】健脾益肾祛痰湿,清热解毒消痛,活血化瘀散结。用于治疗慢性盆腔炎,多因正气虚弱,湿热及寒湿之邪乘虚而入,蕴结盆腔,致气血运行不畅,日久结成症瘕,形成包块。

【来源】湖北荆州 张裕民

中药外敷治慢性盆腔炎

【方药】千年健、透骨草、艾叶、川椒、羌活、独活、血竭、乳香、没药各 60 克,川断、五加皮、白芷、桑寄生、赤芍、归尾各 120 克。

【用法】将上药加工成细粉末,搅匀,每份 250 克,装入布袋(布袋由纱布缝成 20 厘米×12 厘米长方形,一边封口,一边为可收缩拉紧的开口),隔水蒸 20 分钟,趁热外敷下腹部(以脐下至耻骨联合之间腹部为宜),须注意温度,以免烫伤。

若烫,可在药袋下加棉布,尽量让药袋直接接触腹部,以利于药物渗透于腹部,在药袋不够温热时,可加热水袋,使热敷时间延长,增加疗效。药凉后取下,置于阴凉或冰箱冷藏,第 2 天蒸后再用。1 份可连用 10 天,每日 2 次,每次 30～60 分钟,20 天为 1 个疗程,经期停用。

【功效】清热解毒,行气活血,祛瘀通络止痛。用于慢性盆腔炎。

【宜忌】治疗期间忌食辛香燥热及肥甘厚味食品,饮食清淡,注意个人卫生,避免性生活不节、不洁,劳逸结合,保持心情舒畅。

【来源】河北邢台 刘晓真

清经化滞汤

【方药】柴胡 9 克,当归 15 克,白芍 12 克,延胡索 10 克,川楝子 9 克,红藤 9 克,忍冬藤 12 克,香附 6 克,甘草 3 克。

【用法】水煎服。

【分析】方中柴胡有疏肝解郁之效,名医刘奉五先生曾言:"是气分药,又能入血而行血中之气,在气能调血,在血能调气,所以在调理月经时,多以柴胡配伍而组方。"当归养血活血,白芍和营敛阴,二药合起来养血柔肝之功。川楝子合延胡索名金铃子散,为行气活血、止痛之良方,可行气分之郁,散血分之结。临床常用于肝气不舒所致的小腹疼痛,有良好的疏肝舒筋止痛作用。红藤、忍冬藤可清解郁热,且藤类药善行走窜,故具有通络作用。临床常用于治疗由盆腔炎、附件炎引起的输卵管不通或通而不畅。

【功效】此方有理气活血、清热通络之功效,对慢性盆腔炎有良好效果。

【来源】民间验方

艾叶糕

【方药】艾叶 150 克,蒲黄 20 克,糯米粉 200 克,白糖 30 克。

【用法】艾叶切碎,与其他原料拌匀,揉成团,切成小块之后在锅中蒸熟即可食用。

【分析】蒲黄活血化瘀、止痛,艾叶疏肝解郁,其性温而能除寒,有温中止痛的功效。

【功效】活血化瘀止痛,温补机体的元气,有助于改善慢性盆腔炎的症状。

【来源】陈珂

三黄虎杖汤

【方药】黄芩 15 克,黄柏 15 克,黄连 15 克,虎杖 15 克。

【用法】煎水 100 毫升,药液 38℃时行保留灌肠,每日 1 次,10 次为 1 个疗程。

【分析】方中黄芩、黄柏、黄连均清热燥湿,泻火解毒。黄芩清泻肺火,解肌热,清上焦之热;黄连泻胃火,清中焦之热;黄柏除下焦之热,三药相配清三焦之热。

虎杖清热解毒,活血通络而止疼痛。4 味药均有抑菌作用,对金黄色葡萄球菌、溶血性链球菌、大肠杆菌、变形杆菌等均有抑菌作用,故治疗盆腔结缔组织炎等有效。

【功效】清热解毒,活血消肿,止痛。主治盆腔结缔组织炎、子宫肌炎、子宫内膜炎、输卵管卵巢炎等。

【来源】浙江省温州市第二医院 陈影萍

盆腔解毒汤

【方药】红藤 30 克,败酱草 20 克,蒲公英 20 克,丹参 15 克,赤芍 15 克,薏苡仁 15 克,土茯苓 15 克,丹皮 10 克,金铃子 10 克,甘草 3 克。

【用法】水煎服。药渣用文火炒热后加醋 30 克拌匀,温敷下腹患处。

【分析】方中红藤、败酱草、蒲公英清热解毒,散瘀消肿;薏苡仁、土茯苓清热解毒,健脾利湿;丹参、丹皮、赤芍清热凉血,活血化瘀;金铃子泄肝理气止痛,杀虫抑菌;黄柏清热解毒,燥湿消肿;甘草调和诸药,解毒。

【功效】清热解毒,行气和血,消瘀散结,渗湿止痛。主治急性盆腔结缔组织炎,急性子宫内膜炎,急性子宫肌炎,急性输卵管卵巢炎等。

【来源】江苏省高邮县车逻地段医院 张子惠

12.11 卵巢疾病

莲肉白果粥

【方药】莲肉 30 克,白果 15 克,胡椒 5 克,糯米 100 克。

【用法】将莲肉、白果、胡椒捣碎,和糯米一同放入砂锅,加水适量,煮粥,空腹代替早餐。

【功效】适用于保养卵巢。

【来源】民间验方

甲鱼汤

【方药】山药 50 克,桂圆 50 克,甲鱼 1 只(约 500 克),料酒、精盐、葱段、姜片各适量。

【用法】甲鱼杀死后用开水泡 2 分钟,洗净甲背上黑沙和肚下薄衣,去内脏以及头、足,切块。山药切块,与甲鱼、桂圆一起入锅,加清水,放葱段、姜片、料酒,用强火烧开,调小火焖煮 90 分钟,去掉葱、姜加调味品即成。

【功效】用于预防卵巢早衰。

【来源】民间验方

菱角薏米花胶粥

【方药】菱角 500 克,生薏苡仁 100 克,花胶(鱼肚)150 克,陈皮 20 克,黏米适量,盐少许。

【用法】将各材料分别用清水洗净备用;菱角去壳取肉,花胶先用清水浸透发开并切块;瓦煲内加适量清水,猛火煲至水滚后放入材料,候水再滚起改用中火继续煲至黏米开花成稀粥,调味即可食用。

【功效】健脾去湿,解毒散结,滋养肝肾。适用于治疗卵巢囊肿,并见肥胖,带下量多、黏稠,色黄有异味,阴痒;舌淡红苔白腻,脉滑,症属脾虚湿盛者。

【宜忌】夜尿频或遗尿者不宜使用。

【来源】民间验方

加味银耳粥

【方药】银耳 25 克,红枣 10 枚,枸杞、莲子、桂圆各 20 克,粳米 100 克。

【用法】银耳用温水泡发回软,择洗干净;大枣洗净,泡软去核;莲子、枸杞子、桂圆肉分别洗净,泡软备用;粳米加水适量,然后将上述诸物一起放入煮至粥熟即可。待粥放温后,分次食用。

【功效】用于预防卵巢早衰。

【来源】民间验方

卵巢早衰方

【方药】知母12克,黄柏12克,生地15克,龟板12克,鳖甲12克,女贞子12克,仙灵脾12克,补骨脂12克,赤芍12克,桃仁12克,当归12克。

【用法】水煎服。

【分析】乏力加太子参15克;心烦易怒加丹皮9克、炒山栀12克;症状好转后乙底酚1毫克,每晚1次,连服20天。

【功效】滋阴降火,补肾活血。主治卵巢早衰和无反应卵巢综合征。

【来源】上海医科大学妇产科医院 俞瑾

山楂黑木耳红糖汤

【方药】山楂100克,黑木耳50克,红糖30克。

【用法】将山楂水煎约500毫升去渣,加入泡发的黑木耳,文火煨烂,加入红糖即可。可服2～3次,5天服完,连服2～3周。

【功效】活血散瘀,健脾补血。适用于治疗卵巢囊肿伴有月经不畅;痛经,经前为甚,伴下腹刺痛拒按,且有血块、块出痛减症,适合气滞血瘀者服用。

【来源】民间验方

山药核桃仁炖母鸡汤

【方药】母鸡1只,山药40克,核桃仁30克,水发香菇25克,笋片25克,火腿25克,黄酒、精盐适量。

【用法】将山药去皮切薄片,核桃仁洗净;净母鸡用沸水焯去血秽,放在汤碗内,加黄酒50毫升,精盐适量,鲜汤1000毫升;将山药、核桃仁、香菇、笋片和火腿片摆在鸡面上,上笼蒸2小时左右,待母鸡酥烂时取出食用。

【分析】核桃性温味甘,有健胃补血润肺养神的功效。可用于卵巢囊肿的食疗。

【功效】补气健脾,活血化瘀。适用于治疗卵巢囊肿并现神疲体倦,气短懒言,乏力,动则益甚;下腹隐痛喜按,月经后期量少,舌淡暗,边有齿印,脉细涩,症属气虚血瘀者。

【来源】民间验方

当归羊肉羹

【方药】山羊肉500克,黄芪、党参、当归各25克。

【用法】山羊肉切块,黄芪、党参、当归纱布袋装,同放砂锅内,加水1000毫升小火煨煮,至羊肉烂时加入生姜25克,食盐适量。吃肉喝汤,经常食用。

【功效】适用于预防卵巢早衰。

【来源】民间验方

消症饮

【方药】当归12克,丹参12克,海藻15克,茯苓6克,薏苡仁30克,炮甲珠12

克,川芎 6 克,银花 9 克,连翘 10 克,桔核 12 克,青皮 6 克,延胡 9 克。

【用法】水煎服。

【分析】方中当归、丹参、川芎活血祛瘀;炮甲珠祛瘀散结,消肿排脓;茯苓、薏苡仁利水除湿,健脾渗泄,薏苡仁还有排脓消痈之功,青皮疏肝破气,常与桔核配用理气散结止痛;海藻化痰软坚散结,银花、连翘清热解毒,消肿止痛,该二药又往往与海藻、桔核配用,治疗症瘕结块。全方配伍用治输卵管卵巢炎,尤以慢性者疗效最佳。

【功效】清热解毒,行气活血,利湿散结。主治急、慢性输卵管卵巢炎,子宫肌炎,盆腔结缔组织炎等。

【来源】邱颖恒

12.12 更年期综合征

更年期崩漏经验方

【方药】地榆、小蓟、花蕊石各 15 克,枸杞子、白芍、炒杜仲、艾叶各 10 克,阿胶 9 克(烊化),甘草 3 克。腰酸加桑寄生、川断各 12 克;腹痛加元胡、香附各 10 克;气血虚加党参、黄芪各 15 克。

【用法】水煎,分 3 次服用,每日 1 剂。

【功效】用于治疗更年期崩漏。

【来源】民间验方

黑豆甜粥

【方药】黑豆 50 克,粳米 100 克,红糖适量。

【用法】将黑豆浸泡后,放锅内煮熟,加粳米煮至粥成,调入红糖适量即成。

【分析】黑豆营养价值较高,既能补肾养肝,乌发壮骨,又能活血解毒,利水消肿。研究表明,黑豆是一种天然雌激素替代药物,妇女能通过饮食黑豆来补充体内雌性激素,从而减轻绝经期症状。黑豆还有降脂降压作用,又富含钙,能帮助妇女预防心脏病、骨质疏松和乳腺癌。但黑豆含粗纤维较多,食后不易消化吸收,易腹胀。食用量以每天 30 克为宜,最多不宜超过 60 克。

【功效】适用于治疗妇女更年期综合征。

【来源】民间验方

双肉粥治更年期虚汗

【方药】山萸肉 15 克,莲子肉 20 克,糯米

50 克。

【用法】共煮粥,加红糖适量,每日晨起空腹食用。10 日为 1 个疗程,休息 1 周后继续,连服 2 ~ 3 个疗程。

【功效】治女性更年期虚汗不止。

【来源】范瑛

大枣甘草麦粥

【方药】大麦 50 克,大枣 10 克,甘草 3 克。

【用法】先水煎甘草,去渣,后入大麦及大枣,以文火熬煮为粥。每日 2 次,空腹服食。连服 10 天为 1 个疗程。

【功效】用于治疗妇女更年期虚汗不止。

【来源】民间验方

松子豆腐煲

【方药】豆腐 300 克,松子仁 50 克,白糖 30 克,鸡汤 500 毫升,香菜末 50 克,调料适量。

【用法】将豆腐切成 2 立方厘米的小块,放入开水中煮至浮起,沥水,用牙签扎出浆水;锅中放入葱、姜,油烧至六成热,放入 10 克白糖,文火炒成枣红色,烹入料酒,加鸡汤、松子仁、精盐、白糖 20 克、豆腐、味精,文火炖;边炖边扎眼,使汤汁渗入豆腐丁;待汤收干,豆腐胀起后,迅速盛入盘内,撒上香菜末。佐餐食用。

【功效】适用于治疗妇女更年期综合征。

【来源】民间验方

葛根冲剂

【方药】葛根片适量。

【用法】磨成粉,每次 6 ~ 9 克,温开水冲服,每日 1 次,连服 30 天。

【分析】葛根中含有较多的葛根异黄酮,其化学结构为双酚,与人体分泌的雌激素在结构上十分相似。

葛根异黄酮对雌激素水平具有双向调节作用:当体内缺乏雌激素时,葛根异黄酮可起到补充雌激素的作用;当体内雌激素水平过高时,葛根异黄酮又会阻止雌激素的分泌,使雌激素水平保持平衡。因此常食用葛根不仅能改善心慌、烦躁、腰围变粗、皮肤变糙等女性更年期症状,还有助于预防乳腺癌、子宫癌等疾病。

【功效】适用于缓解更年期女性心慌、烦躁等症状。

【来源】孙阳昭

二仙汤治更年期高血压症

【方药】仙茅、仙灵脾各 15 克,当归、巴戟天、黄柏、知母各 10 克。

【用法】水煎服,每日 1 剂,2 次分服。

【分析】方中用仙茅、仙灵脾温充肾阳,散寒除湿;用知母、黄柏滋补肾阴,善清虚火;当归补血活血,以滋化源;用巴载天补肾藏经,峻补后天。寒温药并用,既滋阴,又补阳,治疗肾虚火旺诸证,有较好疗效。

【功效】用于治疗妇女更年期高血压症,多表现为肾阴肾阳不足和肝阳上亢的特征,症见头痛、头晕、心烦、自汗、筋惕肉瞤、阵发性面部潮红等。

【来源】上海曙光医院

更年期皮肤瘙痒验方

【方药】当归15克,炒白芍10克,生地18克,首乌10克,元参15克,白蒺藜10克,丹参12克,女贞子12克,沙苑子9克,云苓10克,山药18克,黄柏9克,甘草3克。

【用法】水煎空腹服,每日1剂。

【分析】中老年妇女皮肤瘙痒,类似中医"血分疮"。其原因在于妇人更年期,肝肾阴虚,故生内热,热反灼阴,甚则化风,肌肤失去濡养,故见皮肤干燥多屑,热在皮肤,若遇风邪,则发瘙痒。方中当归、炒白芍、生地、元参、首乌、沙苑子、女贞子、黄柏,均为养肝滋肾之品,云苓、山药化湿健脾,丹参活血和血,功建4物,蒺藜去风止痒。

【功效】用于治疗妇女更年期皮肤瘙痒。

【来源】民间验方

当归粥

【方药】当归10克,大米100克。

【用法】将当归切碎,清水炖煮,再将100克大米蒸熟成干饭,把干饭放入当归水中慢熬半小时至汤稠米开即成当归粥。

【分析】当归能抑制酪氨酸酶的活性,进而抑制黑色素生成,可治雀斑、黄褐斑。

【功效】适用妇女更年期综合征。

【来源】民间验方

生熟地黄治更年期盗汗

【方药】熟地黄20克,生地黄15克,麦冬12克,五味子6克。

【用法】煎水喝,每天1次。

【分析】熟地黄能养阴,益精填髓;生地黄能清热,养阴生津;麦冬可养阴生津,润肺清心;五味子能收敛止汗,补肾宁心,益气生津。4药配合能达到补益心肾、养阴、清热、敛汗的作用。

【功效】有效缓解更年期盗汗症状。

【来源】民间验方

桑叶水

【方药】桑叶100克。

【用法】用清水洗净后入锅加1碗清水煎煮至剩余半碗的药液时,调入适量红糖即成,可每天服1剂,分2~3次服完。

【分析】桑叶具有祛风清热、清肝明目的功效,在临床上常用于治疗外感风热、目赤、头痛等病症。同时,桑叶也是一味止汗的良药。桑叶味甘、性寒,具有养血、滋阴、泻热的功效,切中盗汗"阴虚火旺"的病机,因此可有效地治疗更年期盗汗。

【功效】用于更年期盗汗症状,效果良好。

【来源】湖南邵阳 张成长

补血鸡汤

【方药】土鸡腿2只,党参20克,黄芪、白芍、当归各5克,熟地10克,川芎3克,盐、生姜等调味料适量。

【用法】先将党参、黄芪、当归、熟地、白芍、川芎等药材放入锅内,加水3杯,将水烧开后用小火熬至剩1杯,过滤后取药汁备用。将2只鸡腿洗干净切块余烫后,放入锅里,加入4杯水和药汁,最后将锅加盖放入电饭锅蒸熟后,加盐调味即可食用。

【功效】用于治疗妇女更年期综合征。

【来源】曹淑芬

莲子百合粥

【方药】莲子40克,百合30克,粳米30克。

【用法】以上3味同煮粥后食用。

【分析】莲子养心益肾,补脾止泻。百合具有清心安神、养阴润肺的功效。

【功效】适用于更年期综合征的烦躁不宁、焦虑易怒以及脾胃虚弱症状的患者。

【来源】民间验方

甘麦大枣汤

【方药】甘草10克,生小麦30克,大枣5枚。

【用法】上3味用水煎煮后可当茶饮。

【功效】适合更年期综合征以精神症状为主的患者。

【来源】张仲景

养肝补肾治更年期综合征方

【方药】白芍20克,茯苓、泽泻各12克,白术、川芎各6克,山萸肉、当归各9克。

【用法】水煎2次,药液混合后分3次服,每日1剂。

【功效】养肝补肾。主治更年期综合征,中医辨证属肝肾阴虚型,症见月经量少,色鲜红或紫红,面部潮红,精神紧张,心烦易怒,头晕发热,失眠多梦。

【来源】广承芳

第 13 章

男科

▼

13.1 慢性前列腺炎

加味完带汤

【方药】白术 30 克,山药 30 克,人参 6 克,白芍 15 克,车前子 9 克,苍术 10 克,甘草 3 克,陈皮 15 克,黑芥穗 15 克,柴胡 18 克。

【用法】水煎内服,1 日 1 剂。

【功效】具有疏肝理气、燥湿健脾之功效,适用于治疗慢性前列腺炎。

【来源】王学福

化瘀解毒汤

【方药】丹参 9 克,泽兰 9 克,乳香 9 克,赤芍 9 克,王不留行 9 克,川楝子 9 克,桃仁 6 克,败酱草 15 克,蒲公英 30 克。

【用法】水煎内服,1 日 1 剂,1 月为 1 个疗程。

【功效】活血化瘀,清热解毒,化湿利浊。

【来源】王惠芬

清淋化浊汤

【方药】白花蛇舌草 20 克,知母 12 克,菟丝子 18 克,茯苓 18 克,王不留行 15 克,萆薢 15 克,车前子 15 克,益智仁 15 克,泽泻 15 克。

【用法】水煎内服,1 日 1 剂。药渣煎水熏洗会阴部。14 天为 1 个疗程。

【功效】补肾固肾,清热祛湿,化浊通瘀。

【来源】吴维成

活血利湿汤

【方药】龙胆草 9 克,通草 6 克,丹皮 10 克,赤芍 10 克,败酱草 30 克,炒谷芽 30 克,萆薢 15 克,瞿麦 15 克,牛膝 15 克,玄胡 15 克。

【用法】水煎内服,1 日 1 剂。煎 2 次后中药渣加水适量煎汤后坐浴。

【功效】活血行气,清热利湿。

【来源】陈子胜

三草安前汤

【方药】金钱草 30 克,败酱草 30 克,益母草 30 克,三棱 15 克,莪术 15 克,玄胡 15 克,蒲公英 20 克,薏苡仁 20 克,黄柏 10 克。

【用法】水煎内服,1 日 1 剂。药渣煎水熏洗会阴部。

【功效】清热利湿,活血散结,化瘀止痛。

【来源】周初雄

蜂王浆

【方药】蜂王浆适量。

【用法】用开水将蜂王浆配制成 1:100 的溶液。每日口服 2 次,每次 20 ～ 30 克,长期服用。

【功效】滋补强壮,益肝健脾。适用于慢性前列腺炎以及病后全虚,营养不良者。

【来源】民间验方。

胡枝草煎

【方药】胡枝子(牡荆)鲜全草 30 ～ 60 克,车前草 15 ～ 24 克,冰糖 30 克。

【用法】3 味酌加水煎。每日服 3 次。

【功效】润肺清热,利水通淋。适用于前列腺炎,小便淋沥。

【来源】民间验方

葵菜羹

【方药】葵菜适量。

【用法】将葵菜叶洗净,煮沸加入淀粉少量作羹,另以食盐、味精调味即成。空腹食,每日 2 次。

【功效】消炎解毒,清热利湿。适用于治疗慢性前列腺炎。

【来源】民间验方

萝卜浸蜜

【方药】萝卜 1500 克,蜂蜜适量。

【用法】将萝卜洗净,去皮切片,用蜂蜜浸泡 10 分钟,放在瓦上焙干,再浸再焙,不要焙焦,连焙 3 次。每次嚼服数片,盐水送服,每日 4 ～ 5 次,常吃。

【功效】适用于治疗气滞血瘀型慢性前列腺炎。

二紫通尿茶

【方药】紫花地丁、紫参、车前草各 15 克,海金砂 30 克。

【用法】上药研为粗末,置保温瓶中,以沸水 500 毫升泡闷 15 分钟。代茶饮用,每日 1 剂,连服 5 ～ 7 天。

【功效】消炎利尿。适用于前列腺炎、排尿困难及尿频尿痛症者。

【宜忌】脾胃虚寒者忌用。

葡萄煎

【方药】葡萄汁、藕汁、生地黄汁各 150 毫升,白花蛇草汁、王不留行汁各 100 毫升,白蜜 250 毫升。

【用法】将以上各味相和,煎为糖稀状。饭前服 60 毫升。

【功效】适用于治疗前列腺炎、小便淋涩。

白兰花猪肉汤

【方药】猪瘦肉 150 ～ 200 克,鲜白兰花 30 克(干品 10 克)。

【用法】将猪瘦肉洗净,切小块,与鲜白兰花加水汤,加食盐少许调味。饮汤食肉,每日 1 次。

【功效】补肾滋阴,行气化浊。适用于男

子前列腺炎及女子白带过多等症。

白兰花粉

【方药】白兰花适量。

【用法】将白兰花研为粉末。每次取 10 克,温开水送服。每日 3 次。

【功效】适用于治疗前列腺炎。

荸荠汁

【方药】荸荠 150 克(带皮)。

【用法】荸荠洗净去蒂,切碎捣烂,加温开水 250 毫升,充分拌匀,滤去渣皮,饮汁,每日 2 次。

【功效】适用于治疗慢性前列腺炎。

车前绿豆粱米粥

【方药】车前子 60 克,橘皮 15 克,通草 10 克,绿豆 50 克,高粱米 100 克。

【用法】将车前子、橘皮、通草纱布包,煮汁去渣,入绿豆和高粱米煮粥。空腹服,

连服数日。

【功效】适用于老人前列腺炎、小便淋痛。

栗子炖乌鸡

【方药】乌鸡 1 只,栗子、海马适量,盐、姜少许。

【用法】将乌鸡去肠杂、毛,切块,与栗子仁、海马及盐、姜同放锅内,加水适量蒸熟。分 2 ~ 3 次吃完。

【功效】补益脾肾。适用于治疗前列腺炎。

【来源】民间验方

鲜葡萄汁

【方药】新鲜葡萄 250 克。

【用法】新鲜葡萄去皮、核,捣烂后加适量温开水饮用,每日 1 ~ 2 次。

【功效】适用于治疗慢性前列腺炎

【来源】民间验方

13.2 性欲低下

性欲低下偏方 1

【方药】淫羊藿、熟地、阳起石、广狗肾胶各 100 克,菟丝子、制首乌各 200 克,枸杞子 300 克,鹿茸 10 克,黄芪、肉苁蓉、羊鞭胶、水貂鞭胶各 50 克。

【用法】先将菟丝子、制首乌、枸杞子用水煎煮 2 次,每次 2 小时,滤冷合并,浓缩,加 3 倍于水的 95% 乙醇,沉淀 48 小时,过滤,回收乙醇,浓缩成膏状。再将淫羊藿、黄芪、熟地、阳起石、肉苁蓉水煎

煮 2 次,滤液合并,浓缩成膏状,与以上浸膏合并,低温干燥,研粉,过筛,另将水貂鞭胶、鹿茸、羊鞭胶、广狗肾胶研粉,过筛,然后将上述药粉混匀,制成颗粒,装入胶囊,每粒含粉 0.02 克。每服 3 粒,1 月 3 次,1 个月为 1 个疗程。

【分析】淫羊藿,味性辛、甘,温,归肝、肾经。补肾阳,强筋骨,祛风湿。用于阳痿遗精,筋骨痿软,风湿痹痛,麻木拘挛,更年期高血压。中医学认为淫羊藿性味辛甘、温,有补肾壮阳、祛风除湿的功效。淫羊藿茎叶含有淫羊藿苷和挥发油。经证实,淫羊藿有雄性激素样的作用,其功效强于蛤蚧和海马。

【功效】补肾壮阳,益精补虚,适用于性欲低下,肾虚阳痿。

性欲低下偏方 2

【方药】九香虫 50 克,车前子、陈皮、白术各 20 克,杜仲 40 克。

【用法】先将九香虫炒至半熟,车前子微炒用布包,杜仲微炙,上药共为细末,蜜炼为丸,如梧桐子大,每日服 5 克,晚临睡前再服 1 次,以淡盐水或白酒送下。

【功效】补肾益气,适用于肾虚,性欲低下,兼见阳痿不起。

性欲低下偏方 3

【方药】肉苁蓉、五味子、菟丝子、远志、蛇床子各等分。

【用法】将药研成粉末,每日睡前空腹服 6 克,黄酒送服。

【功效】本方温肾助阳,敛精安神,适用于治疗性欲低下、阳痿。

性欲低下偏方 4

【方药】补骨脂 240 克(盐水炒),云茯苓 120 克,韭子 60 克。

【用法】将上药浸入陈醋内,醋高过药面 1 指,加热煮沸,取渣令干为末,再做成丸如桐子大,每服 20 丸,早晚各 1 次。

【分析】补骨脂味辛、苦,性温。入肾、心包、脾、胃、肺经。补骨脂补肾助阳,纳气平喘,温脾止泻。主肾阳不足,下元虚冷,腰膝冷痛,阳痿遗精,尿频,遗尿,肾不纳气,虚喘不止,脾肾两虚,大便久泻;外用于白癜风,斑秃,银屑病。

【功效】温补肾阳,固精涩遗,适用于性欲减退,遗精、阳痿。

性欲低下偏方 5

【方药】生海虾 500 克,核桃仁 80 个,淫羊藿 200 克,白酒 250 毫升。

【用法】先将酒放入合适的容器内,加热;待酒热后投入生海虾,充分浸透,取酒虾焙干为度。核桃仁去皮盐渍,焙干,与海虾共为细末,分作 20 包,1 日服 1 包,每包分 2 次服用,每次取淫羊藿 10

克煎水 100 毫升,分送海虾散,1 个月为 1 个疗程,服药期间禁房事。

【功效】温肾补阳,适用于肾阳不足,命火衰微,性欲低下,阳痿。

性欲低下偏方 6

【方药】熟地、山药、山茱萸、枸杞、鹿角胶、菟丝子、杜仲、当归、肉桂、巴戟肉、肉苁蓉、黄狗肾等各适量。

【用法】水煎服,每日 1 剂,分 2 次服。

【功效】温阳益肾,填精补血,适用于性欲减退,遗精,阳痿。

性欲低下偏方 7

【方药】牛鞭 1 根,韭菜子 25 克,淫羊藿、菟丝子各 15 克,蜂蜜适量。

【用法】将上药焙干为末,蜜为丸,黄酒冲服。

【功效】补火助阳,适用于性欲低下、阳痿诸症。

【来源】民间验方

性欲低下偏方 8

【方药】菟丝子、五味子、蛇床子各适量。

【用法】将药研末,蜜炼丸如梧桐子大,每次饮服 3 丸,每日服 3 次。

【功效】补阳益阴固精,适用于治肾阳不足,精关不固,性欲低下,阳痿、遗精、滑泄。

【来源】民间验方

性欲低下偏方 9

【方药】蛇床子末 90 克,菟丝子(取汁) 150 毫升。

【用法】将 2 味药相合,外涂于阴茎上,每日 5 次。

【功效】温肾壮阳,适用于肾阳不足,性欲低下,阳痿。

【来源】民间验方

性欲低下偏方 10

【方药】冬虫夏草、人参、淫羊藿各适量,乌鸡 1 只。

【用法】将药及乌鸡加水炖服,早、晚各服 1 次,服汤食肉。

【功效】补精髓,益气血,适用于阴阳气血皆虚的性功能减退。

性欲低下偏方 11

【方药】阳起石、蛇床子、香附子、韭子各 30 克,土狗(去翘足煅过)7 个,大枫子 3 克(去壳),麝香、硫黄各 3 克。

【用法】将药研末,炼蜜为丸,指顶大,以油纸盖护贴脐上,用绢袋子缚住。

【功效】补火助阳,适用于治疗肾阳虚衰、命火不足导致的性欲低下,阳痿。

性欲低下偏方 12

【方药】熟地、山萸肉、枸杞子各 15 克,肉苁蓉、锁阳、山药、巴戟肉、白人参、炒枣仁、菟丝子各 12 克,天门冬、甘草各 3

克,淫羊藿叶30克,鹿茸6克。

【用法】将药研为细末,蜜炼为丸,每丸重9克,每日服3次,每次服1丸,白开水送下,忌食腥冷食物。

【功效】滋阴,壮阳,益肾,适用于治疗肾阴、肾阳皆虚所致的性欲低下。

韭菜炒鸡蛋

【方药】新鲜韭菜100克,鸡蛋3只。

【用法】新鲜韭菜洗净切碎,鸡蛋3只(去壳),同切碎之韭菜捣匀,用素油、食盐同炒至熟佐食。在《本草纲目》中,韭菜的功效是:"生汁主上气,喘息欲绝,解肉脯毒。煮汁饮,能止消咳盗汗。"

【分析】在中医里,韭菜有一个很响亮的名字叫"壮阳草",还有人把韭菜称为"洗肠草"。

【功效】温中养血,温肾暖腰膝。

【来源】民间验方

杜仲炖羊肉

【方药】杜仲20克,羊肉250克。

【用法】一般先把杜仲煎成药汤,然后再把药汁加在炖羊肉里,1周吃1~2次。

【分析】杜仲是补肾良药,能缓解腰膝酸软、疲倦遗精的症状。杜仲是杜仲树的树皮,《本草经集注》里记载,在选择杜仲时可以把它折断,里面有像棉纤维一样的白丝,就是质量较好的杜仲。早在1800年前,医圣张仲景就将当归生姜羊肉汤归为食疗方剂,载入《金匮要略》。而《本草拾遗》更是将羊肉与人参相提并论,认为它是温补、强身、壮体的肉类上品。现代营养学也证实,羊肉不仅营养丰富,还含有微量性激素,的确有壮阳作用。

13.3 阳痿

补骨脂粉

【方药】补骨脂50克,核桃仁、杜仲各30克。

【用法】共研细末,每次服9克,每天2次。

【功效】温肾助阳。

淫羊藿酒

【方药】淫羊藿100克,白酒约500毫升。

【用法】将淫羊藿用白酒约500毫升浸泡,每次饮1小杯。

【分析】淫羊藿,性温不寒,能益精气,真

阳不足者宜之——《本草纲目》。

【功效】温肾壮阳。用于治疗肾虚阳痿，腰膝酸软。

【来源】《普济方》

阳痿偏方 1

【方药】芡实 15 克，茯苓 10 克，大米适量。

【用法】将芡实、茯苓捣碎，加水适量，煎至软烂时再加入淘净的大米，继续煮烂成粥。1 日分顿食用，连吃数日。

【分析】芡实，味甘、涩，性平。归脾、肾经。具有益肾固精、补脾止泻、祛湿止带的功能。生品性平，涩而不滞，补脾肾而兼能祛湿。常用于白浊，带下，遗精，小便不禁，兼湿浊者尤宜。

【功效】补脾益气。适用于治疗小便不利、尿液混浊、阳痿、早泄。

阳痿偏方 2

【方药】麦冬 15 克，生地黄 20 克，鲜藕节 150 克，芡实 12 克，金樱子 15 克，山萸肉 20 克。

【用法】藕节捣烂取汁，与各料同水煎，取汁。每天 2 剂。

【功效】滋阴降火，安神固精。对早泄、梦遗、耳鸣、心悸、乏力、腰痛有疗效。

阳痿偏方 3

【方药】人参、白术各 9 克，黄芪 12 克，当归 10 克，茯神 9 克，远志、枣仁各 6 克，龙眼肉 12 克，木香、甘草各 3 克。

【用法】水煎服，每日 1 剂，分 2 次服用。

【功效】补益心脾，适用于心脾虚损所致的阳痿、早泄。

阳痿偏方 4

【方药】附子、肉桂各 6 克，熟地、山萸肉各 9 克，茯苓 10 克，泽泻、山药各 12 克，丹皮 10 克。

【用法】水煎服，每日 1 剂，分 2 次服。

【分析】山茱萸，味酸、涩性，微温，归肝、肾经。《本草纲目》载："山茱萸，主治心下邪气寒热，温中，逐寒温痹，去三虫，久服轻身；有强阴益精、安五脏、通九窍、止小便淋沥之功；久服明目，强力长年"。补益肝肾，涩精固脱。用于眩晕耳鸣，腰膝酸痛，阳痿遗精，遗尿尿频，崩漏带下，大汗虚脱，内热消渴，为固涩药。

【功效】益肾固精，适用于治疗阳痿、早泄。

狗鞭散

【方药】狗鞭 1 具。

【用法】锅内放砂加热，入狗鞭于锅内炒至松炮后，取出研末，每服 3 克，每日 2 次，温开水送下。

【功效】用于治疗肾阳虚阳痿、精冷。

【来源】民间验方

炖狗肉

【方药】黄狗肉 500 克~1000 克。

【用法】黄狗肉洗净切块,加入八角、小茴、桂皮、草果、生姜和盐各适量,于锅内炖熟,食肉喝汤。

【分析】狗肉不仅蛋白质含量高,而且蛋白质质量极佳,尤以球蛋白比例大,对增强机体抗病力和细胞活力及器官功能有明显作用。食用狗肉可增强人的体魄,提高消化能力,促进血液循环,改善性功能。在中医上讲,狗肉有温补肾阳的作用,对于肾阳虚、患阳痿和早泄的病人有疗效。

【功效】用于治疗脾肾阳虚阳痿。

【来源】民间验方

虾仁煨羊肉

【方药】羊肉 250 克,虾仁 25 克,生姜 5 片,食盐、味精少许。

【用法】羊肉洗净切块,加清水微火煨炖,待七成熟时加虾仁、生姜片、食盐、味精少许,调味食用。

【功效】有补肾助阳的功效。用于治疗老年人肾虚阳痿。

【来源】民间验方

韭菜炒羊肝

【方药】韭菜 100 克,羊肝 120。

【用法】韭菜洗净切段,羊肝切片。铁锅急火炒羊肝(适量食油、食盐、味精),待羊肝炒至八成熟,放入韭菜共炒,熟后食用。

【功效】有补肝肾、益精血的作用。用于治疗肝肾不足,精血亏虚之阳痿。

【来源】民间验方

附片炖狗肉

【方药】熟附片 30 克,生姜 150 克,狗肉 1000 克。

【用法】先将熟附片用文火煎煮半小时,去上沫,然后放入狗肉、生姜,加葱蒜、食盐少许,一同炖烂,分餐服食。

【功效】主治肾阳虚所致的阳痿、夜尿多、畏寒、四肢不温等症。

炖麻雀虾

【方药】麻雀 5 只,鲜虾 50～100 克,姜 3 片,盐、酱油、味精、白酒各少许。

【用法】麻雀去毛,开膛去内脏,洗净。将麻雀、虾仁、姜片及调料等,放入炖盅内,注入八成满开水,加盖,放入沸水锅内,隔水炖 3 小时左右,最后放入味精、白酒即成。食肉饮汤,隔 3 天或 4 天食用 1 次,效果佳。

【分析】雀肉能补阴精,是壮阳益精的佳品,适用于治疗肾阳虚所致的阳痿、腰痛、小便频数及补五脏之气不足。雀肉烧熟食或酒浸饮,有温阳作用。对阳虚、阳痿、早泄、带下症等有较好的疗效。雀卵和雀脑亦有较好的补益作用。雀脑补肾利耳,熟食,能治男子阳痿、遗精等症;

雀卵有助肾阳、补阴精功效。对治疗阳痿、腰痛、精液清冷症有效。

【功效】壮阳暖肾。凡肾阳不足而致阳痿、尿频、腰膝酸痛之患者,时常吃用,有较好的功效。

【宜忌】雀肉大热,春夏季及患有各种热症、炎症者不宜食用。

【来源】民间验方

麻雀地龙粉

【方药】麻雀 12 只,地龙 40 克,蜈蚣 20 条,淫羊藿叶(或茎)50 克。

【用法】各药分别研为细末,麻雀去毛及内脏焙干,然后混匀研末分为 40 包,每次 1 包,每日 2 次,米酒适量冲服。20 天为 1 个疗程。

【功效】补肾利尿。

【宜忌】忌腥冷等食物。

【来源】《中药外治偏方秘方》

药虾酱

【方药】取韭菜子 30 克,枸杞子、蛇床子各 15 克,菟丝子 10 克。

【用法】以水煎服,每日 1 剂。另将大鲜虾 40 克煎去头尾,略捣烂,加醋适量成 30 克虾酱,1 次服完。

【分析】韭菜籽研粉,开水送服,对治疗阳痿有效。虾味道鲜美,是补益和药用作用都较高的壮阳食物。中医学认为,其味甘、咸,性温,有壮阳益肾、补精、通乳之功效。

【功效】用于肾阳亏虚之阳痿,该方温而不燥。

【来源】民间验方

13.4 遗精

玉锁丹

【方药】鸡头肉末、莲花蕊末、龙骨(别研)、乌梅肉(焙干取末)各 1 两。

【用法】上料煮山药糊为丸,如鸡头大。每次服 1 粒,温酒、盐汤服下,空腹。

【功效】治梦遗漏精。

【来源】《杨氏家藏方》

金锁固精丸

【方药】沙苑蒺藜(炒)、芡实(蒸)、莲须各 2 两,龙骨(酥炙)、牡蛎(盐水煮 1 日 1 夜,煅粉)各 1 两。

【用法】共为末,莲子粉糊为丸,盐汤下。

【分析】莲须,性味甘、涩,平,归心、肾经。有固肾涩精的功效,用于遗精滑精,带下,尿频。

【功效】治精滑不禁。

【来源】《医方集解》

芡实山药汤

【方药】芡实、山药各 30 克,莲子 15 克,炒枣仁 9 克,党参 3 克。

【用法】药用水适量,慢火煮,服汤,再用白糖 15 克拌入药渣中同服,每日如此。

【分析】芡实,味甘,涩,性平。具有益肾固精、补脾止泻、祛湿止带的功能。生品性平,涩而不滞,补脾肾而兼能祛湿。常用于白浊,带下,遗精,小便不禁,兼湿浊者尤宜。

【功效】健脾,补肾,固精,适用于遗精。

苦瓜芡实泥

【方药】苦瓜 1 条,芡实粉 10～15 克,冰糖 30 克。

【用法】将苦瓜捣烂如泥,和芡实粉加冰糖捣匀,1 次或分 2 次服。

【功效】降火滋阴,涩精,适用于治疗阴虚火旺所致之遗精。

【来源】民间验方

胡桃炒韭菜

【方药】胡桃仁 60 克,韭菜 150 克。

【用法】用麻油炒熟,加适量盐、姜、葱、味精等调好味,佐餐食。

【功效】温肾固精,适用于治疗因肾虚不藏所致之遗精。

【来源】民间验方

锁精汤 1

【方药】山药、党参、黄芪各 10 克,茯苓、茯神各 8 克,远志、橘梗各 6 克,木香、甘草各 3 克,酸枣仁、莲须、芡实各 8 克,龙骨、牡蛎各 10 克。

【用法】水煎服,1 日 1 剂,分 2 次服。

【功效】调补正脾,适用于治疗因心脾气虚所致之遗精。

锁精汤 2

【方药】沙苑蒺藜 7 克,芡实 10 克,莲须 14 克,五味子 8 克,煅龙骨、银牡蛎、金樱子、菟丝子、补骨脂各 10 克,仙灵脾 15 克。

【用法】水煎服,1 日 1 剂,分 2 次服。

【功效】本方温补肾阳,适用于治疗因肾气不固所致之遗精。

覆盆子茶

【方药】覆盆子 10 克,绿茶 5 克。

【用法】覆盆子研制成粉末,与绿茶一同放入杯中,开水冲泡代茶频饮。每日 1 剂。

【分析】覆盆子,性味甘酸,平,归肝、肾经。具有补肝益肾、固精缩尿、明目的功效,主治阳痿早泄,遗精滑精,宫冷不孕,带下清稀,尿频遗溺,目昏暗,须发早白。

【功效】益肾涩精,明目。适用于遗精,阳痿,小便次数多。

桑葚茶

【方药】桑葚 15 克。

【用法】加水煎汁代茶饮。每日 1 剂。

【功效】补肝益肾。适用于治疗病后体虚、心肾不交所致失眠、梦遗梦滑、心悸健忘。

【来源】民间验方

方双仁茶

【方药】松子仁、核桃仁、蜂蜜各 15 克。

【用法】松子仁、核桃仁用开水糖泡 10 分钟去皮,捣烂成糊状,加蜂蜜混合均匀。每次取 10 克左右,以开水冲服,每日 1 次。

【功效】强阳补肾。适用于治疗遗精,早泄。

山药鲜虾丸

【方药】小茴香、虾仁各 50 克,生地、山药各 20 克。

【用法】茴香、生地、山药烘干研末,鲜虾仁捣烂为泥,4 者和为丸,放蒸锅内蒸熟。以黄酒送服,分 2 次服完。

【功效】强肾固精。适用于治疗遗精。

【来源】民间验方

断遗汤

【方药】人参 30 克,山药 15 克,芡实 15 克,麦冬 15 克,五味子 3 克。

【用法】水煎服,每日 1 剂,每日服 2 次。

【功效】益气养心,健脾固涩。

【来源】《医学集成》卷三

莲子粳米粥

【方药】莲子 50 克,粳米 100 克。

【用法】莲子去皮及心,研成细粉备用。粳米淘洗干净,放入锅中,加莲子、清水,旺火烧沸后,再改用小火煮至粥成。

【分析】本方出自《调疾饮食辩》《饮膳正要》《随息居饮食谱》等,原方用于"健脾胃,止精滑泄利"、"心志不宁,神中强志,聪耳明目","健脾益肾,颇著奇勋",为涩肠固精常用方。泻痢日久,损伤脾胃,脾胃运,化失常,则见虚泻虚痢;肾虚封藏失职,则见遗精,法宜补脾涩肠,益肾固精。方中以莲子为主,补脾涩肠,益肾固精;以粳米为辅佐,补脾止泻以增强莲子功效。两者合用,共成补脾涩肠,益肾固精之方。本方收敛固摄之力较强,应用以虚证泻痢及遗精为宜。本方莲子并能养心安神,还可用于心神不宁,夜寐多梦。

【功效】有补脾涩肠、益肾固精之功效。适用于治疗脾虚久泻久痢,肾虚遗精,淋浊。

【来源】民间验方

黄芪、枸杞炖乳鸽

【方药】黄芪、枸杞各 30 克,乳鸽 1 只,料酒、精盐、味精、姜片、鸡清汤、鸡油各适量。

【用法】将乳鸽宰杀,去毛、内脏、斩脚爪,洗净,放入沸水中氽一会,捞出洗净斩块放炖盅内。黄芪、枸杞分别洗净,放入炖盅内。将料酒、盐、味精、姜片、鸡清汤同放炖盅内,上笼蒸到肉熟烂,取出笼,拣出姜、黄芪,淋上鸡油即成。

【分析】本汤菜主料黄芪、枸杞子、乳鸽。乳鸽为刚孵出不久之幼鸽,肉厚而嫩,有滋肾、调经、益气、解毒、祛风之功,是一种滋养性很强的食品。黄芪是常用的一味中药材,具有补脾益气、固表止汗、升阳托毒之功。现代研究证明,黄芪有强心利尿、降血压、抗菌止汗及扩张血管之作用。枸杞子是滋肾益气、生津助阳、补虚强筋骨显效的强壮滋补药。3 料共用,则具有补气壮阳、固表止汗、解毒祛风之功用。适于中气虚弱、体倦乏力、表虚自汗及痈疽疮溃久不愈合之人食用,也是民间常用的病后调补之食品,对于阳痿遗精等性功能低下病人食之有治疗作用。

韭菜籽

【方药】韭菜籽 20 粒。

【用法】捣碎,盐汤送下(或黄酒送下)。

【功效】壮阳强腰,固精止带。治疗阳痿遗精。

【来源】民间验方

沙果

【方药】沙果 500 克。

【用法】将沙果切成厚片,加水 800 毫升,烧开后,小火煮至沙果酥时,加入蜂蜜250 克,继续煮至成胶状,取出放凉。每日嚼食2～3 次,每次2～3 片。

【分析】沙果,味辛、甘,性凉。具有良好的涩精、上泻痢的作用,是泄泻下痢、遗精滑泄者的食疗佳品。

【功效】生津止渴,涩精止泻。适用于治疗遗精。

【来源】民间验方

13.5 睾丸炎

大补阴丸

【方药】黄柏、熟地各 15 克,知母、龟板各 12 克,猪脊髓 1 匙(蒸熟兑服),银花 30 克,荔枝核 20 克。

【用法】水煎服,每日 1 剂,10 天为 1 个疗程。

【分析】荔枝核性味甘、微苦,温。归肝、肾经。具有行气散结,祛寒止痛之功效。用于治疗寒疝腹痛、睾丸肿痛。本品主入肝经,味辛能行,味苦能泄,性温祛寒,有疏肝理气、行气散结、散寒止痛之功。治寒凝气滞之疝气痛、睾丸肿痛,可与小茴香、青皮等同用。

【功效】滋阴清热,活血祛瘀,理气止痛。

枝橘汤

【方药】柴胡、赤芍、川楝子、胆草各 10 克,荔枝核、广橘核、泽泻各 12 克,茵陈 20 克,秦艽、车前子各 15 克,生甘草 3 克。

【用法】每日 1 剂,水煎 2 次,合汁分 2 次服。10 天为 1 个疗程。

【功效】疏肝理气,化湿清热。主治附睾炎。

柴橘乌贝汤

【方药】柴胡、乌药、青皮各 6 克,橘核、附片各 9 克,海藻、大贝母、白芥子各 12 克。

【用法】水煎服,每日 1 剂。

生姜外敷方

【方药】老生姜适量。

【用法】取肥大的老生姜,用清水洗净,横切成约 0.2 厘米厚的均匀薄片,每次用 6～10 片敷于患侧阴睾,盖上纱布,兜起阴囊,每日更换 1～2 次,直至痊愈为止。治疗期间不用抗生素,疼痛难忍者可适当使用镇痛剂。

【功效】消肿散结,主治急性附睾炎。

附睾汤

【方药】虎杖 10 克,夏枯草、萆薢、乳香、没药、川芎、白芍、桃仁、当归各 10 克。

【用法】每日 1 剂,水煎服。10 日为 1 个疗程。

【分析】虎杖性味微苦,微寒,归肝、胆、肺经。具有清热解毒、利胆退黄、祛风利湿、散瘀定痛、止咳化痰的功效。用于关节痹痛，湿热黄疸，经闭，产后瘀血不下，癥瘕，咳嗽痰多，水火烫伤，跌打损伤，痈肿疮毒的治疗。

【功效】利湿祛毒，活血化瘀，主治湿热下注，瘀血阴滞之慢性附睾炎。

消炎送子汤

【方药】马鞭草15克，青皮6克，枸杞子10克，川楝子10克，延胡索12克，陈皮10克，赤芍10克，川芎10克，泽泻10克，生甘草3克，车前子(包)15克，柴胡3克。

【用法】水煎，分2次服用。每日1剂。服15剂为1个疗程。

【功效】用于睾丸炎之慢性期。

清睾汤

【方药】大黄9克，桃仁、广香、橘核、枳实、五灵脂、柴胡各12克，龙胆草、荔枝核、川楝子、地龙各15克，昆布、生地各20克，车前仁、海藻各30克。

【用法】以上诸药，加水800毫升煎取汁500毫升，分3次饭后频服。

【功效】清热泻火，利尿除湿，软坚散结，行气止痛。治急性睾丸炎。

白茅根汤

【方药】白茅根100克，青苔30克，酸浆草50克，苦菜根30克，鸡蛋1个。

【用法】煎汤，浸洗患部。

【分析】酸浆草清热利湿，解毒消肿。

【功效】清热祛湿。

【来源】民间验方

山楂核海藻汤

【方药】山楂核20克，海藻15克，桃仁10克，杜仲炭15克，防己10克，荔枝核20克，公英20克，木香25克，牛膝10克，泽泻15克，橘核20克。

【用法】水煎，每日1剂，分2次服用。

【来源】《当代中医师灵验奇方真传》

黑白配

【方药】黑胡椒7个，白面1把。

【用法】将胡椒捣烂，用白面调成糊状。将药糊摊于青布上，贴在会阴部，外垫棉花，用胶布固定。

【来源】《医学文选》

荔枝核

【方药】荔枝核5粒，水180毫升。

【用法】荔枝核5粒，加入180毫升水，煮至水量剩一半。煎煮约20分钟即可。

【来源】《补肾回春万金方》

治疗睾丸炎偏方1

【方药】黄芩、栀子、木通、车前子(包煎)、泽泻、当归、生地各10克，柴胡6克，甘草5克，龙胆草15克，金银花、川楝子各20克。

【用法】水煎,每日 1 剂,分 2 次服用。

【功效】清利湿热,解毒消痈。适用于治疗湿热下注型睾丸炎。

南瓜花肉丸汤

【方药】南瓜花 5 朵,猪瘦肉 50 克,调味品适量。

【用法】将南瓜花用清水漂净沥干,葱洗净切末,肉泥加入调味料及葱末和匀,抓成一粒粒的肉丸,入滚水中煮,待肉丸浮出水面,置入南瓜花,续滚 2 下,再加调味品,煮沸即成。

【分析】南瓜花,味甘,性凉。清湿热,消肿毒。治黄疸,痢疾,咳嗽,痈疽肿毒。

【功效】清利湿热,消肿散瘀,可以辅助治疗睾丸炎。

【来源】民间验方

菊花茄子羹

【方药】杭菊花 40 克,茄子 50 克,葱花、食盐、淀粉、姜适量。

【用法】将菊花加水煮沸 30 分钟左右,去渣取汁。茄子洗净切成斜片,放入烧热的素油锅内翻炒至快熟时,调入葱、姜、淀粉和菊花汁,翻炒片刻滴些麻油即可。

【分析】菊花疏风较弱,清热力佳,治目赤肿痛,无论是肝火还是风热引起者,均

可应用,因该品既能清肝火,又能散风热,是睾丸炎患者极好的食疗方法。

【功效】适用于睾丸炎的治疗。

【来源】民间验方

治疗睾丸炎偏方 2

【方药】橘核、木香、枳实、厚朴、川楝子、桃仁、延胡索各 10 克,昆布、海藻各 15 克,木通 6 克,生地、元参、菊花、蒲公英各 15 克,鹿含草 30 克。

【用法】入水煎取,每日 1 剂,分 2 次服用。

【功效】行气活血,散结。适用于气滞血瘀型睾丸炎。

仙人掌花瘦肉汤

【方药】仙人掌花 15 克,猪瘦肉 100 克,盐 5 克,葱、姜适量。

【用法】将仙人掌花洗净切细,猪瘦肉洗净切片,放入锅中加清水适量煮沸,调入葱、姜,煮至猪肉熟后,下仙人掌花、食盐煮沸即可。

【分析】仙人掌花清热解毒,舒筋活络,散瘀消肿,解肠毒,凉血止痛,润肠止血,健胃止痛,镇咳。

【功效】清热解毒,舒筋活络,散瘀消肿,可用于睾丸炎的辅助治疗。

【来源】民间验方

13.6 不孕不育

壮精合剂

【方药】黄柏 10 克,知母 10 克,生地 10 克,熟地 10 克,枸杞 10 克,车前子 10 克,菟丝子 10 克,巴戟天 10 克,淫羊藿 10 克,山茱萸 10 克,肉苁蓉 10 克,锁阳 10 克,鹿角片 6 克。

【用法】水煎服,1 日 1 剂,分 3 次。

【功效】补肾填精,清热化湿,祛瘀通络,养阴助阳。

精子量过少治疗偏方 1

【方药】黄芪、仙灵脾各 15 克,川断、当归、桑葚子、枸杞子、菟丝子、五味子、覆盆子、车前子(包煎)各 10 克。

【用法】将上述药物用水煎煮后去渣取汁,每日服 1 剂,分 3 次服完。

【功效】益肾填精,补气养血,适合精子量过少,且有神疲乏力、面色无华、腰膝酸软、阳痿早泄、性欲减退等肾虚精亏症状的患者使用。

【来源】民间验方

精子量过少治疗偏方 2

【方药】熟地、益母草各 15 克,沙苑子、黄精、党参、茯苓、紫河车、枸杞子各 10 克,薏苡仁、煅牡蛎各 20 克。

【用法】将上述药物用清水煎煮后去渣取汁,每日服 1 剂,分 3 次服完。

【功效】补肾聚精,养胃健脾,适合精子量过少,且有体质虚弱、腰膝酸软、胃口欠佳、自汗便溏、舌淡、舌边有齿痕、苔薄白、脉细弱等脾肾两虚症状的精子数量过少患者使用。

【来源】民间验方

益肾生精汤

【方药】熟地 20 克,淮山药 18 克,枸杞子 18 克,茯苓 15 克,山萸肉 12 克,仙灵脾 12 克,丹皮 10 克,炙甘草 5 克,高丽参 6 克。

【用法】水煎服,1 日 1 剂,分 3 次服用。

【功效】补肾生精,祛湿化瘀。

【来源】民间验方

精子活力低下治疗偏方 1

【方药】北沙参、白茅根、丹参各 15 克,干山药、炒薏苡仁各 20 克,石斛、茯苓、山萸肉、枸杞子各 10 克,陈皮 6 克。

【用法】将上述药物用水煎煮后去渣取汁,每日服1剂,分3次服完。

【功效】此方具有滋阴清热、健脾补肾的功效,适用于精子活力低下,且有易疲劳、口干咽燥、五心烦热、小便黄赤、舌质红、苔薄少、脉细数等阴虚内热症状的精子活力低下患者使用。

精子活力低下治疗偏方2

【方药】熟地、枸杞子、肉苁蓉、菟丝子各15克,仙灵脾、党参、山萸肉、炒白术、桂枝各10克,炙甘草6克。

【用法】将上述药物用清水煎煮后去渣取汁,每日服1剂,分3次服完。

【功效】此方具有补肾填精、温阳益气的功效,适合精子活力低下,且有形寒肢冷、腰膝酸软、神疲乏力、小便清长、舌淡胖、苔薄白、脉沉细等肾阳不足症状的精子活力低下患者使用。

射精乏力治疗偏方

【方药】仙灵脾、党参、肉苁蓉各10克,仙茅、锁阳、巴戟天各8克,熟地、淮山药、桑寄生、菟丝子各15克。

【用法】水煎,分3次服,每日1剂。

【功效】温补肾阳,强壮宗筋。用于治疗射精乏力,中医辨证属肾阳亏虚型。多见于先天禀赋不足,素体阳虚或年老肾阳渐衰之人,临床表现为面色白,畏寒肢冷,腰膝酸软,小便清长,性欲减退,举阳不坚,射精力弱,舌质偏淡,舌苔薄白,脉象沉细而弱。

【来源】皇甫予苏

精液不液化治疗偏方

【方药】苍术、黄柏、浙贝母、白芥子、茯苓各10克,车前子(包煎)、山楂、乌梅各15克,麦芽30克,生甘草3克。

【用法】将上述药物用清水煎煮后去渣取汁,每日服1剂,分3次服完。

【功效】清热化湿,消痰祛浊,适合精液不液化,且有形体肥胖、精液黏稠并含有脓细胞、尿频、尿急、小腹拘急、舌苔黄腻、脉滑数等湿热蕴结症状的精液不液化患者使用。

【来源】刘晓萍

男子免疫性不育治疗偏方

【方药】黄芪、丹参、蒲公英各30克,益母草20克,枸杞子、女贞子、淫羊藿、川牛膝、徐长卿、虎杖各15克,桃仁、红花各10克。

【用法】水煎,分3次服用,每日1剂。

【功效】本方治疗男子免疫性不育症。

男性肾阳虚型不育治疗偏方

【方药】肉苁蓉15克,五味子、菟丝子、枸杞子各12克,当归、黑芝麻、楮实子、杜仲、覆盆子、淫羊藿、车前子、蛇床子、韭菜子、鹿角胶(烊化)各 10 克。

【用法】水煎,分 3 次服用,每日 1 剂。

【功效】本方治疗男性肾阳虚型不育。

【来源】民间验方

海参粥

【方药】海参适量,糯米 100 克。

【用法】先将海参浸透,剖洗干净,切片煮烂,后加入糯米,煮成稀粥,调味服食。

【功效】适用于肾精亏损者。

【来源】民间验方

男子不育治疗偏方

【方药】附子、枸杞子、菟丝子、党参各 15 克,补骨脂、杜仲、川断各 12 克,地骨皮、黄芩各 10 克。

【用法】水煎服,每日 1 剂,服 10 剂为 1个疗程。

【功效】可补肾、助阳、益精。

【来源】民间验方

鹿茸酒

【方药】鹿茸 30 克,枸杞子 60 克,白酒 500 毫升。

【用法】将鹿茸和枸杞子放入密封瓶中,倒入白酒,加盖密封,置阴凉干燥处,隔日摇动数下,经 15 日后,即可取饮。每次 10 毫升,每日1~2 次。

【来源】民间验方

养荣酒

【方药】人参、生地黄、白术、茯苓各 30 克,生黄精 50 克,怀牛膝、肉桂各 20 克,白酒 1000 毫升。

【用法】将以上诸药捣碎,用细纱布袋装好,扎紧口放入大的密封瓶中,倒入白酒,加盖密封,置阴凉干燥处,每日摇动,经 10 天后即可开封取饮。每次 10 毫升,每日1~2 次。

【来源】民间验方

畸形精子过多治疗偏方

【方药】金银花 30 克,蒲公英、川断各 15 克,生地、当归各 12 克,知母、黄柏、赤芍、丹皮各 10 克,生甘草 3 克。

【用法】将上述药物用水煎煮后去渣取汁,每日服 1 剂,分 3 次服完。

【功效】此方具有滋阴清热、活血化瘀的功效,适用于畸形精子过多且有尿道灼热、小便色黄、滴沥不尽、口干口苦,或有前列腺炎或精囊炎病史等阴虚湿热症状的患者使用。

【来源】民间验方

治精液不液化方

【方药】取知母、赤芍、麦冬、玄参、黄柏、竹叶各 10 克,生地 12 克,丹参 20 克,枸杞子、仙灵脾各 15 克。

【用法】将上述药物用水煎煮后去渣取

汁,每日服 1 剂,分 3 次服完。

【来源】民间验方

紫草治疗血精

【方药】紫草 200 克。

【用法】研为细末,每次 5 克,每日 3 次,用温开水或淡盐开水送服,15 天为 1 个疗程。

【功效】清热凉血,治血精症,下腹不适,便秘尿黄,舌红苔少,脉细者。

【来源】民间验方

精子成活率低下中药方

【方药】附子、枸杞子、菟丝子、党参各 15

克,补骨脂、杜仲、川断各 12 克,地骨皮、黄芩各 10 克。

【用法】每日 1 剂,10 剂为 1 个疗程。

【功效】补肾、助阳、益精。

男子不育治疗偏方 3

【方药】菟丝子、沙苑子、覆盆子各 60 克,枸杞子、车前子、蛇床子各 45 克,五味子、金樱子、制附子、楮实子各 30 克。

【用法】共研为细末,蜜炼为丸,每丸 9 克。每日服 2 次。

【功效】主治男性肾阴虚所致之不育症。

【来源】民间验方

13.7 其他生殖器疾病

中医治疗急性附睾炎

【方药】柴胡 12 克,黄芩 12 克,黄柏 12 克,白鲜皮 20 克,白茅根 20 克,大黄 4 克(另包后下),地鳖虫 12 克,蜈蚣 2 条,乳香 1 克,延胡索 12 克,荔枝核 12 克,生黄芪 15 克。

【用法】水煎服,3 剂,每日服 3 次。

【分析】本方以柴胡、黄芩、黄柏、白鲜皮、白茅根、大黄疏肝清肝,清热利湿,泻下散结;土鳖、蜈蚣、乳香、延胡索、荔枝

核行气化瘀,通经活络;佐以生黄芪助卫抗邪。上药合奏清肝除湿,活血化瘀,通经活络之效。

【功效】清肝除湿,活血化瘀。

【来源】民间验方

肝经湿热型龟头炎治疗偏方

【方药】蒲公英、车前子(包煎)各 20 克,黄芩、黄柏、生地、泽泻、栀子各 10 克,龙胆草、柴胡、通草各 6 克,甘草 5 克。

【用法】水煎 3 次合并药液,分 3 次饮服。

另用马齿苋、芒硝、千里光各 30 克,水煎外洗或湿敷患处。

【功效】清热利湿,解毒消肿。症见龟头包皮红肿、灼痛,或糜烂渗流黄水,有腥臭味,口苦心烦,小便黄赤,大便秘结。

【来源】民间验方

阴虚热毒型龟头炎治疗偏方

【方药】红藤 20 克,生地 15 克,车前子(包煎)、苦参、薏苡仁、牡丹皮、茯苓、泽泻、山药、山茱萸、知母、黄柏各 10 克。

【用法】水煎 3 次合并药液,分 3 次饮服。另用马齿苋、芒硝、千里光各 30 克,水煎外洗或湿敷患处。

【功效】滋阴清热,利湿消肿。症见龟头肿痛,颜色暗红,溃烂经久不愈,五心烦热,潮热盗汗,口干少苔,或苔黄少津,脉弦细数。

【来源】民间验方

倒阳汤加味

【方药】玄参 12 克,麦冬 12 克,肉桂 3 克(后下),生地 12 克,石斛 12 克,地骨皮 12 克,桑葚子 12 克,牡蛎 15 克(先煎)。

【用法】水煎服,每日 1 剂。

【功效】滋阴清热,通络。适用于阴虚阳亢型阳强症,症见茎举不衰,性欲亢进,伴有五心烦热,咽干口燥,腰膝酸软。

【来源】民间验方

莲子治梦遗过频

【方药】新鲜莲子(莲子中央的绿色小芽芯不要剥去)15 克。

【用法】水煎服,连同莲子一起服用。

【功效】治梦遗过频。

【来源】民间验方

木瓜治肾虚早泄

【方药】木瓜 250 克。

【用法】木瓜切片后放入 1000 克米酒或低度白酒中,浸泡 2 周后饮用,每次饮用 15 毫升,每日 2 次,连服 2 周。

【功效】能治肾虚阳举不坚和早泄。

【来源】民间验方

芒果核治睾丸炎

【方药】芒果核 10 克。

【用法】打烂后水煎服,每日 2 次,连服 2 周。

【功效】治睾丸炎和睾丸肿痛。

【来源】民间验方

湿热积液性水疝治疗偏方

【方药】茯苓、猪苓、泽泻、山栀子、车前子(布包)各 12 克,木通、枳壳各 10 克。

【用法】水煎服,每日 1 剂,5 ~ 7 日为 1 个疗程。

【功效】主治湿热积液性水疝。

橘皮饮

【方药】橘皮(干、鲜均可)1 ~ 5 克,杏仁

6 克,老丝瓜络 10 克。

【分析】橘皮味辛而微苦温,具有疏肝理气的作用。杏仁降气化痰,丝瓜络化痰通络。3 者合用,具有理气化痰、疏肝通络、畅达精窍的作用。现代药理学研究证实,橘皮、杏仁含有挥发油类物质,能够调节射精中枢的功能,促进射精功能恢复。

【用法】加水 350 毫升,共煮 15 分钟。将水澄清后,加少许白糖,代茶饮。冬天热饮,春秋温饮,夏日凉饮。

【功效】对中老年不射精有效。

【来源】贾佩诚

脾肾两虚型血精治疗偏方

【方药】熟地、当归、白术、菟丝子、阿胶、白芍各 10 克,黄芪 12 克,甘草 3 克。

【用法】水煎,分 3 次服,每日 1 剂。

【功效】益气摄血,健脾补肾。适用于脾肾两虚型血精,症见血精色淡红,神疲乏力,头晕目眩,腰膝酸软,失眠多梦。

【来源】全国名老中医、广西区人民医院中医科主任医师 张达旭

消炎散

【方药】鱼腥草、马齿苋、野菊花、蒲公英各 30 克。

【用法】共研细末,每次冲服 9 克,每日 2 次,饭后服用。

【功效】本方清热,利湿,解毒,适用于精睾炎早期、有明显射精疼痛的患者。

【来源】中国性学会会员 苏全新

阳起汤

【方药】阳起石、蛇床子、淫羊藿各 10 克,丹参 30 克。

【用法】加清水 500 毫升,煎至 200 毫升。每日 1 剂,分 2 次服用。

【功效】补肾壮阳,活血燥湿,适用于精睾炎后期伴有阳痿、早泄、性欲低下者。

【来源】中国性学会会员 苏全新

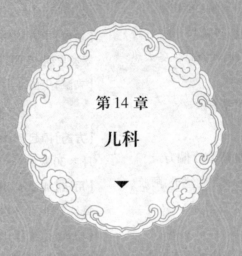

第 14 章

儿科

14.1 口疮

小苏打水清洗口腔治鹅口疮

【方药】小苏打水适量。

【用法】用 2% ~ 5% 的小苏打水清洗口腔,每天清洗数次。

【分析】鹅口疮是新生儿的常见病,此病由白色念珠菌感染引起,小儿会因黏膜充血、烧灼疼痛而哭闹不休,影响喂养和睡眠。

【功效】由于弱碱环境不利于霉菌生长,小苏打水能有效清除白色念珠菌。此方法简单、安全且有效,值得患儿试用。

【来源】蒲昭和

红糖外涂治鹅口疮

【方药】红糖适量。

【用法】以手指蘸糖,轻轻搽口腔患处,随蘸随涂,每日数次,一般 2 ~ 3 天即愈,且愈后不再复发。

【功效】适用于小儿鹅口疮的治疗。

【来源】湖南吉首　成晨

白及儿茶治口疮

【方药】白及、儿茶各 3 份。

【用法】上药混匀,研成粉。每次取少许搽涂患处,尽量延长药面浸润时间,每日 2 ~ 3 次。3 日为 1 个疗程。

【功效】用于治疗口疮。

【来源】民间验方

疱疹性口炎经验方

【方药】生地、栀子、淡竹叶各 5 克,木通、蝉蜕各 4 克,甘草 3 克,黄连 2 克。口渴加芦根、天花粉各 6 克;小便短黄加茯苓、车前子各 10 克,滑石 12 克。

【用法】水煎,分 3 次服,每日 1 剂。

【功效】用于治疗疱疹性口炎。

【来源】民间验方

半夏外敷治鹅口疮

【方药】生半夏 1.5 克,黄连 3 克,栀子 3 克。

【用法】共研细末,陈醋调成糊状(一次量),睡前涂患儿两足涌泉穴,纱布包扎,重者可连敷 2 ~ 4 次。

【功效】用于治疗鹅口疮。

【来源】民间验方

蚕沙煎水

【方药】蚕沙 9 ~ 12 克。

【用法】加水适量,入砂锅中煎后滤出药液,代茶饮,每日1剂。

【分析】本草文献记载,蚕沙有祛湿化浊之作用。口腔溃疡临床以心脾积热证为常见,因湿热浊邪上逆而不下行所致。有医家认为,蚕沙入药既有化湿逐浊之力,又有引浊邪下行之功。现代医学认为,口腔溃疡,特别是反复发作的患者,为免疫机能低下及缺乏多种维生素所致。蚕沙含有丰富的维生素和蛋白质,故治疗此病有效。

【功效】用于治疗口疮。

【来源】民间验方

竹叶茶

【方药】鲜竹叶适量。

【用法】水煎代茶饮。

【分析】竹叶甘、淡、寒,归心、胃、小肠经,为清热除烦、生津利尿之要药。可治热病烦渴、小便短赤、口糜舌疮诸症。中医认为,口腔溃疡一症多为心移热于小肠,故用竹叶导邪热从小便而出,此法既可收显效,又便于婴幼儿口服。

【功效】治疗小儿口疮,效果显著。

【来源】民间验方

双黄煎漱口治疗口疮

【方药】黄连、元明粉各2克,黄柏、乌梅各10克。

【用法】将黄连、黄柏、乌梅水煎滤渣,元明粉入药汁内溶化,用上药漱口,每次含漱1分钟,每日10次左右。

【分析】黄连、黄柏、元明粉清热泻火,乌梅生津养阴收敛,药物含漱直接发挥作用,同时清洁消毒口腔,有利于促进溃疡面愈合。

【功效】用于治疗口疮。

【来源】民间验方

鸡蛋油治口疮

【方药】鸡蛋若干个。

【用法】将鸡蛋带皮煮熟,取出蛋黄,锅中炒制。因鸡蛋油的提取很费时,可以在炒制中加些香油,帮助提取蛋黄油。油出来后,将少许冰片加入其中搅匀,用棉棒涂擦于患处,治疗口疮效果很好。

【功效】适用春季口疮。

【来源】陈仲祥

丁香液外涂治慢性口疮

【方药】丁香15克。

【用法】将丁香打碎,放入小瓶中,用冷开水浸过药面,4小时后便成棕色药液。用时取棉签蘸药液涂在口疮上。每日用药6~8次。

【功效】主治慢性口疮(口腔溃疡)。一般2~3日即可见效。

【来源】韦宇

冰糖银耳羹

【方药】银耳 10 ~ 12 克,冰糖若干。

【用法】加冷开水浸 1 小时左右,待银耳发胀后再加冷开水及冰糖适量,放蒸锅内蒸熟,1 顿或分顿食用,每日 1 次。

【功效】滋阴降火。适用虚火上浮型口疮,症见口腔溃烂,斑点较少,表面色黄白,周围颜色淡红,神疲颧红,虚烦口干,且反复发作。

【来源】民间验方

杨桃茶

【方药】杨桃 2 个。

【用法】削去棱角边缘,切成五棱花状薄片。加蜂蜜 60 毫升腌制 3 天即可。用沸水冲泡红茶,然后加入腌制好的杨桃 3 ~ 4 片,10 分钟后饮茶吃杨桃,每周 1 次。

【分析】杨桃性凉,《陆川本草》中记载其有"疏滞、解毒、凉血、治口烂"的功效。现代研究显示,杨桃含有大量挥发性成分和胡萝卜素类化合物,可预防和治疗因上火引起的口腔溃疡。

【功效】解毒凉血。用于治疗口疮。

【宜忌】杨桃性稍寒,多食易使脾胃虚寒,便溏泄泻,所以不宜服食过多。另外,不宜加冰服用。

【来源】关平平

荷叶冬瓜汤

【方药】鲜荷叶 1 张,鲜冬瓜 500 克。

【用法】加水煮汤另加食盐调味,饮汤食冬瓜。

【功效】清心泄热。适用心火上炎型口疮,症见舌上糜烂或溃疡,色红疼痛,饮食困难,烦躁常哭,口干欲饮,小便短赤。

【来源】民间验方

生地大青叶粥

【方药】生地、大青叶各 6 克,生石膏、花粉各 9 克,粳米 30 克,白糖适量。

【用法】将前 4 味煎汤,去渣后入粳米、白糖煮粥,每日 1 剂,连续服食 3 ~ 4 剂。

【功效】本方适用于虚火上炎所致的小儿疱疹性口腔炎。

【来源】民间验方

14.2 厌食

全蝎鸡内金治小儿厌食

【方药】全蝎 8 克,鸡内金 10 克。

【用法】研极细末。2 岁以下 0.3 克,3 岁以上 0.6 克,1 日 2 次。连服 4 天为 1 个疗程,每疗程间歇 3 天。

【功效】用于脾运失健厌食。

【来源】民间验方

胎盘内金羊肝散

【方药】胎盘、鸡内金、羊肝各等量。

【用法】洗净去筋膜,焙干或烘干,共研细末。1~2 岁每次服 3 克,2 岁以上每次服 6 克,1 日 3 次,连用 7 天。

【功效】用于治疗小儿厌食。

【来源】民间验方

金术饼

【方药】炒鸡内金 30 克,炒白术 60 克,红糖、炒芝麻粉各 30 克,精面粉 500 克。

【用法】鸡内金、白术研细末过筛。与红糖、炒芝麻粉、精面粉,加水适量和匀。制成 20 个小饼,上锅微火烙制成焦脆香甜即成。每次 1 个,5 岁以下者一日 2 次,5 岁以上者 1 日 3 次,饭前食用。

【功效】适用于治疗小儿厌食症。

【来源】民间验方

健胃消食汤

【方药】南沙参 9 克,麦冬 6 克,连翘 6 克,焦术 9 克,知母 3 克,厚朴 9 克,扁豆花 9 克,云苓 12 克,谷芽 9 克,藿香 6 克,莲子 9 克,砂仁 5 克(后下),怀山药 12 克,甘草 3 克。

【用法】一般采取浓煎法,每日 1 剂。

【分析】方中以南沙参、麦冬、山药滋阴健脾,和胃补中,因南沙参功擅补气养阴,现代医学研究亦证实其富含的钛元素有刺激吞噬细胞大量增加,从而增强人体非特异性免疫的作用,故用其取代人参或太子参;焦术、扁豆花、云苓渗湿健脾;厚朴、藿香、砂仁行气,化湿,消积;谷芽消食和中,健脾开胃,不伤正气,小儿最宜;莲子甘涩健脾,厚肠胃;妙在连翘、知母二味苦寒之药,量小健胃,且能清郁热,散滞结,使得该方补运均行,消散兼施,温凉并用,化导同存;甘草健脾补气,调和诸药。

【功效】治疗小儿厌食,疗效显著。

【来源】贵州名医 石恩骏

小健脾汤

【方药】白扁豆、薏苡仁、赤小豆、雷丸、槟榔、焦三仙、银柴胡各 10 克,胡黄连、川楝子各 7 克,砂仁、白豆蔻各 6 克。

【用法】水煎服。

【分析】方中白扁豆味甘性温,归脾、胃经,健脾化湿,有平补佳品之称,补而无蕴滞之弊;赤小豆味甘性平,归心、小肠经,以清心经烦热见长,亦无苦寒伤脾胃之害;薏苡仁味甘淡,性凉,归脾、胃经,健脾渗湿清热;川楝子、雷丸、槟榔杀虫消积;银柴胡、胡黄连清退虚热;砂仁、白豆蔻芳化理脾;焦三仙性平味淡,健脾和胃消积。

【功效】适用于治疗小儿厌食。

【来源】民间验方

山药内金粥

【方药】山药 15 ~ 20 克,鸡内金 9 克,粳米 150 克,白糖适量。

【用法】将山药、鸡内金研成细末,锅置火上,放入适量清水,再加入米、山药末、鸡内金末共煮粥,熟后加适量白糖调味即可,佐餐食。

【分析】山药是甘平之品,可健脾益气;鸡内金能健胃消食,开胃消滞。两者合用,具有健脾和胃、消食导滞的作用。同时,山药和鸡内金性味平和,亦养亦消,对小儿饮食停滞和脾胃虚弱都有很好的调理作用。

【功效】调治小儿厌食,疗效好。

【来源】《医药星期三》

苍术治厌食

【方药】苍术 30 克,鸡内金 20 克。

【用法】苍术水煎 3 次混合,鸡内金研末,分 3 次用苍术药水送服。以上为 6 岁小儿用量,可根据年龄酌情增减药物用量。每日 1 剂,15 日为 1 个疗程。

【功效】健脾开胃,主治小儿厌食症,消瘦,二便正常者。

【来源】民间验方

小儿厌食方

【方药】藿香、苍术、佩兰各 5 克,蒲公英、茵陈各 6 克,茯苓、薏苡仁各 10 克,白豆蔻 2 克。热盛者加黄连 2 克,蒲公英药量加至 10 克;湿盛者加厚朴 3 克。

【用法】每日 1 剂,水煎,分 3 次服用,15 天为 1 个疗程。

【功效】主治小儿脾胃湿热型厌食。

【来源】《医药星期三》

异功散加味

【方药】陈皮 3 克,鸡内金 9 克,党参 12 克,白术 6 克,茯苓 8 克,麦芽 10 克,山楂 10 克,神曲 10 克,苍术 9 克,枳实 6 克。

【用法】水煎服,每日 1 剂。

【功效】主治小儿厌食症,脾失健运,多由经常贪吃零食,饮食偏嗜,或饥饱无度,影响脾胃的运化功能而导致厌食;其主要表现为不思纳食或食之无味,拒进饮食,稍多食可有恶心呕吐、脘腹胀痛之感,形体偏瘦而精神状态一般无特殊异常,大小便基本正常,舌苔白或薄,脉尚有力。

【来源】民间验方

南瓜粥

【方药】大米 500 克,南瓜大半个(或 2 ~ 3

斤),红糖适量。

【用法】将大米淘净,加水煮至七八成熟时,滤起,南瓜去皮,挖去瓤,切成块,用油、盐炒过后,即将过滤之大米倒于南瓜上,慢火蒸熟。

【功效】本方适用于治疗脾失健运所致之厌食症。

【来源】民间验方

鸡香散

【方药】鸡内金10克,香橼皮10克。

【用法】共研细末,水冲服,每次服1~2克。

【功效】治小儿厌食症,消化不良,胃脘作痛。

【来源】民间验方

参苓散

【方药】党参9克,茯苓10克,砂仁3克,煨姜3克,淮山药12克,薏苡仁10克,炙甘草3克,扁豆10克,谷芽、麦芽各12克。

【用法】水煎服,每日1剂。

【功效】主治小儿厌食,脾胃虚弱,食欲减退较久得不到良好治疗,导致脾胃之气受损,腐熟转输无力,全身虚弱,不思饮食,这类患儿除厌食拒食外,精神较差,面色萎黄,消瘦出汗,若稍进饮食,大便中夹有不消化的残渣或大便不成形,舌苔薄白,脉细软等。

【来源】民间验方

神曲粥

【方药】神曲10~15克,粳米适量。

【用法】先将神曲捣碎,煎取药汁后,去渣,入粳米,一同煮为稀粥。

【功效】本方适用于脾失健运所致之厌食症。

【来源】民间验方

乌参煎

【方药】乌梅10克,党参10克,茯苓10克,陈皮10克,甘草3克。

【用法】水煎服,每日1剂。

【功效】主治小儿厌食症,胃阴不足,病儿素体阴虚,或热病痊愈后阴液受损,或过食香燥食物,使胃阴受损而导致厌食;该症型大多有口干多饮而不喜进食,皮肤干燥,大便秘结,舌红少苔,脉细等症状。

【来源】民间验方

14.3 遗尿

鸡肠治小儿遗尿

【方药】鸡肠 1 副,山药 50 克,五味子 5 克。

【用法】以竹筷插入肠腔内,将鸡肠挑破,用清水洗净。放入上药,再加适量水,与食盐一起煮熟,1 日分 3 次服完(去渣,喝汤,吃鸡肠)。

【分析】鸡肠有补肾强身、固本缩尿的功效,是治疗小儿尿床的良药。

【功效】此偏方对面黄、消瘦、畏寒、夜尿多的虚寒性体质的小儿,更为对症。

【来源】韩仲吴

小儿遗尿治疗验方

【方药】桑螵蛸(盐炒)、补骨脂(盐炒)各 10 克,肉桂 3 克,金樱子、覆盆子、石菖蒲各 8 克,龙骨 15 克。加减:小便频数者加益智仁 8 克,乌药 5 克;下元冷甚者加制附子 5 克;脾肺气虚者加黄芪、党参各 10 克。

【用法】每日 1 剂,水煎,分 3 次服用。

【功效】补肾固涩止遗。主治小儿遗尿症。

【来源】《医药星期三》

猪肚益智仁治小儿遗尿

【方药】鲜猪小肚 1 个,益智仁 9～15 克。

【用法】先将猪小肚切开洗净,再将益智仁放入猪小肚内,炖熟后将猪小肚、益智仁连同汤全部吃下,1 日 1 次,连服 3 日即可见效。

【分析】猪小肚即为猪膀胱。

【功效】用于治疗小儿遗尿。

【来源】民间验方

敷脐法治小儿遗尿

【方药】丁香、干姜、附子、益智仁、芡实、煅龙骨各 20 克。

【用法】将上药共研细末,装广口瓶内密封备用。先以温开水清洗小儿脐部及其周围,然后取药末适量,以醋调成糊状,敷于脐,以填平或略高于脐部为准,以一次性无菌纱布外敷固定,用盛满热水的茶杯旋转温熨脐上纱布 30 分钟。8 小时后取下纱布,隔 2 日治疗 1 次,10 次为 1 个疗程。

【分析】方中丁香芳香走窜,温通经络之力较强;干姜温里散寒;附子补肾助阳;

益智仁辛温,入脾肾经,有暖肾固精、温脾缩尿的作用;芡实补肾缩尿;龙骨性味甘、涩、平,煅龙骨味涩性敛,有镇静醒神、缩尿止遗之功。神阙穴为先天之命蒂、后天之气会,位于中、下焦之间,为十二经脉,奇经八脉的经气会聚之处、五脏六腑之根本。神阙穴敷药后加以温熨,可疏通全身经络,调节气血,发挥温补肾阳、补益脾肺、固摄膀胱的功能,故取效较好。

【功效】适用于小儿遗尿的治疗。

【来源】张国材

猪脬茴香汤

【方药】猪脬1只,茴香2克,五味子10克。

【用法】猪脬1只,洗净后切块,同茴香、五味子共入锅中,加水适量炖熟,吃肉喝汤。每日1剂,连用5~7日。

【功效】适用于治疗小儿遗尿。

【来源】民间验方

治小儿遗尿单方

【方药】山药20克,益智仁、桑螵蛸、山茱萸各10克,五味子6克,煅龙骨、煅牡蛎各20克,炙麻黄2克。怕冷加桂枝3克,食欲不振加鸡内金10克,倦怠体弱加党参10克。

【用法】每日1剂,水煎,分3次服。5天为1个疗程。

【功效】主治小儿遗尿。

【来源】《医药星期三》

猪脬参槐汤

【方药】猪脬1块,党参、槐花各15克。

【用法】将党参、槐花用布包好,同猪脬共入锅中,加水适量,炖烂后去药调味服食。隔日吃1次,连用7~8剂。

【功效】适用于小儿遗尿。

【来源】民间验方

黄芪牡蛎鸡腰散

【方药】鸡腰1具(炙令黄),黄芪18克,桑螵蛸1.2克(炒),牡蛎18克,炙甘草0.5克。

【用法】上药研末,每服4克,水煎服。

【功效】适用于小儿遗尿。

【来源】《普济方》

脾肺气虚型小儿遗尿治疗偏方

【方药】新鲜猪脬1~3个(按年龄大小定数量),炙黄芪20克,食盐适量。

【用法】先将猪脬洗净,每个装入炙黄芪10克、适量食盐,用棉线扎紧膀胱口,加少量水,用文火蒸烂,弃去黄芪,趁热令小儿1次或几次吃完肉,喝尽汤。如未愈,1周后可再服1剂,3剂为1个疗程。

【功效】本方适用于治疗小儿因脾肺气虚所致的遗尿。

【来源】民间验方

14.4 蛔虫病

黄瓜藤花椒治蛔虫

【方药】黄瓜藤 100 克,花椒 6~9 克,米醋 100 毫升,鸡苦胆 1 个。

【用法】将黄瓜藤、花椒水煎取液,去药渣,再与米醋煎开后冲鸡胆汁,1 次温服,每日 2 次,连服 2~3 天。

【功效】适用于驱除胆道蛔虫。

【来源】民间验方

醋煮花椒治蛔虫

【方药】米醋 100 克,花椒 9 克。

【用法】将花椒研成细末,米醋加水 100 毫升,共放锅中煮开,1 次温服。每日服 2~3 次,连服2~3 天。

【功效】适用于驱除胆道蛔虫。

【来源】民间验方

化虫除梗汤

【方药】鹤风 9 克,榧子 9 克,芜荑 9 克,使君子(炒去壳)12 枚,槟榔 8 克,乌梅 5 枚,川椒 3 克,细辛 2.5 克,大黄 6 克,苦楝皮 6 克。

【用法】煎服时加米醋 1 汤匙,1 日 1 剂,分 2 次空腹服。同时服用菜油和花生油

60~90 克,1 天 1 次或 2 次口服。

【分析】腹痛甚加木香 6 克,元胡 6 克;腹胀加川朴 9 克,莱菔子(包煎)12 克;发热加胡黄连 6 克,银花 12 克,黄芩 9 克;呕吐不止加半夏 6 克,竹茹 6 克;消化不良加焦山楂 9 克,炒麦芽 6 克;大便秘结加元明粉(冲服)9 克。

【功效】杀虫除梗阻。主治蛔虫性肠梗阻。

【来源】民间验方

风眼果治小儿蛔虫

【方药】风眼果 7~10 个(去壳),猪瘦肉 100 克。

【用法】将二者加清水适量煲汤,用食盐少许调味,饮汤食风眼果及猪瘦肉。

【功效】本方对小儿疳积、蛔虫病有效。

【来源】民间验方

使君子治小儿蛔虫

【方药】使君子适量。

【用法】将使君子略炒至香,按年龄每岁每日 2 粒(最多每天不得超过 20 粒),分 3 次嚼服,连服 3 日为 1 个疗程。

【功效】本方适用于治疗小儿蛔虫及蛲

虫病。

【来源】民间验方

小儿蛔虫治疗验方

【方药】黄连 3 克,乌梅 10 克,黄柏(炒)5 克,使君子 12 克,槟榔、川椒(炒)各 10 粒,金羚炭 9 克,细辛 2 克,土茯苓 15 克,赤芍 10 克。

【用法】水煎服,每日 1 剂,每日服 3 次。

【功效】可安蛔止痛,适用于治疗小儿蛔虫病。

【来源】李月

花椒麻油

【方药】花椒 9 ~ 12 克,麻油 100 ~ 200 毫升。

【用法】将麻油放置在锅中煎熬,放入花椒,炸至微焦即捞出。待花椒油微温后 1 次口服。小儿酌情减量。服药后症状未完全消失者,4 小时后可再服 1 次。

【分析】《寿域神方》曾用"花椒 4 两炒出油,酒淋之服酒,治冷虫心痛"。《本草纲目》谓花椒"杀蛔虫"。

【宜忌】如梗阻时间过长,中毒症状明显,有肠坏死或阑尾蛔虫者,则不能服用。

【来源】民间验方

熟花生油

【方药】纯正花生油适量。

【用法】将花生油放入锅中煎熬,待油热后去火,自然冷却锅中花生油,油温适宜后,口服。年龄在 15 岁以下的患者,每次服 50 毫升,服后症状不见好转者,6 小时后可再服 1 次。年龄在 16 岁以上者,每次服 80 毫升,服 1 ~ 4 次多可见效。

【功效】熟花生油有滑肠、通便、下积、驱虫的作用,用以治疗蛔虫性肠梗阻见效快,排虫率高。

【来源】民间验方

南瓜子治小儿蛔虫

【方药】南瓜子若干。

【用法】南瓜子洗净,晾干,去壳取仁,研极细末,备用;5 岁以上小儿每次 10 ~ 15 克,5 岁以下小儿每次 6 ~ 9 克,均用蜂蜜调服,每日 2 次,连服 2 ~ 3 天。

【功效】本方对小儿蛔虫有效。

【来源】民间验方

楝根白皮糖浆治小儿蛔虫

【方药】楝根白皮、槟榔各 20 克,白糖适量。

【用法】将楝根白皮去净皮,与槟榔片同水煎取汁,浓缩,加白糖制成 60 毫升糖浆。睡前空腹饮,连用 2 日。

【功效】本方适用于治疗小儿蛔虫病、钩虫。

【来源】民间验方

驱蛔虫方

【方药】川楝子 15 克,乌梅 30 克,川椒 9

克,黄柏 9 克,广木香 9 克,青皮(醋炒)9 克,枳壳 9 克,使君子肉 15 克,苦楝皮 24 克,槟榔 12 克。

【用法】水煎服。

【分析】脉沉肢厥加干姜 9 克,附子 9 克,桂枝 9 克;脉滑洪数,面赤发热,胆腑有热加银花 15 克,黄芩 9 克,山栀 9 克,茵陈 15 克,黄连 6 克;尿赤便燥加川军 9 克,元明粉(冲服)9 克;痛久体虚加党参 12 克,当归 9 克。

【功效】驱除胆道蛔虫。主治胆道蛔虫病。

【来源】民间验方

14.5 夜啼

双香汤治夜啼

【方药】广木香 6 克,小茴香 6 克,紫苏叶 6 克。

【用法】用水浸泡诸药 10 分钟,再煎 5 分钟,每剂煎 2 次。每日 1 剂,将 2 次煎出药液混合,早晚各服 1 次。

【功效】适用于治疗小儿夜啼及小儿睾丸肿胀(鞘膜积液),症属寒湿而见腹部欠温,不吮乳食,夜啼多在下半夜者。

【来源】民间验方

中药外敷治夜啼

【方药】木通 3 克,生地 5 克,龙齿、石菖蒲、灯心草各 3 克。

【用法】将上药研末混匀,加蜂蜜调成饼状,敷贴于双足涌泉穴上,每 24 小时换药 1 次,连用 7 天。

【功效】适用于治疗小儿夜啼。

【来源】民间验方

牡蛎龙骨煎治小儿夜啼

【方药】生山楂、五味子、钩藤、生牡蛎(先煎)、生龙骨(先煎)各 10 克。

【用法】水煎 40 分钟,加白糖少许溶解,少量频服,1 天之内服完 1 剂,连用 4~7 天可见效。

【功效】主治小儿夜啼,兼见盗汗,头汗为主,后脑勺头发稀疏。

【来源】高春桃

吴茱萸巧治小儿夜啼

【方药】吴茱萸适量。

【用法】研为细末,米醋调为稀糊状,放在伤湿止痛膏中心,外贴双足心涌泉穴及肚脐,每晚 1 次,连续 2~3 天。

【功效】温脾散寒,清心导滞,镇惊安神。可引热下行,适用于治疗脾胃虚寒及脏热心烦所致的夜啼。

【来源】鲁莱光

葛根粉治夜啼

【方药】葛根粉 8 克。

【用法】用开水冲成糊,再加入蜂蜜少许,于小儿睡前趁热服用。连服 7 天为 1 个疗程。

【功效】适用于小儿夜啼。

【来源】谢小州

香香药饼治夜啼

【方药】大茴香、小茴香、锦文大黄各 10 克,面粉 60 克。

【用法】将药研成细末,加入面粉及水,做成 3 个小饼,外敷肚脐处,上加热水(以小儿能承受为度),每日早、午、晚各敷 1 次,3 个饼交替使用,连用 3 天。

【功效】本方适用于治疗小儿夜啼。

【来源】民间验方

小儿夜啼验方

【方药】钩藤 10 克,蝉衣 3 克,木香 3 克,槟榔 3 克,乌药 6 克,益元散(包煎)10 克。

【用法】水煎服,1 日 1 剂,分 2 次服用。

【分析】方中钩藤清热平肝;蝉衣散风解痉;木香温中和胃,下气宽中;槟榔开泄行气破滞;乌药顺气降逆,散寒止痛;益元散(包煎)清热降火,镇惊除烦。以上诸药相伍,既有甘寒清热平肝之功,又具辛苦温调胃肠之效,使三焦安宁,则啼哭烦闹自止。

【功效】适用小儿夜啼。

【来源】第四批全国老中医 王应麟

双姜粥

【方药】干姜 1 ~ 3 克,高良姜3 ~ 5 克,粳米 2 两。

【用法】先煎干姜、高良姜,取汁,去渣,再入粳米同煮为粥。

【功效】本方对于因脾脏虚寒所致的小儿夜啼有效。

【来源】民间验方

葱白糊敷脐

【方药】葱白 1 根,胡椒 3 粒,艾叶 3 片。

【用法】先将胡椒研末,艾叶揉绒,再与葱白共捣烂,加入热白饭中,趁热(以小儿能够承受为度)放在小儿肚脐上,用布扎紧固定,每日换药 1 次。

【功效】用于治疗夜啼。

【来源】民间验方

14.6 盗汗

糯稻根党参粥

【方药】党参 15 克,白术 10 克,糯稻根 15 克,大枣 6 枚(去核),粳米 50 克,白糖适量。

【用法】先将党参、白术、糯稻根洗净,加水适量,煮沸 30 分钟后去渣取汁,加入大枣、粳米用文火煮至粥熟,加白糖调匀即可,分 2 次温服,每天 1 剂。

【功效】益气固表。适用于治疗表虚不固型盗汗。

【来源】民间验方

乌梅汤治盗汗

【方药】乌梅 15 克,浮小麦 15 克,五味子 10 克,大枣 5 枚。

【用法】水煎服,每日 1 剂。

【功效】适用于治疗阴虚盗汗。

【来源】民间验方

银耳莲子粥

【方药】银耳 10 克,莲子 15 克,大枣 6 枚,粳米 50 克,冰糖适量。

【用法】先将银耳用温水泡发,除去蒂柄后,撕成小块备用;再将莲子用温水泡 1

小时,与洗净的大枣、粳米共放入砂锅中,加水适量,先用武火煮沸,改用文火将粥煮至五成熟时,加入银耳,继续煮至米烂粥熟,加冰糖调匀即可,分 2 次温服,每天 1 剂。

【功效】益气养阴。适用于治疗气阴两虚型盗汗。

【来源】卫怡然

黄芪白术粥

【方药】黄芪 10 克,白术 10 克,浮小麦 20 克,桂枝 6 克,大枣 6 枚(去核),粳米 50 克,红糖适量。

【用法】先将黄芪、白术、浮小麦、桂枝洗净,加水适量,煮沸 30 分钟后去渣取汁,加入大枣、粳米用文火煮至粥熟,加红糖煮化即可,分 2 次温服,每天 1 剂。

【功效】调和营卫。适用于治疗营卫失调型盗汗。

【来源】民间验方

糯稻根须水治盗汗

【方药】糯稻根须约 100 克。

【用法】加水每次煎约 15 分钟,共煎 2

次,分 2 次服。

【分析】糯稻根须为禾本科植物糯稻的根茎及根。《中药大辞典》载其"味甘、性平,入肝、肺、肾三经,功能益胃生津,退虚热,止盗汗。"《药材资料汇编》载其"止盗汗"。糯稻收割后,至次年春耕之前(约 10 月份至次年 3 月份),在田间采挖地下部分的根茎及根须,洗净,鲜用,也可晒干备用,然干品疗效较鲜者为次。

【功效】适用于治疗小儿盗汗,症见每次盗汗湿透内衣,夜寐欠安,不发热,无咳嗽咳痰,白天活动如常,身体瘦弱,食纳差。

【来源】民间验方

浮小麦粉

【方药】浮小麦 50 克。

【用法】文火炒至焦黄,然后研成细末,装瓶备用。每次取浮小麦粉 5 克,用米汤调服,每日 2 次。

【分析】浮小麦即干瘪轻浮的小麦,中药店有售。中医认为,浮小麦能够补益心气,收敛心液。"汗乃心之液",所以能止汗。另外,浮小麦体轻浮,善于走表,因此能巩固肌肤腠理,加强皮毛的开合作用,从而起到固表止汗的作用。

【功效】主治盗汗。

【来源】《卫生宝鉴》

盗汗治疗验方

【方药】生地 15 克,知母、黄柏、银柴胡、白薇、浮小麦、麻黄根、当归各 10 克,竹叶 9 克。

【用法】每日 1 剂,水煎分 3 次服。

【功效】养阴清热。症见阴虚内热,夜寐盗汗,手足心热,心烦口干,舌红少苔,脉细数。

【来源】梁杰

知柏地黄汤合生脉散加减

【方药】黄柏 20 克,知母 20 克,熟地黄 20 克,山药 30 克,山萸肉 15 克,云苓 20 克,牡丹皮 15 克,泽泻 6 克,党参 30 克,麦冬 25 克,五味子 20 克,酸枣仁 20 克,远志 10 克,龙骨 15 克,牡蛎 15 克。

【用法】用水煎至 400 毫升,早晚分服,上方连进 10 余剂。

【功效】用于盗汗。

【来源】张红光

桑叶末

【方药】桑叶 30 克。

【用法】研成细末,装瓶备用;每次取 5 克桑叶末,用米汤调糊,空腹服用,每日 2 次。

【功效】治疗盗汗有奇效。

【来源】《丹溪心法》

金铃泻肝汤加味

【方药】川楝子 15 克,乳香 10 克,没药 10 克,三棱 10 克,莪术 10 克,连翘 15 克,茵陈 8 克,生麦芽 25 克,黄芪 20 克,甘草 5 克。

【用法】5 剂,水煎,早晚温服。

【分析】方中川楝子制肝气之横逆,更引心包之火及肝胆所寄之相火下行;乳香、没药"透窍以理气,化瘀以理血""能使气之郁者,融化于无形";三棱、莪术善理肝气,更善理一切气滞血瘀之证;连翘能疏肝气之郁,又能平肝气之盛;茵陈秉少阳最初之气,凉而能散,善清肝胆之热,兼理肝胆之郁;生麦芽善疏肝气,疏肝木以行肾气;黄芪、甘草佐诸品,使补破之力可相匹配,使气血不受损伤。

【功效】适用于治疗盗汗。

【来源】民间验方

14.7 腹泻

扁豆干姜莱菔子汤

【方药】扁豆 10 克,干姜 3 克,莱菔子 6 克。

【用法】加水适量煎汤,煎成后加红糖少许,再煎 3 分钟取汁,分数次饮用。

【功效】适用于治疗风寒型小儿腹泻,症见大便稀薄如泡沫状,色淡,臭味少,伴有肠鸣腹痛。

【来源】民间验方

丝瓜叶粥

【方药】鲜丝瓜叶 30 克,粳米 30 克。

【用法】先将丝瓜叶洗净放入锅中,加水适量,煎煮 15 分钟,再滤取煎汁,煮粳米为粥,粥成加白糖适量调味,每天分 2 次食用。

【功效】适用湿热型小儿腹泻,症见大便呈蛋花样,有少量黏液,伴发热,口干,尿深黄而少。

【来源】民间验方

柞树皮熏洗治小儿腹泻

【方药】柞树皮 50 克,无花果 7 枚。

【用法】装入暖瓶中,加开水浸泡 1 小时后倒入容器中。当水热时,以蒸气熏小儿脚掌,待水温降至 30℃左右时,将脚泡于药液中,并以药液淋洗膝关节以下 15 分钟。每日 2 次,3 天为 1 个疗程。

【功效】主治小儿腹泻。

【来源】林国顾

山楂神曲粥

【方药】山楂 50 克,神曲 15 克,粳米 30 克。

【用法】先用纱布将山楂、神曲包好放入锅中,加水适量,煎煮半小时后去掉药渣,再加入粳米煮成稀粥,加适量白糖调味食用,每天2次。

【功效】适用伤食型小儿腹泻,症见腹胀,腹痛,泻前哭吵,大便酸臭,伴有不消化奶块,食欲不好,有口臭。

【来源】民间验方

银杏叶治小儿腹泻

【方药】银杏叶20克或银杏枝50克。

【用法】加水3000~4000毫升,煮至沸腾后10分钟即可。先用药水蒸气熏蒸小儿双脚,待可耐受药液温度后,再将患儿双脚泡到药液中,洗至双膝下方,每次20分钟,隔日1次,共用2次。

【功效】主治小儿腹泻。

【来源】民间验方

山药蛋黄粥

【方药】山药500克。

【用法】山药去皮捣碎,加水适量,先用武火烧开,再用文火煮10分钟,再调入鸡蛋黄2只,煮3分钟即可,分数次食用。

【功效】适用于治疗脾虚型小儿腹泻,症见腹泻经久不愈,大便稀薄,带有白色奶块,食欲减退,消瘦乏力。多见秋季腹泻后期或久泻不愈者。

【来源】民间验方

八宝粥

【方药】茯苓、太子参、白术、扁豆各10克,芡实、山药、莲肉、炒薏苡仁各10克,糯米50克。

【用法】茯苓、太子参、白术、扁豆加水煎汤,去渣取汁,加芡实、山药、莲肉、炒薏苡仁和糯米,煮粥食用。

【功效】适用于治疗脾虚型小儿腹泻。

【来源】民间验方

健脾八珍糕

【方药】炒党参、茯苓、炒薏苡仁、炒芡实、陈皮、炒白术、炒山药、莲子各10克,粳米50克。

【用法】婴儿每次1~2克,幼儿每次3~4克,每日早、晚各1次,开水冲服或炖服。

【功效】用于脾虚泄泻。

【来源】民间验方

健脾止泻食疗方

【方药】云茯苓粉20克,赤小豆50克,薏苡仁100克。

【用法】赤小豆水泡发半天,与薏苡仁共煮粥,赤小豆烂后加入茯苓粉再煮成粥,加糖少许调味。随意服用,连服1个月。

【功效】主治小儿腹泻。

【来源】民间验方

丁桂散

【方药】丁香1份,肉桂2份。

【用法】共研末。每用 1～3 克,置肚脐内,外用胶布或纸膏药粘贴,每日换药 1 次。

【功效】用于寒泻、虚泻。

【来源】民间验方

藿梅汤加减

【方药】藿香 3～5 克,乌梅 3～5 克,扁豆 5～10 克,通草 2～5 克,槟榔 2～5 克,甘草 3 克。

【用法】水煎服,每日 1 剂,每日 2 次。具体据患儿年龄及体质调整用药量。

【分析】方中藿香芳香化浊,醒脾开胃,为主药;扁豆健脾,乌梅酸,能生津收敛,二药为辅;通草分利二便;槟榔行气导滞为佐;甘草甘缓和中为使。诸药配伍,共收健脾化湿止泻之功效。

【功效】适用小儿腹泻。

【来源】柳学洙

中药颗粒剂敷脐治疗小儿急性腹泻

【方药】免煎中药颗粒苍术、黄连、苦参、石榴皮、葛根、炮姜、焦山楂各 1 包。

【用法】上药和匀装入小纱布袋中,贴敷在脐部(神阙穴),每次贴敷 20 小时,每天换药 1 次,3 天为 1 个疗程。颗粒剂吸湿性强,能自行潮解,外敷时无须加赋形剂。

【分析】方中苍术味厚气雄,运脾化湿为君;黄连、苦参性寒味苦,寒能清热,苦能燥湿,为臣;炮姜一则用于温阳止泻,再则因其辛热,热能佐制黄连、苦参之寒,辛能助他药透皮吸收,为佐使之品。石榴皮涩肠止泻,葛根升举脾阳,焦山楂消食健脾,诸药合用起到清热燥湿、健脾止泻之功。据现代药理研究,黄连含小檗碱等多种生物碱,苦参亦含有多种生物碱,有很广的抗菌范围,对痢疾杆菌、大肠杆菌等均有很好的抑制作用,药物通过脐部迅速弥散于血中发挥疗效。苍术、石榴皮有减慢肠蠕动的作用,苍术、山楂等或本身含有消化酶,或有促进机体消化酶分泌的作用,帮助机体食物消化。

【功效】适用于治疗小儿急性腹泻,效果满意。

【来源】河南许昌 文华

小儿腹泻验方

【方药】山楂、猪苓各 10 克,车前子、乌梅各 6 克,苍术 3 克,炒白术、诃子各 2 克。腹胀者,加木香 6 克;舌淡苔白、气虚乏力者,加党参、黄芪各 10 克;舌红苔黄腻、湿热重者,加马齿苋 6 克,黄连 2 克。

【用法】每日 1 剂,水煎,分 3 次服用。

【功效】健脾化湿,敛津涩肠。主治小儿新、久泄泻。

【来源】杨毅

甘草泻心汤

【方药】半夏、黄芩、人参各 4 克,灸甘草 3 克,生姜各 6 克,黄连 1 克,干姜 1.5 克,大枣 2 枚。

【用法】水煎服,每次取原药加水 300 毫升煎开,浓缩约 100 毫升喂服。每日 1 剂,每剂 1 煎,分 3 次服用。

【功效】适用于治疗脾虚型小儿腹泻,症见大便稀薄,其色淡白,乳食不化,面色萎黄,神疲乏力,食少纳呆,食后腹胀,舌质淡,苔白。

【来源】湖南省中医药研究院附属医院副主任医师 谭光波

生姜泻心汤

【方药】半夏、黄芩、人参各 4 克,灸甘草 3 克,生姜 6 克,黄连 1 克,干姜 1.5 克,大枣 2 枚。

【用法】水煎服,每次取原药加水 300 毫升煎开,浓缩约 100 毫升喂服。每日 1 剂,每剂 1 煎,分 3 次服用。

【功效】适用于治疗湿热型小儿腹泻,症见泻下急迫,粪便黄色,臭味难闻,日行十余次或数十次,肛门灼热,伴发热,烦躁口渴,苔黄腻或滑数。

【来源】湖南省中医药研究院附属医院副主任医师 谭光波

半夏泻心汤

【方药】半夏、黄芩、人参、干姜各 4 克,灸甘草 3 克,大枣 2 枚,黄连 1 克。

【用法】水煎服,每次取原药加水 300 毫升煎开,浓缩约 100 毫升喂服。每日 1 剂,每剂 1 煎,分 3 次服用。

【功效】适用于治疗风寒型小儿腹泻,症见大便色淡,清稀有泡沫,臭味不甚,或见呕吐,腹痛肠鸣,喜按喜暖,唇舌色淡,苔薄白。

【来源】湖南省中医药研究院附属医院副主任医师 谭光波

糯米固肠粥

【方药】糯米 30 克,山药 15 克。

【用法】先将糯米炒黄,山药研成细末,然后把二者放入锅内加水适量煮成粥,熟后加胡椒末少许、白糖适量调服,每天 2 次。

【功效】此粥具有健脾暖胃、温中止泻之功效,适用于治疗小儿脾胃虚弱型腹泻。

【来源】山东省平阴县卫生局副主任医师 朱本浩

高粱小米粥

【方药】高粱 20 克,小米 20 克,苹果 20 克。

【用法】先将高粱、小米放入锅中炒黄,然后研成细粉,苹果洗净,切成小块备用。锅中加水适量,苹果块放入锅中,烧沸后将高粱小米粉放入碗中,加凉水少许调成糊状,然后倒入锅中煮成粥即可。分次喝粥吃苹果,每天 2 次。

【功效】适用于治疗湿重型腹泻,伴有腹胀消化不良的患儿。

【来源】山东省平阴县卫生局副主任医师 朱本浩

鸡内金山楂糖

【方药】山楂 45 克,鸡内金 15 克,红糖 60 克。

【用法】先把红糖放入锅内加热,溶化后即放入洗净去核的山楂、研细的鸡内金均匀搅拌,继续加热至全部互溶后取出,稍冷却切成条状或块状,用时每日取 30 克,饭前服用。

【分析】山楂性微温,味甘、酸,可以消除食积,口服山楂能增加胃酸分泌,对胃肠功能紊乱有明显的调整作用;鸡内金俗称鸡肫皮,味甘、平,能消食化积,含有胃激素,口服后能促进胃液增加,增强胃运动功能;红糖性味温,有化瘀生津、散寒活血、缓解疼痛的作用,全方具有消食、化积、止痛的功效。

【功效】本方适用由于饮食不节导致的伤食型腹泻,即大便酸臭如臭鸡蛋气味、夹有食物残渣,不想吃饭,矢气臭秽或肚子胀满疼痛类型的腹泻效果较好。

【来源】常州 许茂林

14.8 呕吐

鲜芦根治恶心呕吐

【方药】鲜芦根 30 克,广藿香 10 克,白糖适量。

【用法】先将鲜芦根和广藿香加水适量煎煮,取汁,兑入白糖,调味即可。每日 1 剂,分 1~2 次温服,连服 2 天。

【功效】有化湿、清热止呕的功效。脾胃虚寒者不宜服食。

【来源】民间验方

石菖蒲治神经性呕吐

【方药】石菖蒲 20 克。

【用法】水煎服,宜少量频服。10 日为 1 个疗程。

【功效】化痰开胃,治神经性呕吐,症见呕吐突然发生,一般无恶心的感觉,呕吐不费力,呕吐量不多,不影响食欲和食量,常在呕吐后即可进食。患者多伴有夸张、做作、易受暗示等心理特征。

【来源】《民族医药报》

橘皮粥

【方药】橘皮 3~5 克,粳米 50 克。

【用法】将橘皮晒干,碾炒细末,用粳米加水入砂锅内,煮作稀粥,入橘皮末稍煮片刻,待粥稠停火,每日早晚复温热服食,5 天为 1 个疗程。

【功效】用于治疗呕吐。

【来源】民间验方

胃热呕吐方

【方药】枇杷叶 10~15 克(鲜者 30~60 克),粳米 100 克,鲜芦根 60 克,冰糖少许。

【用法】先将枇杷叶用布包与鲜芦根(洗净切段)同煎汁,去渣,再与糯米煮粥,粥成后入冰糖,煮片刻即可。

【功效】本方对治疗胃热呕吐有效。

【来源】民间验方

伤食呕吐偏方

【方药】鲜白萝卜 500 克,蜂蜜 150 毫升。

【用法】将萝卜洗净,切成丁,放在沸水内煮沸即捞出,把水控干,晾晒半日,再放入锅内,加入蜂蜜,以小火煮沸,调匀,待冷,装瓶备用。一般饭后食用。

【功效】本方适用于治疗伤食呕吐。

【来源】民间验方

14.9 增高

黄芪五味子猪肝汤

【方药】黄芪 15 克,五味子 3 克,猪肝 50 克,猪腿骨(连骨髓)300 克,精盐适量。

【用法】先将黄芪、五味子、猪腿骨煲成汤,再将猪肝片与此汤一起煮至肝片熟,加盐调味,吃肝片喝汤,分 2 次服完。

【分析】中医认为"脾胃为后天之本",在人体长高的过程中,四肢、骨骼与肌肉的生长发育,与脾胃功能的强弱有直接关系。脾胃虚弱,则食欲不振,消化功能差,营养吸收不良,生理代谢不旺盛,形体虚弱,肌肉松软,个子矮小。

猪肝富含蛋白质、钙、磷以及多种维生素,猪腿骨也含有钙、磷、镁等多种无机元素,配以黄芪、五味子,有利于蛋白质、钙、磷等成分的吸收,对小儿长骨的发育甚为有利。

【功效】强健脾胃。

【来源】民间验方

鸡肝蛋皮粥

【方药】新鲜鸡肝 50 克,新鲜鸡蛋 1 个,大米 100 克,香油、盐适量。

【用法】大米洗净后放入砂锅内,加适量清水煮粥,至大米开花时为度;然后将鸡肝洗净、剁泥,用香油适量炒热,备用;鸡蛋去壳打匀,放锅内加少许香油制成蛋皮,切碎,与热鸡肝一起放进粥内,煮至粥稠,待温,加盐调味食用。

【分析】鸡肝富含蛋白质、钙、磷及维生素 A,鸡蛋则含有婴幼儿成长需要的卵蛋白和卵球蛋白,以及丰富的钙、磷等无机盐。

【功效】对小儿增高有帮助。

【来源】民间验方

鸡脚炖章鱼汤

【方药】章鱼 80 克,红枣 5 个(去核),鸡脚 6 对,生姜少许。

【用法】将鸡脚及章鱼用砂锅加水煮开后,放生姜,用中火煮 20 分钟,再将洗净的红枣加入汤中,一起炖 3 小时后,调味食用,每周 2 次。

【功效】可做增高的食疗方。

【来源】民间验方

荞麦面条帮孩子长高

【方药】荞麦面条、羊肉末、黄瓜适量。

【用法】将面条用滚水煮熟,放凉水中冷透。黄瓜洗净切丝,羊肉末爆炒出香味。将凉透的面条放到容器中,放上黄瓜丝,淋上羊肉末,即可食。

【分析】荞麦的蛋白质比大米和面粉都高,其中的赖氨酸和精氨酸对成长过程中的儿童有很大帮助。荞麦面性凉,容易伤胃,所以在做的时候一定要泡得时间长一些,直到泡软,口感更好,也更容易消化。黄瓜可以让荞麦面更清爽不容易腻,羊肉温暖养胃,和荞麦是很好的搭配。

【功效】适用于小孩成长期间食用。

【宜忌】荞麦面条虽然好吃,但是并不适合早餐和晚餐食用,容易让胃部受损,或者不容易消化,每次不应食用过多,适量最好。

【来源】郑国

猪骨醋汤

【方药】猪骨头适量,醋少许。

【用法】先将猪骨头洗净砸碎,加醋少许,加水适量(以浸没骨头为度),再加少许葱、姜、盐、味精、精盐,熬煮 3 小时,至汤浓即成,每次 1 碗,每日 2～3 次。

【功效】增高食疗方。

【来源】民间验方

胡萝卜黄豆搭配吃增高

【方药】炒熟的黄豆100克,3根胡萝卜。

【用法】每天随意吃掉上面的食物,两者搭配同时吃为宜。

【功效】对身高增长有很大的帮助,尤其适合18岁以下患者使用。

【来源】民间验方

茯苓糕

【方药】粳米70克,糯米30克,莲子肉、芡实、茯苓、山药各20~30克。

【用法】共研粉,加适量白糖拌匀,蒸成糕食用。

【功效】能开胃健脾益气,强壮身体。适合6个月以上宝宝用。

【来源】民间验方

鹌鹑羹

【方药】鹌鹑肉250克。

【用法】切丁与淀粉拌入油锅内煸炒,另加姜、葱、醋调和煮羹。也可用香菇、木耳同炒煮羹。或用鹌鹑蛋代肉,即鹌鹑蛋2枚,加白蜜50克,姜1片,煮熟即成。

【功效】能增进食欲,助长发育,益神健脑。适合3岁宝宝食用。

【宜忌】但宝宝食积或腹泻时不宜吃。

【来源】民间验方

八宝豆腐

【方药】嫩豆腐100克,香菇5克,松子仁、葵花子仁各10克,鸡肉丝50克,火腿丝25克。

【用法】同入浓鸡汤中煮熟即成,加适量调味品。

【功效】能强壮健脑,易于消化。适合2周岁以上宝宝食用。

【宜忌】在宝宝食积、腹泻或咳嗽时暂停。

【来源】民间验方

莲子猪肚

【方药】猪肚1个,莲子40粒,麻油、盐、葱、姜、蒜少许。

【用法】猪肚洗净,莲子去芯,放入猪肚,以线缝合后放入碗内,隔水蒸熟。取出后切成丝,与莲实同放盘内,拌入调料即可食用。

【功效】有养心安神、健脑益智的功效。适合5周岁以上宝宝做增高食疗方。

【来源】民间验方

14.10 小儿发热

玉竹冰糖

【方药】玉竹、冰糖各 500 克。

【用法】将玉竹洗净切片,水煎 2 次,合并煎液,加冰糖文火加热,沸腾半小时,呈流膏样,冷却装瓶放冰箱保存。每服 20～30 克,每日 2～3 次。

【功效】本方适用于暑伤肺胃导致的小儿夏季热。

【来源】民间验方

荷叶冬瓜汤

【方药】鲜荷叶 1 张,鲜冬瓜 500 克,食盐少许。

【用法】将荷叶洗净,剪碎,冬瓜洗净切片,加水 1000 毫升同煮汤。弃荷叶,加盐调味,每日 1 剂,分 2 次吃瓜饮汤。

【功效】本方适用于暑伤肺胃导致的小儿夏季热。

【来源】民间验方

甘草薄荷茶

【方药】青蒿、薄荷叶、荷叶、藿香各 100 克,甘草 30 克。

【用法】将前 4 味切碎,文火微炒,甘草另打粗块,与上药混匀,分装,每袋 10 克,开水冲泡代茶饮。

【功效】本方适用于暑湿伤脾导致的小儿夏季热。

【来源】赵文芳

荷叶莲藕粥

【方药】鲜荷叶 1 大张,鲜莲藕 1 小节,粳米 30 克,白糖适量。

【用法】先将荷叶洗净煎汤 500 毫升左右,滤后取汁,再将莲藕洗净切成碎粒,与粳米一起加入荷叶汁中煮成稀粥,加白糖调味后食用,每日 3 次。

【功效】适用于小儿发热。

【来源】民间验方

芦根生地水泡脚治小儿发热

【方药】芦根、生地各 25 克,西瓜皮 100 克。

【用法】将芦根洗净,切段;生地择净;西瓜皮洗净,切块,同放于药罐中,加入清水适量,浸泡 15 分钟后,置炉上旺火煮沸,转文火煮 5 分钟后,将药液倒入浴盆中,待温后行足浴,每次 15～20 分钟,每日 2 次,每日 1 剂,连续 7～10 天。

【功效】可清暑益气,养阴生津。适用于小儿夏季发热,口渴多尿。

【来源】黄德军

中药粥治小儿发热

【方药】扁豆、山药、木棉花各 15 克,赤小豆、薏苡仁各 30 克,鲜荷叶半张,灯心草少许。

【用法】慢火将各物煮粥,以豆熟透为度。

【功效】本方可用于治疗暑湿伤脾导致的小儿夏季热。

【来源】民间验方

益气清暑粥

【方药】西洋参 1 克,北沙参 10 克,石斛 10 克,知母 5 克,粳米 30 克。

【用法】先将北沙参、石斛、知母用布包,加水煎 30 分钟,去渣留汁备用。再将西洋参研成粉末,与粳米加入药汁中煮成粥,加白糖调味,早晚服用。

【功效】适用于发热持续不退、口渴、无汗或少汗的患儿。

【来源】民间验方

中药汤泡脚方 1

【方药】黄芪、白术、藿香、佩兰各 15 克。

【用法】将诸药浸泡 15 分钟后,置炉上旺火煮沸,转文火煮 5 分钟后,将药液倒入浴盆中,待温后行足浴,每次 15～20 分钟,每日 2 次,每日 1 剂,连续 7～10 天。

【功效】可补脾益气,甘温除热。适用于小儿夏季热久病不愈,时或发热,气短,肢软乏力,纳呆,口渴,尿多而清长,大便溏薄者。

【来源】民间验方

中药汤泡脚方 2

【方药】覆盆子、菟丝子、桑螵蛸、海螵蛸、乌梅各 30 克。

【用法】将诸药浸泡 15 分钟后,置炉上旺火煮沸,转文火煮 5 分钟后,将药液倒入浴盆中,待温后行足浴,每次 15～20 分钟,每日 2 次,每日 1 剂,连续 7～10 天。

【功效】可温下清上,护阴潜阳。适用于小儿夏季热时或低热,口渴多饮,虚烦不安,面色苍白,下肢清冷,食欲减退,小便频数而清长,大便稀薄者。

【来源】黄德军

消积化滞退热方

【方药】焦山楂 15 克,谷芽 6 克,鸡内金 6 克,白术 5 克,槟榔 6 克,半夏 5 克,砂仁 3 克,藿香 6 克,柴胡 10 克,黄芩 6 克,胡黄连 6 克,代赭石 10 克。

【用法】2 剂,水煎服。

【分析】焦山楂有消积化瘀之功,鸡内金、槟榔、谷芽有消积醒脾之力,白术、半夏、藿香、砂仁芳香化浊,宣畅气机而降逆,代赭石降逆止呕。李时珍说:"代赭石养血气而除五脏血脉中热。"柴胡升胃阳,恢复升降功能而除热。胡黄连、黄芩厚肠胃,消谷利小肠,导脾胃湿热以下行,故积消湿化,则热去。

【功效】消积化滞,清热降逆。适用于治疗小儿发热。

【来源】民间验方

冬瓜苡米饮

【方药】冬瓜 150 克,薏苡仁 100 克,冰糖适量。

【用法】冬瓜削皮去瓤,洗净切片;薏苡仁洗净,锅置火上,倒入清水、薏苡仁煮熟后加入冬瓜煮 10 分钟,调入冰糖溶化,即可食用。

【功效】适用于治疗小儿发热。

【来源】民间验方

蚕茧山豆粥

【方药】蚕茧 10 只,红枣 10 个,山药 30 克,糯米 30 克,白糖适量。

【用法】先将蚕茧煎汤 500 毫升,滤液去渣,再将红枣去核,山药、粳米加入煮成稀粥,早晚各服 1 次。

【功效】适用于低热、神疲乏力、胃纳减退、大便溏薄的患儿。

【来源】民间验方

黄瓜豆腐汤

【方药】黄瓜 250 克,豆腐 500 克。

【用法】黄瓜、豆腐切片,加水煮汤。每饮 1 大杯,每日用 2 次。

【功效】清热,生津,润燥。用于治疗小儿夏季发热不退,口渴饮水多,尿多。

【来源】民间验方

寒青退热汤

【方药】青黛 3 克,藿香 10 克,寒水石 10 克,白茅根 10 克,白薇 10 克,地骨皮 10 克。

【用法】水煎服。

【功效】主治四时外感时邪,症见发热恶寒,流涕,咽喉肿痛,干咳或不咳,烦躁,夜寐不宁,倦怠无力,纳食欠佳。

【来源】民间验方

麦冬甘草蛋

【方药】麦冬、生甘草各 3 克,鸡蛋 2 个,白糖少许。

【用法】先将鸡蛋去黄留清,再将麦冬、甘草加水 2 碗,文火煎至 1 碗,冷后将药汁倒入蛋清内,加入白糖搅匀。每日 1 剂,将 1 碗药汁分 2 次服完。一般患儿连服3~4 剂可愈。

【功效】适用于治疗小儿夏季发热。最突出的症状是长期迁延且无固定型的发热,体温可达38℃~40℃。发热可随气温而变化,伴口渴多饮,多尿,少汗或无汗。

【宜忌】治疗期间,宜食有清热解暑作用

的新鲜蔬菜水果及蛋白质含量丰富又易消化的食物,忌食辛辣、肥腻和不易消化的食物。

【来源】郭旭光

暑伤肺胃型小儿发热治疗偏方

【方药】党参、麦冬、知母、石斛各10克,荷梗、竹叶各6克,黄连、甘草各3克,鲜西瓜皮、粳米各15克。

【用法】水煎,分2~3次服用,每日1剂。

【功效】清暑益气,养阴生津。适用于治疗暑伤肺胃型小儿发热,症见发热、口渴、多尿,汗闭或少汗,烦躁较为明显,精神食欲改变不大。发热虽高,病程虽长,但无头痛、恶风、恶寒和神昏惊厥等症状。

【来源】民间验方

芦根山药莲子粥

【方药】莲子15克,山药30克,太子参10克,芦根10克,粳米50克,白糖适量。

【用法】先将太子参、芦根淘洗干净后,加入1升水,先煎20分钟,弃渣过滤后,放入洗净的莲子、山药、粳米。用文火慢慢煮成稀粥,再加入适量白糖调至稀粥刚有甜味即可(注意不可过甜)。

【功效】益气养阴,健脾宣肺。适用于小儿暑热,症见发热,烦躁,口渴,不思饮食等。

【来源】民间验方

丝瓜花蜜饮

【方药】丝瓜花10克,蜂蜜20毫升。

【用法】丝瓜花用沸水冲泡5分钟,再调入蜂蜜即成。每日3次,趁热饮用。

【分析】《滇南木草》谓丝瓜花能"清肺热,消痰下气,止咳,止咽喉疼,消烦渴,泻相火",再配以蜂蜜,可增强其润肺止咳之效。

【功效】清热泻火,止咳化痰。主治小儿肺热,痰热咳嗽,喘急气促等症。

【来源】民间验方

生山栀子贴穴治小儿发热

【方药】生山栀子10克。

【用法】将山栀子研碎,浸入少量白酒中30~60分钟,取浸泡液与适量面粉和匀,做成4个如硬币大小的面饼。临睡前贴压于患儿的涌泉穴(双侧)、内关穴(双侧),外敷纱布,再用胶布固定,次日清晨取下,以患儿局部皮肤呈青蓝色为佳。

【功效】本方治小儿发热。

【来源】民间验方